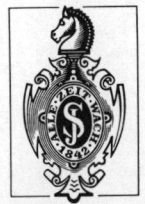

Johannes Kipp und Gerd Jüngling

Verstehender Umgang mit alten Menschen

Eine Einführung
in die praktische Gerontopsychiatrie

Geleitwort von H. Radebold

Springer-Verlag
Berlin Heidelberg New York
London Paris Tokyo
Hong Kong Barcelona

Dr. med. JOHANNES KIPP
GERD JÜNGLING
Städtische Kliniken Kassel
Ludwig-Noll-Krankenhaus, Klinik für Psychiatrie
Dennhäuser Str. 156, W-3500 Kassel
Bundesrepublik Deutschland

ISBN 3-540-52995-0 Springer-Verlag Berlin Heidelberg New York

19/3130-54321 − Gedruckt auf säurefreiem Papier

Geleitwort

Unverändert mangelt es im deutschsprachigen Raum an Publikationen, die einen Zugang zu den weitgehend unbekannten psychischen Erkrankungen über 60jähriger Erwachsener ermöglichen. Der von Kipp und Jüngling versuchte verstehende Zugang zu dieser Thematik basiert auf einer psychodynamischen Sicht des älteren Erwachsenen, der sich einerseits mit unverändert fortbestehenden unbewußten Konflikten auseinandersetzen und andererseits auf traumatisierende Verluste vielfältiger Art reagieren muß. Als „Antwort" lassen sich jetzt teilweise spezifische Verhaltensweisen, Gefühlsäußerungen sowie Interaktionen mit der Umwelt beobachten. Gleichzeitig beschreiben die Autoren die Krankheitsbilder unter Rückgriff auf die psychiatrische Krankheitslehre einschließlich ätiologischer, diagnostischer und differentialdiagnostischer Gesichtspunkte. Zusätzlich stellen sie ein integriertes, dabei gleichzeitig differenzierendes klinisch orientiertes Behandlungskonzept für psychisch Alterskranke insgesamt und für die einzelnen Erkrankungen vor. Es umfaßt (Psycho-)Pharmakotherapie, Soziotherapie und Psychotherapie. Unter weitgehender Nutzung des Instruments der „Gruppe" wird parallel zu dem Gespräch in großem Umfang auf averbale kreative und aktivierende Verfahren zurückgegriffen.

Das erwähnte Behandlungskonzept setzt eine entsprechende Bereitschaft dafür von seiten der professionellen, aber auch der familiären Umwelt voraus. Neben warmherzigem menschlichem Interesse und notwendigen fachlichen Kenntnissen ist dafür sowohl die Reflexion der durch die Älteren wachgerufenen eigenen Gefühle, Wünsche und Ängste, einschließlich normativer Erwartungen, als auch das Verständnis für die sich zwischen den jüngeren Behandlern und den älteren Betroffenen ergebenden Interaktionsmuster wesentlich. Dieser bisher in gerontopsychiatrischen Publikationen weitgehend vernachlässigte und doch wichtige Aspekt der täglichen Arbeit wird hier – jeweils den „Antworten" zugeordnet – offen, umfassend und gleichzeitig sehr nachdenklich stimmend dargestellt. Neben aller Befriedigung machen wir uns offensichtlich zu selten klar, in welch hohem Umfang die Arbeit mit (psychisch) Alterskranken belastende, beunruhigende und beeinträchtigende Gefühle sowohl für die professionellen Mitarbeiter wie für die familiäre Umwelt mit sich bringt. Zu Recht weisen die beiden Autoren darauf hin, daß es galt, „mit klinischen navigatorischen Mitteln in manchen Gebieten Neuland zu entdecken...". Sie waren sich dabei der Gefahr bewußt, „bei solchen Erkundungsreisen, bei denen man die bereits verzeichneten Routen verläßt, nicht sogleich den richtigen Weg zu finden"(S. 3). Jeder Versuch einer integrierten Darstellung unterliegt einer solchen Gefahr. Auch ich könnte aus der Sicht unterschiedlicher Disziplinen bestimmte kritische Gesichtspunkte beitragen. Entscheidend ist für mich aber, daß hiermit zusätzlich zu den wenigen vorliegenden Publikationen ein „verstehender Zugang zu alten Menschen" in ihrer Krankheitssituation gewagt wurde.

Prof. Dr. Hartmut Radebold

(Lehrstuhl Klinische Psychologie/
Interdisziplinäre Arbeitsgruppe für
Angewandte Soziale Gerontologie (ASG)
der Gesamthochschule Kassel – Universität)

Inhaltsverzeichnis

1 Einführung

In den entwickelten Industriegesellschaften ist die Lebenserwartung ständig angestiegen. Die Wahrscheinlichkeit, alt zu werden, ist für uns immer größer geworden. Aber wir haben es bislang nicht gelernt, die biographische Phase Alter angemessen in unsere Lebenskonzepte einzubeziehen. Jeder fünfte in der Bundesrepublik hat das 6. Lebensjahrzehnt überschritten, gleichwohl herrscht in den jüngeren Generationen nach wie vor die Tendenz vor, sich nicht oder allenfalls am Rande mit dem Alter – auch dem eigenen – ernsthaft auseinanderzusetzen.

In Massenmedien werden noch immer Bilder von alten Menschen im Kreis ihrer Familie verbreitet, die, wenn es sie so überhaupt je gegeben hat, in veränderten sozialen Strukturen allenfalls romantisierende Reminiszenzen sind. In kritischen Beiträgen erscheinen Alte meist in Zusammenhang mit Krankheit, Gebrechlichkeit und auch seelischer wie sozialer Not. Aus jüngster Zeit stammt der Begriff individualistischer, unternehmungslustiger „neuer Alter". Einerseits wird mit ihm wohl zurecht darauf hingewiesen, daß Alter als biographische Phase positiv erlebt werden kann; das ist somit eine notwendige Korrektur vorherrschender Bilder vom Alter. Diese Aussage trifft tendenziell die Generation der 60- bis 70jährigen, kann auf die 80- oder gar 90jährigen allerdings weniger bezogen werden. Auch dadurch wird deutlich, daß Alter nicht ein in sich homogener Abschnitt ist, sondern eine in sich differenziertere Phase, die etwa 30 Jahre umfaßt. Allzu euphemistisch verwendet, lenkt der Begriff der „neuen Alten" allerdings von den tatsächlichen Lebensumständen vieler alter Menschen in der Bundesrepublik ab. Das Erschließen einer wachsenden neuen Konsumentengruppe Betagter – was zu dieser Begriffsbildung wohl nicht unwesentlich beigetragen hat –, die ihr Erworbenes nicht allein den Nachkommen aufsparen, versperrt den Blick auf die ganze soziale Realität, die besonders für Kranke und Behinderte oft sehr hart ist.

Aber auch wenn man diese soziale Situation ernst nimmt, was hieße, sich dafür einzusetzen, daß die Lebensbedingungen für alle alten Menschen verbessert werden, ist die Auseinandersetzung mit dem eigenen Altwerden gefordert. Diese Auseinandersetzung schließt auch die Frage ein, wie wir selbst heute Alten begegnen.

Wir versuchen, die Gruppe der Alten von uns abzugrenzen. Je älter wir auch werden, wir wehren uns standhaft. Auch der 70jährige kann sich heute von „den Alten" abgrenzen, das sind dann die, die noch älter und gebrechlicher sind.

Wenn wir uns mit dem Alter nicht bzw. nicht angemessen auseinandersetzen, so ist berechtigterweise die Frage zu stellen, inwieweit ein Buch über Gerontopsychiatrie hierzu einen Beitrag leisten kann, inwieweit dessen Aussagen über die einer Handreichung für einen engeren Kreis von Menschen hinausreichen, die von psychischen Krankheiten betroffen oder als Angehörige bzw. professionell damit befaßt sind. Wir gehen davon aus, daß es die Auseinandersetzung mit dem Alter schlechthin nicht gibt. Alter wird differenziert bestimmt durch individuelle und überindividuelle Faktoren. In psychischen Alterskrankheiten sehen wir eine Facette der Auseinandersetzung mit dem Alter. Das seelische Leiden alter Menschen öffnet gleichsam mit vergrößerter Tiefenschärfe einen Fokus für die Landschaft, um einen Begriff von Klaus Dörner (Dörner u. Ploog 1989) zu zitieren, in der auch die Alten leben, die seelisch nicht beschädigt werden. Darüber hinaus geht es darum, die Geographie dieser Landschaft kennenzulernen, um in ihr alten Menschen verstehend begegnen zu können. In diesem Sinn geht es nicht nur um die Frage, wie sich alte Menschen selbst verstehen, sondern auch darum, wie wir uns in unserer Beziehung zu ihnen verstehen können und welche Handlungsmöglichkeiten sich daraus ergeben.

In diesem Verständnis wendet sich die vorliegende Schrift nicht nur an die, die professionell um psychisch kranke alte Menschen bemüht sind; sie ist auch sprachlich so gefaßt, daß sie deren Angehörigen zugänglich ist und darüber hinaus für jeden Informationen bereithält, der sich mit diesem Zugang zum Alter auseinandersetzen möchte.

Zum *verstehenden Umgang* mit alten Menschen gehören Wissen und Einfühlungsvermögen gleichermaßen. Beides bedürfen wir insbesondere im Umgang mit psychisch kranken alten Menschen, die im Mittelpunkt der Ausführungen stehen. Es geht um Menschen, die vielleicht zu unserer Familie gehören oder in unserer Nachbarschaft leben, die wir beruflich betreuen oder denen wir sonst einmal begegnen können.

Verstehender Umgang mit alten psychisch Kranken wird möglich, wenn wir uns

- Wissen über Krankheiten aneignen, insbesondere über psychische Erkrankungen im Alter,
- einfühlend damit beschäftigen, wie alte Menschen ihre Probleme handhaben und
- schließlich unsere eigenen Gefühle gegenüber alten, psychisch kranken Menschen vergegenwärtigen und reflektierend damit umgehen.

Der Text ist so aufgebaut, daß neben einer eher fachlichen Wissensvermittlung Gefühlsprozesse beschrieben oder zumindest skizziert werden. In Kap. 2 werden Verluste als Auslöser psychischer Erkrankungen im Alter behandelt; Kap. 3 enthält anhand zahlreicher Praxisbeispiele differenzierte Beschreibungen psychischer Alterskrankheiten als Reaktionen auf Verluste. In Kap. 4 wird zu verdeutlichen versucht, daß unser Handeln im Umgang mit alten Menschen nicht nur von ihrem Verstehen abhängig ist, sondern auch von der sozialen Situation, in der wir ihnen begegnen bzw. in der wir sie beruflich betreuen. Im abschließenden Kap. 5 werden einzelne Methoden der Gerontopsychiatrie beschrieben. Da die Verfasser aus dem klinischen Bereich kommen, gehen sie auch von einer klinischen Praxisorientierung aus.

Bemüht um einen *verstehenden Umgang*, galt es gleichsam mit klinischen navigatorischen Mitteln in manchen Gebieten Neuland zu entdecken, da keinem Kartenwerk praxisnaher Darstellungen der Gerontopsychiatrie gefolgt werden konnte. Bei solchen Erkundungsreisen, bei denen man die bereits verzeichneten Routen verläßt, gerät man allerdings leicht in Gefahr, nicht sogleich den richtigen Weg zu finden. Möglicherweise sind in dieser Ausgabe einzelne klinische Zusammenhänge nicht richtig bzw. fehlerhaft gewichtet und beschrieben. Wir sind für Kritik sehr dankbar und laden die Leser ein, mitzureisen. Wir werden ihre Entdeckungen gern dort einzeichnen, wo der erste Entwurf der Korrektur bedarf.

Literatur

Dörner K, Plog U (1989) Irren ist menschlich oder Lehrbuch der Psychiatrie, 5. Aufl. Psychiatrie-Verlag, Bonn

2 Zur Dynamik psychischer Erkrankungen

2.1 Ausgangspunkt

Psychische Erkrankungen im Alter haben in der Gesellschaft, aber auch in der Psychiatrie selbst bisher nur wenig Interesse gefunden. Gerontopsychiatrie wird, von wenigen Ausnahmen abgesehen, an Universitäten nicht gelehrt und ist in den Fachgesellschaften bzw. -verbänden nur wenig repräsentiert. Die psychiatrische Diskussion handelt oft nur von der Demenzerkrankung, die in Kliniken und Pflegeheimen sicherlich von nicht zu unterschätzender Bedeutung ist; in dieser Einengung wird aber der Blick für die anderen psychiatrischen Alterskrankheiten eher verstellt denn erweitert. Da die Demenz vorwiegend organisch bedingt ist, sind auch organisch ausgerichtete Psychiater noch am ehesten an der Alterspsychiatrie interessiert. Psychotherapeutische und psychodynamische Überlegungen sind, bis auf wenige Ausnahmen, der Alterspsychiatrie fremd. Psychoreaktive bzw. neurotische Erkrankungen kommen aber ebensohäufig wie Demenzerkrankungen vor, während Psychosen im engeren Sinn zahlenmäßig in den Hintergrund treten (Cooper u. Sosna 1983). Deshalb ist eine andere Gewichtung notwendig. Die vorherrschende Fixierung auf das Problem der Demenz wird über der Hälfte der psychisch Alterskranken nicht gerecht. Allerdings muß das Lebensalter berücksichtigt werden. In der Versorgung der über 80jährigen wird man in sehr vielen Fällen die Demenz zu berücksichtigen haben. Die Lebensqualität der 60- bis 70jährigen hängt dagegen in der Mehrzahl der Fälle von anderen psychischen Faktoren ab. Diesem muß in Betreuung und Therapie Rechnung getragen werden.

Psychische Erkrankungen im Alter sind nicht als isoliertes Phänomen zu begreifen. Neben der psychischen Symptomatik zeigen gerade psychisch kranke alte Menschen statistisch gehäuft auch körperliche Erkrankungen. Obwohl die ärztliche Versorgung hauptsächlich von den Hausärzten geleistet wird, hat dieses Problem auch für sie Relevanz, was sich darin zeigt, daß sie Psychopharmaka in hohen Raten verordnen. Die über 60jährigen bekommen mehr als die Hälfte aller Beruhigungs- und Schlafmittel verabreicht, obwohl ihre Gruppe weniger als ein Viertel der bundesrepublikanischen Bevölkerung ausmacht (Meiner 1987).

Die diagnostische Einteilung psychischer Alterserkrankungen ist schwierig. In den derzeit vorliegenden Diagnoseschlüsseln (Degkwitz et al. 1980; Köhler u. Saß 1984) werden psychische Alterserkrankungen nicht von Erkrankungen des Erwachsenenalters abgegrenzt. Wir gehen jedoch davon aus, daß sie eine spezifische Ausbildung bzw. Ausprägung haben. Hierbei ist in vielen Fällen der psycho-dynamische Zusammenhang leicht eruierbar. Es besteht eine enge Beziehung zur Lebenssituation. Diese diagnostischen Einteilungen sind für die klinische Arbeit wichtig. Für epidemiologische Untersuchungen hat sich aber nur eine sehr globale Unterteilung in 3 Krankheitsgruppen bewährt:

1. organisch begründbare Erkrankungen, insbesondere Demenzprozesse;
2. endogene psychotische Erkrankungen, wobei hierzu sowohl die schizophrenen und manisch-depressiven Erkrankungen Altgewordener wie auch erst im Alter auftretende Wahn- und Depressionserkrankungen gehören, soweit sie nicht als
3. nichtpsychotische Störungen (Neurosen, sonstige psychoreaktive Störungen und Abhängigkeitserkrankungen) zusammengefaßt werden.

2.2 Theorien des Alterns

Mit dem Altern gehen körperliche und geistige Einschränkungen einher. Das ist Alltagserfahrung und wird auch durch zahlreiche Untersuchungen bestätigt. Die Wertung dieses Prozesses hat sich aber geändert. Wurde er lange Zeit als Defizitentwicklung (*Defizittheorie* des Alters) aufgefaßt, in der die Summe von Fähigkeiten und Möglichkeiten als sich eindimensional verringernd gesehen wird, so hat diese Sicht in den letzten 2 Jahrzehnten ihre Dominanz verloren. Altern ist keineswegs ein homogener Vorgang und hängt nicht nur von biologischen, sondern auch von psychischen und sozialen Determinanten ab.

Die vorwiegend psychologisch und soziologisch begründete *Aktivitätstheorie* (s. Krohn 1978) geht von einem Rollen- und damit Funktionsverlust alternder Menschen aus. Diesem Verlust müsse mit Aktivierung begegnet werden.

Die *Disengagementtheorie* (s. Krohn 1978) sieht Altern affirmativ in einer allmählichen Veränderung von Verhaltensweisen, die durch gesellschaftliche und individuelle Bedürfnisse gesteuert wird. In der Bundesrepublik hat sich v. a. die Bonner psychologische Schule (Lehr u. Thomae 1987) mit der Veränderung der Leistungsfähigkeit alter Menschen befaßt. Sie zeigt auf, daß Persönlichkeitsunterschiede zwischen den Individuen im Alter größer sind als Unterschiede zwischen jungen und alten Menschen und daß individuelle Persönlichkeitsmerkmale auch im Alter erhalten bleiben.

Während sich zahlreiche medizinische und psychologische Arbeiten mit der Entwicklung der körperlichen bzw. geistigen Leistungsfähigkeit beschäftigen, werden Veränderungen im emotionalen Bereich nur wenig beschrieben. Nur einige psychoanalytische Autoren beschäftigen sich in zunehmenden Maße damit (Radebold et al. 1981; Nemiroff u. Colarusso 1985). Auf den emotionalen Prozeß des Alterns soll hier der Blick gerichtet werden, insbesondere soweit er sich in Selbstbeobachtung und Selbstreflexion zeigen kann (Kipp 1980, 1984).

Altersbedingte Veränderungen treten nicht erst in höherem Alter auf und vollziehen sich nicht von heute auf morgen. Wir sind auch in jüngeren biographischen Phasen immer in den Prozeß des Alterns eingebunden. Da dieser Prozeß sich sehr langsam entwickelt, ist er uns freilich kaum bewußt. Ein deutlicheres Bewußtsein von ihm erhalten wir erst, wenn wir uns mit denen vergleichen, die wir vor 20 oder auch 10 Jahren gewesen sind. Denken wir über die Entwicklung nach, die sich in diesen Zeitspannen vollzogen hat, so erkennen wir, daß sie nicht stetig gewesen ist. Sie wurde bestimmt durch eine Vielzahl körperlicher, psychischer und sozialer Situationen in ihrer Wechselwirkung. Diese große Zahl an Bestimmungsgrößen hat teils bewußt, teils unbewußt dazu beigetragen, daß wir unser Verhalten geändert haben. Wir lernen aufgrund unserer Erfahrung, und so verändert Erfahrung unsere Beziehungsformen und Verhaltensweisen. Versucht man, dieses auf einen Begriff zu bringen, so könnte man zusammenfassen: Wir wiederholen alles, was Lust bereitet und unsere Wünsche befriedigt und meiden, was mit Unlust oder Enttäuschung einhergeht. [1] Wir wählen nach unseren Erfahrungen positive Beziehungsformen und Verhaltensweisen aus und versuchen, diese zu wiederholen, während wir von den negativen tunlichst Abstand nehmen. Zum Beispiel kann ein Mensch, der sein Leben lang immer wieder unter Schlafstörungen gelitten hat, soviel aus seinen Erfahrungen gelernt haben, daß Schlaf einer höchst komplexen Situation bedarf, daß das Bett, Geräusche, Bettgehzeit, Vermeidung von Kaffee etc. gewichtige Faktoren sind. Berücksichtigt er diese konsequent in seiner Lebensgestaltung, so schränkt er dadurch seine Spielräume zwangsläufig ein.

Häufig ist aber nicht vorhersehbar, ob eine Beziehung oder Handlung auch tatsächlich mit Lust oder Unlust einhergehen wird. Dann geht man eher – „aus Erfahrung klug geworden" – einem Unlustrisiko aus dem Weg. Ein altes Ehepaar schwärmte beispielsweise von seinem Urlaub in einem Kärntner Dorf, dem sauberen Zimmer, dem guten Bett, dem hervorragenden Essen und der netten Gesellschaft – seit 28 Jahren hatten sie dort ihre Urlaubszeit verbracht. Mit der jahrelangen Wiederholung dieser sicheren Lustmöglichkeit ist das Paar Unlustrisiken aus dem Weg gegangen, die an einem anderen Urlaubsort hätten auftreten können. Aber: Dieses Vermeiden bedingt, daß die beiden ihre Beziehungsmöglichkeiten und Verhaltensweisen einschränken. Über viele Jahre hinweg sind Alternativen vernachlässigt worden. Mit der Zeit haben die inzwischen Altgewordenen es verlernt, Alternativen zu praktizieren.

In vielleicht weniger drastischer Weise als in dem Beispiel geschildert, vollzieht sich dieser Prozeß bei den meisten Menschen. Wenn wir auf frühere Abschnitte unseres Lebens zurückblicken, so werden die meisten von uns erkennen, daß wir immer weniger bereit geworden sind, uns auf wirklich Neues einzulassen. Dieses ist auch wichtig für eine sinnvolle Lebensführung: Umgangssprachlich sind wir reifer geworden. Diese Einschränkung wird nicht durch eine Wunschun-

---

[1] Der Wiederholungszwang, als nicht bezwingbarer Prozeß unbewußter Herkunft, ist davon abzugrenzen. Das Subjekt bringt sich dabei unbewußt immer wieder in ähnliche Situationen und wiederholt so alte Erfahrungen.

terdrückung verursacht, sondern vollzieht sich gewissermaßen ohne Not dadurch, daß Lusterfahrungen wiederholt und Unlustrisiken vermieden werden. [2]

Auf einen weiteren wesentlichen Gesichtspunkt soll hingewiesen werden. Es ist ein bedeutender Unterschied, ob die Einschränkung von Beziehungsmöglichkeiten und Verhaltensweisen unter dem Lustprinzip zustande kommt oder durch Lebensumstände erzwungen wird, unter denen Wünsche nach neuen Beziehungen und alternativem Verhalten in unserem Inneren weiterleben. Ist dieses der Fall, so können diese Wünsche mitunter noch nach vielen Jahren real wirksam werden. Deutlich wird dieses zum Beispiel, wenn ein kürzlich verwitweter Ehepartner zur Verwunderung seiner Umwelt plötzlich auflebt und Dinge unternimmt, die man von ihm bzw. ihr früher nie erwartet hätte. „Mit 66 Jahren, da fängt das Leben an"? Allenfalls im populären Hit, denn man darf sich keinen Täuschungen hingeben und möglicherweise falsche Erwartungen hegen. Die Handlungsmöglichkeiten im Alter sind begrenzt. Für diese Grenzziehung sorgt neben dem, was hier erörtert wird, auch die Frage, welche Entfaltungsmöglichkeiten die Gesellschaft alten Menschen bietet.

Fassen wir die hier vertretene These vom Altern noch einmal kurz zusammen. Die Wiederholung befriedigender Erfahrungen führt bei gleichzeitiger Vermeidung von Unlustrisiken zu einer schrittweisen Einschränkung von Beziehungsmöglichkeiten und Verhaltensweisen.

Die intraindividuellen Leistungsveränderungen sind gering. Die Verhaltensweisen oder Leistungen, die geübt werden, bleiben erhalten, die vernachlässigten werden hingegen immer weniger verfügbar. Dieses stimmt mit aktuellen Alterstheorien überein. Aber die hier dargestellte These steht auch im Einklang mit unserer Alltagserfahrung. Für uns ist ein an Jahren alter Mensch jung geblieben, wenn er Neues anfängt und damit Unlustrisiken eingeht. Alt ist für uns hingegen jemand, der jeder neuen Anforderung aus dem Weg geht und sich auf keine neuen Erfahrungen einläßt.

Die Reduktion von Beziehungsmöglichkeiten bzw. -formen und Verhaltensweisen wird auch durch die Emotionalität bestimmt. Der, der z. B. in neurotischem Ausmaß unter Angst leidet, wird Angst, d. h. Unlustsituationen, aus dem Weg gehen und auf diese Weise viele Verhaltensmöglichkeiten verlernen, die weniger ängstliche Menschen weiter üben. Bei alten Menschen wird dieses zumeist nicht auffallen, da man es ihrem altersbedingt reduzierten Verhaltensinventar zuschreibt. Neurotische Symptome nehmen im Laufe des Lebens nicht zu. Sie sind im Alter jedoch stärker prägend, weil die neurotische Einschränkung sich mit dem beschriebenen Prozeß des Alterns summiert. Traut sich beispielsweise eine jüngere Frau wegen neurotischer Angst nicht auf die Straße, so wird dieses als krankhaft auffallen. Bei einer alten Frau, die wegen „Schwindel" nicht mehr die Wohnung

---

[2] In der Wiederholung von Lusterfahrungen entstehen destruktive Tendenzen, die Freud (1920) so beschreibt: „In reiferen Zeiten ist die Herrschaft des Lustprinzips sehr viel mehr gesichert, aber dieses selbst ist der Bändigung so wenig entgangen, wie die anderen Triebe überhaupt (S. 68) und „das Lustprinzip scheint geradezu im Dienste des Todestriebs zu stehen." (S. 69) Diese Aussagen können wir in unserer Sicht psychischer Alterserkrankungen besonders verdeutlichen.

verläßt, würde man sehr wahrscheinlich „Durchblutungsstörungen" behandeln und die eigentlich zugrundeliegende neurotische Angst hingegen leicht übersehen. [3]

2.3 Spezifische Veränderungen im Alter

Bislang haben wir Altern als einen lebenslangen Prozeß betrachtet. Wie sieht aber nun das Schicksal alter Menschen selbst aus? Es wird durch eine Vielzahl von Faktoren geprägt, auf die hier im einzelnen nicht eingegangen werden kann. Verwiesen sei statt dessen auf Simone de Beauvoir, die neben anderen das „normale" Alter in seinen differenzierten Zügen beschrieben hat (Beauvoir 1972).

Wir wollen uns hier mit dem Schicksal alter Menschen eingegrenzter auseinandersetzen. Wir richten unsere Aufmerksamkeit auf Veränderungen, denen Menschen im Alter passiv ausgeliefert sind und die wir als Verluste verstehen.

2.3.1 Verlustsituationen

Wenn Menschen alt werden, ergeben sich in ihrem Leben zahlreiche Veränderungen, die als Verluste verstanden werden müssen.

Körperlich läßt die Leistungsfähigkeit nach. Der jugendlich begeisterte Fußballer sieht sich schon mit 35 Jahren in die Altherrenmannschaft versetzt. Die Häufigkeit von Krankheiten nimmt mit dem Alter zu. Alte Menschen leiden oft an mehreren Krankheiten gleichzeitig (*Multimorbidität*). Bei Menschen, die über ihr ganzes bisheriges Leben hinweg relativ gesund gewesen sind, wirkt sich die erste schwerere Erkrankung im Alter als Verlust der Gesundheit häufig niederschmetternd aus. Der durch Krankheiten auch in jüngeren Jahren Leidgeprüfte wird damit hingegen in der Regel besser zurechtkommen.

Psychische Veränderungen werden oft weniger stark erlebt. Sei es, daß diese Veränderungen sich nur allmählich vollziehen, sei es, daß durch diese Veränderungen (z.B. bei Demenz) die Möglichkeit ihrer Wahrnehmung eingeschränkt ist. Bewußt werden sie allerdings insbesondere dann, wenn damit verbundene körperliche Einschränkungen – z.B. der Sinnesorgane oder der Sexualität – auftreten. Psychische Einschränkungen werden auch dann als Verlust erfahren, wenn in Lebenskrisen Anforderungen gestellt werden, denen nicht mehr genügt werden kann.

Soziale und *berufliche Veränderungen* sind im Alter gleichfalls wesentlich. Insbesondere Männern ist der Verlust des Berufs und der Berufsrolle oft schmerzlich. Die soziale Konkurrenzfähigkeit reduziert sich – abgesehen von den wenigen, die als Politiker offensichtlich gerade erst im Alter besonders erfolgreich sind.

Mit dem Austritt aus dem Erwerbsleben schränken sich zumeist die finanziellen Möglichkeiten ein, was den sozialen Freiheitsgrad verringern kann. Freilich ist dieses bei den „neuen Alten" nicht so, die mit gefüllter Brieftasche und erhöhter

---

[3] Dieser Fall aus der Praxis wird in Kap. 3 (3.3 „Die ängstliche Antwort") ausführlich beschrieben.

Lebenserwartung, befreit von beruflichen Einschränkungen, tatsächlich neue Altersperspektiven entwickeln können. In der gesellschaftlichen Wirklichkeit der Bundesrepublik darf man allerdings nicht aus dem Blick verlieren, daß eine sehr große Anzahl alter Menschen in Armut lebt (Bueb 1987). Am ursprünglichsten wird der Verlust erlebt, wenn wichtige Bezugspersonen sterben oder die Beziehung aus anderen Gründen aufhört zu bestehen. Zahlreiche Patientenbeispiele zeigen, daß Verluste im zwischenmenschlichen Bereich oft am schwerwiegendsten sind. Im Alter treffen solche Verluste noch schwerer, weil man sich im Prozeß des Alterns auf die wichtigsten Beziehungspersonen in der Regel stark beschränkt hat.

Dabei ist deutlich, daß der unerwartete Verlust meist tiefer trifft als der erwartete. So wird der Tod des Ehemanns nach einer längeren Krankheit anders empfunden als der plötzliche Tod eines Sohns durch einen Unfall, selbst wenn zu ihm kein sehr enger Kontakt mehr bestanden haben mag.

Körperliche, psychische und soziale Verluste sind in der Regel nicht eindeutig voneinander abzugrenzen. Was als bedeutender Verlust erlebt wird und was nicht, hängt jeweils vom einzelnen ab, davon, was für ihn wichtig ist und welche Kompensationsmöglichkeiten er hat. Zudem können unterschiedliche Verluste für das Leben des einzelnen ähnliche Folgen zeitigen. Verdeutlichen wir uns das an einem Beispiel. Jemand, der sein Selbstbewußtsein auf außergewöhnliche Reisen gründet, wird es verlieren, wenn er nicht mehr reisen kann. Dabei ist es unerheblich, womit der Verzicht auf Reisen begründet ist. Es ist gleich, ob dieser körperliche oder finanzielle Ursachen hat oder durch die Erkrankung des gewohnten Reisepartners bedingt ist.

In dem genannten Beispiel wird auch deutlich, wie wir Verluste sehen: als von außen bedingtes Schicksal und als Ergebnis der Verarbeitung dieses Schicksals. Das Tragische besteht darin, daß gerade die durch die Lebenserfahrung ausgewählten und im Alter fortbestehenden wichtigen Beziehungs- und Verhaltensmöglichkeiten durch Verluste betroffen werden. Verluste im Alter sind häufig zentrale Verluste. Ihre wesentliche Bedeutung besteht darin, daß:

– gerade die durch das Altern eingeschränkten Möglichkeiten betroffen werden,
– Verluste im Alter häufiger als in früheren Lebensaltern sind und
– die Perspektive nach Verlusten sich durch das Alter verändert hat. Verluste bekommen häufig einen endgültigen Charakter.

2.3.2 Verluste lösen Krisen aus

Während im jüngeren Lebensalter sich nach einer gewissen Trauerzeit zumeist neue Möglichkeiten nach Verlusterlebnissen eröffnen, sind Verluste im Alter besonders verletzend. Beziehungen und Verhaltensweisen sind über viele Jahre hinweg eingeübt und Alternativen hierzu vernachlässigt worden. Die Perspektiven im Alter sind eingeschränkt. Nach einem Verlust ist ein neues Gleichgewicht zwischen Ich und Umwelt kaum ohne Rückzug oder starke Veränderungen zu erreichen. Auch bei einem „normalen" Trauerprozeß sind die Möglichkeiten der Neuanpassung reduziert. Verluste reißen Lücken, die um so größer sind, je unvorbereiteter wichtige Lebensbereiche des Betroffenen erfaßt werden.

2.3.3 Psychische Alterskrankheiten als Antwort auf Verluste

Geht man über das Erheben der Anamnese im engeren Sinn hinaus und beschäftigt sich mit der Biographie des Patienten insgesamt, so wird deutlich, daß gerade psychische Erkrankungen, die erstmals im Alter auftreten, in zeitlicher Folge von Verlusten stehen. Gleiches gilt für psychosomatische Erkrankungen in fortgeschrittenen Lebensjahren (Radebold 1979). Bei bereits lange bestehenden oder phasenhaft auftretenden psychischen Erkrankungen wandelt sich das Krankheitsbild in der Folge von Verlusten im Alter, und die Symptomatik bekommt eine spezifische Ausprägung.

Wir begreifen psychische Erkrankungen nicht als einen Defekt, sondern als einen Selbstheilungsversuch nach einem erlittenen Verlust (Haag 1985; Kipp 1980). Sprachlich fassen wir dieses als *Antworten auf Verluste*. Man könnte auch von Kompensations- oder Adaptationsversuchen sprechen, zumeist auch von Fehladaptationen. Übrigens wird „erfolgreiches Altern" in einer adaptiven Kompetenz an die Situationen im Alter gesehen (Baltes u. Baltes 1989). Bei psychischen Alterskrankheiten ist diese Kompetenz in der Relation zu den Verlusten u. E. eingeschränkt. Die Bezeichnung Selbstheilungsversuch bezieht sich auf die durch Verluste entstandenen – bildhaft formuliert – Lücken oder auch Wunden. Wir versuchen, unterschiedliche Selbstheilungsformen als unterschiedliche psychische Erkrankungen bzw. Reaktionsweisen zu beschreiben. Übrigens, dieses sei nur angemerkt, ist die Wirksamkeit von Selbstheilungsprozessen in der Medizin nicht zu unterschätzen (Beck 1987).

Psychische Alterskrankheiten sind nicht als Defizite aufzufassen. Defizite oder vielmehr Verluste sind zwar Auslöser der Erkrankung, diese selbst ist aber gleichsam eine produktive Antwort auf etwas, das schmerzlich tief in das Leben des Betroffenen eingegriffen hat. Von dieser Erkenntnis aus gelangt man zu einer veränderten Einschätzung von Krankeitsbildern und -verläufen. Die Krankheitsäußerungen können als eine sinnhafte Auseinandersetzung mit erlittenen Verlusten verstanden werden. In der Therapie ist es dann nicht mehr das vornehmliche Ziel, Symptome, die ja Äußerungen eines Selbstheilungsprozesses sind, nur zu unterdrücken, sondern sie als eine spezifische Auseinandersetzung des Individuums mit Verlusten zu verstehen. *Antworten* in dem dargelegten Verständnis sind häufig erst der Schlüssel, spezifische Lücken bzw. Wunden zu erkennen, die, zuvor teils unbewußt verarbeitet, in Vergessenheit geraten sind. Veranschaulichen wir uns das an einem Beispiel.

Eine Patientin litt mehr als 15 Jahre lang unter einer Schmerzerkrankung. Sie wurde mehrfach operiert, aber erst in einem Gespräch über ihre Lebensgeschichte fällt der Patientin auf, daß die Schmerzen erstmals bei der Beerdigung ihres Mannes kurzfristig aufgetreten waren – dieser Zusammenhang war durch die medizinische Auffassung der Symptomatik aus dem Blick geraten.

Mit einem solchen Verständnis psychischer Alterskrankheiten gelingt es auch besser, sich in Leidende einzufühlen. Es kann dann mit ihnen verständnisvoll über Verluste und auch über Wünsche, die den Verlust ausgleichen sollen, gesprochen werden. Im Kap. 3 („Antworten auf Verluste") wird versucht, dieses Krankheitsverständnis zu vertiefen, indem verschiedene Möglichkeiten von *Antworten* aufgezeigt werden.

Wie jeder neue Ansatz, so hat auch der vorliegende freilich seine Schwächen, an denen gearbeitet werden muß. Zahlreiche fachliche Gespräche und Fortbildungsveranstaltungen haben aber gezeigt, daß dieser Ansatz hilft, psychisch kranke alte Menschen in ihrer Situation besser zu verstehen und aus diesem Verständnis heraus neue Umgangsformen, einen *verstehenden Umgang*, mit ihnen zu entwickeln.

2.4 Psychoanalytische Gesichtspunkte der Antwortthese

In der Psychoanalyse wird ein Krankheitskonflikt auf einen frühkindlichen Konflikt zurückgeführt. Uns gelingt es in der Analyse unserer Patienten meist nur, die jetzige Erkrankung als eine Antwort auf einen Verlust im Alter zurückzuführen und so die Psychodynamik der Erkrankung nachzuzeichnen. Warum ein alter Mensch auf einen Verlust in dieser oder jener Weise reagiert, hängt von der Persönlichkeitsstruktur und den früheren Beziehungserfahrungen ab. Eine psychodynamische Klärung, wie diese Persönlichkeitsstruktur sich entwickelt hat etc., ist in vielen Fällen nicht erfolgt, da in der Klinik meist keine länger dauernden psychoanalytischen Untersuchungen oder Behandlungen möglich sind. In diesem Bereich ist noch viel zu tun.

Bei der Beschreibung der Psychodynamik haben wir die psychoanalytische Begriffsbildung (Laplanche u. Pontalis 1973) benutzt, wobei es uns darauf ankommt, diese Begriffe nur dort einzuführen, wo sie unbedingt notwendig sind. Außerdem versuchen wir, sie möglichst anschaulich zu erläutern, was sicher zum leichteren Verstehen beiträgt, jedoch manchmal nur auf Kosten der Exaktheit und der Komplexität möglich ist.

2.5 Strukturelle Gesichtspunkte der Antwortthese

Grundsätzlich wäre es wohl möglich, die Antwortthese auch zur Grundlage einer strukturellen Theorie psychischer Alterskrankheiten werden zu lassen, indem die psychische Disposition als ein System begriffen wird, das sich durch interne und externe Faktoren (Verluste) in seinem wechselseitigen Zusammenhang verändert.

Man kann sicherlich davon ausgehen, daß ein plötzlicher Verlust dieser Bestandteile andere Kompensationsbemühungen zeitigt als ein sich langsam entwickelnder, der einen allmählichen Systemumbau ermöglicht.

Für Verluste im Alter ist typisch, daß ein Ersatz durch Alternativen von außen häufig nicht verfügbar ist, es gibt dadurch nur eingeschränkte Kompensationsmuster:

- mit der gerissenen Lücke, d. h. mit reduzierter Funktion weiterleben,
- die Lücke mit dysfunktionalen Systemanteilen füllen,
- die Bedeutung der Lücke verlagern (den Verlust herunterspielen, anderes aufwerten),
- auf frühere Entwicklungsstadien des Systems zurückkehren (Reaktivierung alter Beziehungsformen und Verhaltensweisen).

Wir haben diesen Ansatz nicht weiter verfolgt.

2.6 Chronisch psychische Erkrankungen, die bis ins Alter bestehen

Mit der These, daß psychische Erkrankungen als Antworten auf Verluste zu sehen sind, kann natürlich nicht jede psychische Erkrankung im Alter verstanden werden. Zahlreiche psychische Krankheiten sind chronisch. Bereits in jüngeren Lebensjahren aufgetreten, bestehen sie im Alter fort. Andere Krankheiten treten phasenhaft im Alter wieder auf. Diese Erkrankungen, auf die im folgenden Kapitel nur am Rande eingegangen werden kann,[4] sind nicht einfach auf Verluste zurückzuführen, wenngleich wir auch annehmen, daß sie durch im Alter auftretende Verluste eine besondere Ausprägung bekommen. Gleichwohl, es ist an dieser Stelle wichtig, auf die Begrenztheit unserer Aussagen hinzuweisen, so interesant es auch wäre, früher entstandene Erkrankungen als Selbstheilungsversuche zu deuten (Böker u. Bremer 1983). Die Zusammenhänge zwischen Lebenssituation und Symptomatik in jüngeren Lebensaltern sind in der Regel schwieriger aufzuschlüsseln als bei Alterskranken, die hier im Zentrum der Darstellung stehen.

2.7 Psychische Erkrankung und Gehirnerkrankung

Wenn wir davon ausgehen, daß nicht das Defizit, sondern die Antwort auf das Defizit die Krankheit gestaltet, so geraten wir leicht in Konflikte mit neurologischen Erkenntnissen.

Normalerweise werden psychische Alterserkrankungen wie die Demenzerkrankungen direkt auf Defizite des Gehirns bezogen. Dies trifft u. E. als allgemeine Aussage nicht zu. Hier muß zwischen allgemeinem hirnorganischem Abbau und hirnlokalem Psychosyndrom unterschieden werden. Bei allgemeinem hirnorganischem Abbau kommen Symptome häufig erst in Zusammenhang mit psychosozialen Verlusten zum Vorschein (Verwirrtheitszustand nach Krankenhauseinweisung und Verlust der gewohnten Umwelt). Eine erfolgreiche Anpassung an eine neue Situation ist aufgrund der Gehirnstörung nicht mehr bzw. nur noch langsam möglich.

---

[4] „Psychiatrische und psychopathologische Aspekte" in Kap. 3.

Die individuelle Ausgestaltung der Symptomatik kann dann als Anpassungs- bzw. Adaptionsanstrengung und nicht als Defekt gedeutet werden (vgl. 3.10 und 3.11). Anders stellt sich die Frage bei hirnlokalen Störungen, also bei Störungen, bei denen einzelne Hirnteile geschädigt sind. Sie führen zwar zu einer veränderten Reaktion des Gehirns insgesamt, die Symptomatik wird jedoch durch die lokale Störung gestaltet. Dieses betrifft insbesondere aphasische Störungen, d. h. durch lokale Gehirnschädigungen bedingte Sprachstörungen. In solchen Fällen ist die Symptomatik direkt aus dem lokalisierbaren Defekt zu verstehen und nicht als Antwort auf den Defekt zu interpretieren.

2.8 Verstehensprobleme in der Beziehung zu alten Menschen

Nachdem wir einen Verstehenszugang zu den psychischen Krankheiten im Alter zu eröffnen versucht haben, wollen wir auf einige Verstehensprobleme hinweisen, die sich aus der Beziehung zu alten Menschen ergeben. An dieser Stelle geht es um Einstellungen und Gefühlsbeziehungen im allgemeinen, während in Kap. 3 dieses spezifisch in bezug auf einzelne Formen von Antworten dargestellt wird.

2.8.1 Unvergleichbare Erfahrungen

Unsere Verstehensmöglichkeiten sind vom Generationsverhältnis abhängig. Wir haben – bei vielen Differenzierungen – einen ähnlichen Erfahrungshintergrund wie jüngere oder gleichaltrige Patienten. Wir können ihr Verhalten mit unserem vergleichen. In bezug auf ältere Patienten ergeben sich hingegen Probleme, da ihr Erfahrungshorizont über unseren hinausreicht. So ist das Erleben von Kindheit zu Beginn unseres Jahrhunderts für uns nur noch vermittelt nachzuvollziehen, für die älteren Patienten ist diese Kindheit aber konkrete biographische Erfahrung. Haben wir aufgrund unseres Alters die Weltkriege nicht miterleben müssen, so fehlt uns auch hier eine sehr prägende gemeinsame biographische Basis. Die Beispiele ließen sich fortsetzen. Es würde immer deutlich werden: Wenn wir mit älteren Menschen umgehen, so unterscheidet uns von ihnen, daß das, was für sie authentische Biographie ist, für uns nur „aus zweiter Hand" erfahrbar ist – wenn wir uns überhaupt mit Lebensumständen beschäftigen, die für uns schon Geschichte geworden sind. Dieser Sachverhalt hat für unsere Arbeit eine gewichtige Bedeutung, denn man kann grundsätzlich davon ausgehen, daß man sich am besten in Situationen einfühlen kann, die man zumindest selbst erlebt haben könnte. Die Möglichkeit des Einfühlens fördert die Möglichkeit des Verstehens. Da uns die authentische Erfahrung alter Menschen fehlt, sind wir auf Urteile anderer angewiesen, die freilich auch Vorurteile sein können.

2.8.2 Normative Einstellungen

Die uns geläufigen Urteile über das Alter fußen alle auf einer sozusagen volkstümlichen Defizittheorie, die so allgemein ist, daß das Unterscheidungsvermögen z. B. zwischen dem Krankheitsverhalten bei Demenz und dem Altersverhalten allgemein verlorengeht: „Vergeßlichkeit ist halt typisch für alte Menschen."

Das normative Korsett für alte Menschen ist in unserer Gesellschaft noch immer viel enger als für mittlere oder gar jüngere Generationen. Liebe – oder sprechen wir doch deutlich von Sex – wird bei alten Menschen oft als Verirrung oder krankhafte Verhaltensweise abgeurteilt. Es fehlt das Verständnis für die Sexualität alter Menschen. Bestenfalls sind sie im Fall des Falles noch von jüngeren „verführt". Simone de Beauvoir hat aufgezeigt, daß alte Menschen um so schlechter von ihren Kindern behandelt werden, je mehr diese in der Kindheit vernachlässigt wurden (Beauvoir 1972). Mit solchen normativen Einstellungen zahlen Kinder ihren Eltern zurück, was sie in der Kindheit erlebt haben.

Die Psychoanalyse hat in ihrem Urteil noch bis vor kurzem die Gesellschaft insgesamt vielleicht übertroffen. Man „wüßte", daß Alterspatienten unbehandelbar seien (Radebold 1988). Inzwischen wird auch in der Bundesrepublik insbesondere von H. Radebold (1989) deutlich gemacht, daß eine solche Altersgrenze willkürlich gezogen ist und daß Psychotherapie und Psychoanalyse auch in höheren Lebensaltern noch sehr gut durchgeführt werden können (Radebold et al. 1981).

2.8.3 Übertragungsprobleme

Wichtig ist, daß Beziehungsformen zwischen jüngeren Therapeuten oder Betreuern und älteren Menschen als sehr komplex verstanden werden müssen (Hinze 1984). Am besten kann man diese Beziehungsformen mit den Begriffen Übertragung und Gegenübertragung beschreiben. Unter *Übertragung* verstehen wir eine Gefühlseinstellung zu einem anderen Menschen, die nicht nur aus aktuellen Erfahrungen gespeist wird, sondern in der Gefühle zu früheren Beziehungspersonen aktualisiert werden (z. B.: „Ich reagiere auf jemand, als ob er mein Vater wäre ..."). Unter *Gegenübertragung* versteht man die spezifische Gefühlsreaktion des Therapeuten gegenüber seinem Patienten.

Bei jüngeren oder gleichaltrigen Patienten kommt der Therapeut als Autorität leicht in die Rolle eines Elternteils. Ist der Therapeut sehr viel jünger als der Patient, so erlebt dieser ihn oft so, als ob er sein Kind wäre. Kommt jedoch bei dieser Beziehung die Autorität des Therapeuten zum Tragen, von der der Patient abhängig ist, so wird er dem viel Jüngeren auch Gefühle entgegenbringen wie früher seinen Eltern oder anderen Personen, denen er in seinem Leben als Autoritäten begegnet ist. Patienten können also gegenüber ihren Therapeuten Gefühle entwickeln, als wären sie einerseits ihre Kinder, andererseits als wären sie ihre Eltern.

Bei einem jungen Therapeuten ist im Verhältnis zu älteren Patienten die Gegenübertragung komplementär. Er wird durch die Erfahrungen geprägt sein, die er mit seinen Eltern erworben hat. Seine älteren Patienten werden ihn teils wie seine Eltern behandeln, was dann zu der Gegenübertragung führt, daß er sich in der Kindesposition fühlt. Dann wird er aber auch in der Autoritäts- oder Elternposition angesprochen. In einem Gespräch kann es leicht zu einem Wechsel solcher Gefühlspositionen kommen. Da emotionale Äußerungen immer auf eine Beziehungssituation bezogen sind, ist es erforderlich, diese komplexe Beziehung zu durchschauen, um die Äußerungen zu verstehen. Die genannten Schwierigkeiten, die sich aus der Beziehung mit älteren Patienten ergeben können, sind für jüngere Psychotherapeuten offensichtlich so groß, daß sie kaum Patienten behandeln, die älter als sie selbst sind. Mit den Psychotherapeuten „altern" auch ihre Patienten.

Hier abschließend soll die Problematik der Gefühlsbeziehungen für das Verstehen des Patienten an einem vereinfachten Beispiel verdeutlicht werden.

Eine alte Frau verstummt bei der Visite regelmäßig. Der sie behandelnde junge Arzt könnte die Phantasie entwickeln, durch Gespräche über ihre schwere Krankheit würde Todesangst aktualisiert, die die Patientin nicht mehr artikulieren könne. Aber es ist auch eine ganz andere Interpretation möglich: Die alte Frau hat sich in den jungen Arzt verliebt und ist jedesmal enttäuscht, wenn er sie auf ihr Alt- und Kranksein hinweist, statt ihre Zuneigung zu erwidern.

Literatur

Baltes BP, Baltes MM (1989) Erfolgreiches Altern: Mehr Jahre und mehr Leben. Z Gerontopsychol Psychiatr 2:5-10

Beauvoir S de (1972) Das Alter. Rowohlt, Reinbek

Beck D (1987) Krankheit als Selbstheilung. Insel, Frankfurt am Main

Böker B, Bremer HD (1983) Selbstheilungsversuche Schizophrener. Psychopathologische Befunde und Folgerungen für Forschung und Therapie. Nervenarzt 54:578-589

Bueb E, (1987) Kritik der bundesrepublikanischen Altenpolitik. In: Zander M (Hrsg) Anders Altsein. Klartext, Essen, S 19-27

Cooper B, Sosna U (1983) Psychische Erkrankungen in der Altenbevölkerung. Nervenarzt 54:239-249

Degkwitz R, Helmchen H, Kockott G, Mombour W (1980) Diagnoseschlüssel und Glossar psychiatrischer Krankheiten (dtsch. Ausg. der ICD; 9. Revision, Kap. V). Springer, Berlin Heidelberg New York

Freud S (1920) Jenseits des Lustprinzips. (Gesammelte Werke, Bd 13; Fischer, Frankfurt am Main, 1966 ff., S 1-69)

Haag A (1985) Psychosomatische Aspekte funktioneller Störungen bei der Bewältigung von Verlusten im Alter. In: Bergner M, Karg B (Hrsg) Pychosomatik in der Geriatrie. Steinkopff, Darmstadt S 25-31

Hinze E (1984) Übertragung und Gegenübertragung in der Psychotherapie mit älteren Paticntcn. In: Radebold H (Hrsg) Gerontopsychiatrie 12. Janssen, Neuss, S 21-35

Kipp J (1980) Überlegungen zu einer Strukturtheorie der psychischen Alterserkrankungen, insbesondere Psychosen. (Referat vor dem Neurologisch-psychiatrischen Kolloquium, Kassel)

Kipp J (1984) Wunscherfüllung und Frustration als Determinanten des Alterns. In: Radebold H (Hrsg) Gerontopsychiatrie 12. Janssen, Neuss, S 1-10

Köhler K, Sass H (Hrsg) (1984) Diagnostisches und statistisches Manual psychiatrischer Störungen DSM III. Beltz, Weinheim Basel

Krohn M (1978) Theorien des Alterns. In: Hohmeier J, Pohl HJ (Hrsg) Alter als Stigma. Suhrkamp, Frankfurt am Main, S 54-75

Laplanche J, Pontalis JB (1973) Das Vokabular der Psychoanalyse. Suhrkamp, Frankfurt am Main

Lehr U, Thomae H (Hrsg) (1987) Formen seelischen Alterns. Ergebnisse der Bonner Gerontologischen Längsschnittstudie (BOLSA). Enke, Stuttgart

Meiner E (1987) Beruhigungsmittel in der ärztlichen Praxis. Dtsch Ärztebl 84/B:921-924

Nemiroff RA, Colarusso CA (1985) The race against time. Plenum, New York London

Radebold H (1979) Psychosomatische Probleme in der Geriatrie. In: Uexküll T von (Hrsg) Lehrbuch der psychosomatischen Medizin. Urban & Schwarzenberg, München Wien Baltimore, S 728-744

Radebold H (1988) Warum behandeln wir als Psychoanalytiker keine Älteren? Psychosozial 11/34:44-53

Radebold H (1989) Alter und Altern aus psychoanalytischer Sicht. In: Werthmann HV (Hrsg) Unbewußte Phantasien. Pfeiffer, München S 59-69

Radebold H, Bechtler H, Pina I (1981) Therapeutische Arbeit mit älteren Menschen. Lambertus, Freiburg

3 Antworten auf Verluste

3.1 Trauern heißt Abschiednehmen

3.1.1 Begegnung

Ich werde zum Konsiliardienst gerufen. Die Stationsschwester auf einer internistischen Station weiß keinen Rat mehr: „Frau M. reagiert fortwährend hysterisch, sie weint und läßt sich nicht mehr beruhigen." Ich komme in ein Zweibettzimmer, meine anfangs gestellte Frage nach dem Befinden wird von der Patientin nicht beantwortet. Statt dessen sagt sie, sie habe sehr viel Unglück erlebt. Dieses ruft den energischen Eingriff einer Mitpatientin hervor: „Sprechen Sie nicht darüber, Sie regen sich nur wieder auf! " In dieser Szene wird die Situation von Frau M. auf der Station schlaglichtartig erhellt. Sie wurde aufgrund eines Herzinfarktes eingewiesen, und für die medizinischen Helfer wie für die mitfühlende Mitpatientin liegt es nahe, Ruhe als Therapeutikum zu verordnen, Unruhe und Aufregungen zu vermeiden. Ich versuche hingegen, Frau M. Gelegenheit zu geben, sich auszusprechen. Sie erzählt, durch Weinen unterbrochen, daß vor 2 Jahren ihr Enkelkind erkrankt sei. Im Kinderkrankenhaus wurde eine negative Diagnose gestellt, und bald darauf verstarb das Kind. In der Folgezeit sei die Ehe ihrer Tochter zerbrochen, ihr Mann habe sich von ihr getrennt. Jetzt ist es die Tochter von Frau M., die ernsthaft erkrankt ist; sie muß wegen eines Brustkrebses lange Zeit im Krankenhaus verbringen. Die Mutter leidet darunter, daß die Tochter ihr ihren Zustand nicht mitteilt, daß sie über die Schwere der Krankheit keine Gewißheit hat. Nach dem Tod ihres Enkelkindes entwickelt sich für sie die Bedrohung eines erneuten Verlustes in bezug auf ihre Tochter.

Das Unglück der Frau M. ist für mich nun plastisch geworden. Sie hat sich im Gespräch öffnen, ihre Ängste schildern können. Sie leidet unter der Ungewißheit des weiteren Schicksals ihrer Tochter, möchte in ihrer ratlosen Angst gar einen Handel abschließen: „Ich gäbe mein Leben, wenn meine Tochter sterben müßte." Nun bin ich es, der ratlos ist, auch erschrocken. Ich sage ihr, daß es einen solchen Handel nicht gibt. Gleichzeitig muß ich plötzlich an meine Familie denken; was wäre, wenn ich in eine ähnliche Situation wie Frau M. kommen würde, wenn meine Kinder von einer schweren Krankheit betroffen wären? Dieses hilft mir, mich in sie einzufühlen, sie in ihrer Trauer und in ihrer Angst zu begleiten. Ich verstehe jetzt, wenn sie sagt, sie werde auf der Station nicht verstanden, sondern nur aufgefordert, nicht zu weinen, alles zu vergessen, was sie belaste. Ich bestätige sie, sage ihr, man könne ihre Erlebnisse und Sorgen nicht vergessen.

Im Unterschied zu früheren Gesprächen wird Frau M. ruhiger, wie auch ihre Mitpatientin bestätigt, und sie kann mir ihre Situation weiter schildern.

Es stützt sie, daß sie ihr Verhältnis zu ihrem Sohn, der sie häufig besuche, als gut empfindet. Aber es kommt ein weiteres Problem zur Sprache. Ihr Mann hatte selbst einen Herzinfarkt erlitten und wurde an dem Tag aus dem Krankenhaus entlassen, an dem sie mit der gleichen Diagnose eingeliefert wurde. Frau M. ist in einem Komplex aus Trauer und Angst vor erneuten Verlusten so eingefangen, daß sie ihre eigene Krankheit nicht mehr wahrnehmen kann, diese wird von ihr verdrängt. Sie kann nur an andere denken, an den Tod ihres Enkels, an die Krankheit ihrer Tochter, an die Situation ihres Mannes. Sie ist nicht offen dafür, sich mit ihrer eigenen Krankheit auseinanderzusetzen. Durch ihre Trauer und Angst um andere klammert sie ihre Trauer um sich selbst und ihre Todesangst aus – so habe ich es auf dem Konsiliarschein vermerkt. Wichtig für die weitere Behandlung von Frau M. wurde nun, daß sie erst einmal über ihre Krankheit aufgeklärt wurde, ihre Ärzte mit ihr über ihre Krankheit sprachen und Möglichkeiten eines Umgangs damit mit ihr gemeinsam entwickelten. Voraussetzung hierfür war aber, daß Frau M. in ihrer seelischen Verfassung respektiert wurde. Hierdurch konnte sie sich von seelischem Druck entlasten. Möglicherweise wäre das Hinzuziehen eines Psychiaters nicht erforderlich gewesen, wenn die Umgebung von Frau M., die um sie bemühten Mitarbeiter des Krankenhauses und die Mitpatienten, sie in ihrer Not hätten sprechen und weinen lassen.

3.1.2 Verhaltensweisen

Welche Verhaltensweisen zeigt nun der Trauernde, was sind die Kennzeichen von Trauer überhaupt? Mit dem Adjektiv *traurig* können wir alle etwas verbinden. Wir fühlen uns bedrückt, niedergeschlagen, wir sind verstimmt, ohne allzusehr mit unserem Schicksal zu hadern – unsere traurige Stimmung ist flüchtig.

Anders ist die Situation für den Trauernden. Er hat sich mit einem Verlust auseinanderzusetzen, der eine hohe Bedeutung für ihn hat, er wird konfrontiert mit Unwiederbringlichkeit. Der Trauernde befindet sich über einen längeren Zeitraum hinweg in einer gedrückten Stimmung. Er durchlebt wieder und immer wieder Szenen der Gemeinsamkeit, sieht sein Leben mit dem zusammenhängend, was er nun endgültig verloren hat. Er begegnet gleichsam fortwährend dem Tod eines Teils von sich selbst. Man kann immer wieder beobachten, daß Trauernde bei vermeintlich kleinen äußeren Anlässen in Weinen ausbrechen. Es treten auch psychosomatische Probleme auf: Appetitlosigkeit, Schlafstörungen, „das Herz wird schwer".

3.1.3 Geschichte und Verlauf

Überlegen wir nun grundsätzlicher, was geschieht mit uns, wenn wir von Trauer betroffen werden? Häufig durchleben Trauernde relativ ähnlich verlaufende Phasen – vielleicht können Leserinnen und Leser sich in dem folgenden Versuch einer Beschreibung dieser Phasen aufgrund eigener Erfahrungen wiederfinden.

Beim Tod eines nahen Menschen hat man oft zunächst keine größeren Empfindungen, mehr oder weniger konstatiert man lediglich ein Ereignis. Wir können dieses als *Wahrnehmungsphase* bezeichnen.

Danach kommt häufig die Reaktion: „Das kann doch nicht sein, das ist doch nicht wirklich wahr! " Es entsteht die Tendenz, die erste Wahrnehmung zu verleugnen. Nennen wir diese Reaktion entsprechend *Verleugnungsphase*.

Erst dann erreicht der von Trauer betroffene Mensch die *Verlustphase*, er nimmt den Verlust emotional wahr, er ist traurig, weint.

Diese Haltung gerät nach einiger Zeit in Konflikt mit dem Weiterlebenmüssen bzw. -wollen des Trauernden. Er kommt in eine Art *Trotzphase*: „Das Leben muß weitergehen, du mußt dich jetzt zusammenreißen."[1]

Mit der Zeit werden die Trauergefühle im Sinne einer *Trauerarbeit* leichter oder treten seltener bzw. kürzer auf. Der Trauernde hat die Abschiedsphase erreicht. Er zieht sich von dem Verlorenen zurück und öffnet sich für Neues.

Kulturell geprägte Rituale, wie die Art der Bestattungsvorbereitung, wirken für den Trauernden entlastend. Die Trauer wird in Szene gesetzt. Die Sorge um ein „würdiges Begräbnis" kann der erste Schritt zu einem gelingenden Abschiednehmen sein. Nicht selten wird erst im Zusammenhang der Trauerfeier dem Trauernden die für ihn notwendige Gefühlsreaktion ermöglicht.

In vielen Gegenden folgt dem Begräbnis das Leichenmahl. Die Beteiligten sind zunächst von dem Erlebnis der Beerdigung geprägt, waren einem großen seelischen Druck ausgesetzt und beginnen, sich leer zu fühlen. Man setzt sich zum Essen zusammen. Zaghaft und verkrampft kommen Gespräche in Gang, die sich immer wieder, trotz mancher Ablenkungsversuche, um den Verstorbenen drehen. Mahl und Gespräche setzen sich fort, häufig werden alkoholische Getränke genossen und mitunter befindet sich eine Trauergesellschaft plötzlich in einer eigentümlich ausgelassenen Stimmung wieder, in der zuvor aufgestaute Emotionen abreagiert werden können.

Möglicherweise erscheint es als etwas abwegig, aber muß nicht die Frage gestellt werden, ob wir uns auf Trauer vorbereiten können?

Von Bedeutung für eine gelingende Trauerarbeit ist, daß man zu dem, den man verloren hat, ein positives Verhältnis hatte. Waren hingegen aggressive Impulse vorherrschend, bis hin zu einem auf den Verstorbenen gerichteten Todeswunsch, so kann die Situation für den Hinterbliebenen auch dadurch problematisch werden, daß neben einer Erleichterung auch Schuldgefühle – „ich habe zuwenig getan"– auftreten.

Verluste sind besser zu verarbeiten, wenn sie nicht plötzlich auftreten, z. B. durch einen Unfall, sondern wenn die Möglichkeit bestanden hat, sich auf sie vorzubereiten, wenn der Betroffene Zeit hatte, eine Einstellung zu dem Verlust zu gewinnen (Joraschky u. Köhle 1979).

Grundsätzlich muß man hierbei davon ausgehen, daß die Akzeptanz von Verlusten variiert. Entscheidend hierfür ist die Bedeutung, die der Verlust für den Betroffenen hat. Wichtig sind aber auch andere Faktoren. So wird es z. B. eher hingenommen, wenn die Eltern früher als die Kinder sterben oder ganz allgemein der Alte vor dem Jungen, der an einer Kranheit Leidende vor dem Gesunden stirbt. Im Umgang mit Trauernden wird also auch die Vorgeschichte der Trauer zu berücksichtigen sein.

---

[1] Durchaus ähnlich verhält sich, wenn dieser kleine Exkurs hier gestattet ist, der um eine verlorene Liebe Trauernde, wenn er sich sagt: „Ich will nicht mehr an dich denken, du kannst mir gestohlen bleiben."

3.1.4 Umgang

Trauern ist sicherlich kein Zustand, nach dem man sich sehnt, Trauern gehört aber
nun einmal zu jeder Lebensgeschichte. Von der Trauer, daß Eltern einen nicht so
lieben, wie man möchte, bis zum Liebeskummer und der traurigen Erkenntnis,
Lebenswünsche und Größenphantasien nicht so verwirklichen zu können, wie man
erhofft hatte, werden wir ständig von Traueranlässen begleitet. Nur selten bedarf
der Trauernde wirklich therapeutischer Betreuung. Allerdings gibt es in unserem
Kulturkreis die Tendenz, Trauer nicht zu akzeptieren, sondern als etwas Negatives
zu unterdrücken.

Seitens der Ärzte gehört hierzu nicht selten die Verordnung von Psychopharmaka. Chemie ist aber allenfalls ein schlechter Ersatz für einen mitmenschlichen
Umgang mit Trauernden – auch in Einrichtungen wie Altenheimen.

Hilfreich für den Umgang mit Trauernden ist es, wenn man sich die Phasen der
Trauer vergegenwärtigt. Tränen und Klagen der Trauernden sind bereits der erste
Schritt hin zu einem gelingenden Abschiednehmen.

Wir haben heute im Unterschied zu früheren Zeiten (Ariès 1981, S. 75) Probleme, die Klage zu akzeptieren. Sie ist jedoch wichtig für einen gelingenden
Trauerprozeß und sollte deshalb nicht unterdrückt werden.

Wir müssen uns immer wieder vergegenwärtigen, daß Trauer nach einem Verlust
immer auch den Trauernden selbst zum Objekt hat. Trauer im Sinne von Trauerarbeit (Freud 1915) bedeutet eine Ablösung, in der Szenen der Gemeinsamkeit in der
Phantasie wiederbelebt werden, einer Gemeinsamkeit, von der sich der Trauernde
verabschiedet. Er ist während des Trauerns mehr auf diese Szenen und weniger
auf die Außenwelt bezogen. Mitunter vermittelt er so seiner Umgebung den Eindruck von Abwesenheit. Der Umgang mit Trauernden ist eine häufig gestellte
Aufgabe in der Altenarbeit. Mitarbeiter im Altenheim sind oft auch Überbringer
einer Todesnachricht. Sie sollten dann die betroffenen Menschen nicht in ihrer
Trauer allein lassen, sondern sich ihnen in dieser Situation ganz besonders zuwenden. Diese Aufgabe ist deshalb so besonders komplex, weil häufig auch der
dort Arbeitende selbst trauert, wenn beispielsweise ein langjähriger, liebgewonne-
ner Heimbewohner verstirbt. Wichtig für einen gelingenden Trauerprozeß ist es,
daß die Betroffenen sich Zeit lassen.

Wir dürfen Trauernden nicht mit starren Konzepten begegnen, sondern sollten
unsere Kenntnisse über die Trauer überlegt und angemessen anwenden. Es kann
z. B. vorkommen, daß Kinder, die wir immer eher als unterkühlt im Verhältnis
z. B. zu ihrer Mutter eingeschätzt haben, bei der Mitteilung ihres Todes unerwartet emotional reagieren. Grundsätzlich sollten wir nicht zensierend mit den
Reaktionen von Betroffenen umgehen. Einerseits wissen wir zumeist viel zu wenig von ihnen, andererseits können wir oft nicht absehen, welche Reaktionen unser Verhalten bei ihnen auslösen kann. Wir sollten versuchen, uns Zeit zu lassen
und zuzuhören. Tröstungen und organisatorische Vorschläge sind zwar notwendig,
vorschnell geäußert dienen sie aber oft nur dazu, den Trauerprozeß nicht an sich
herankommen zu lassen.

3.1.5 Eigene Gefühle

Der Tod eines Menschen, den wir in der Altenarbeit besonders häufig erleben und manchmal auch Angehörigen mitteilen müssen, bedeutet für uns immer wieder eine große Belastung.

Verständlicherweise versuchen wir, dieser Belastung so weit wie möglich aus dem Weg zu gehen. Wir versuchen, das Gefühl der Trauer möglichst nicht an uns heranzulassen. Es gibt in uns jedoch ganz bestimmte moralisch geprägte Vorstellungen darüber, wie Trauerreaktionen sein müßten. Wir sind z. B. empört, wenn Angehörige in der Nacht keine Nachricht über den Tod ihres Familienangehörigen entgegennehmen wollen. Wir sollten mit solchen Empörungen vorsichtig sein und auch nachsichtig mit uns selbst, wenn wir mit dem Tod eines Betreuten konfrontiert werden. Wirkliche Trauer beinhaltet auch die Trauer um einen Teil von uns selbst und muß so auch begriffen werden. Moralische Vorstellungen von einer ganz selbstlosen Trauer um den Verstorbenen sind zwar kulturell tradiert, für den beruflich in der Altenarbeit Tätigen aber wenig nützlich. Sie wirken sich irrational belastend auf seine Arbeit aus und sind gerade dann hinderlich, wenn man sich auch emotional in die Arbeit einbringen will.

3.1.6 Therapie

Trauer ist eine ganz normale Reaktion und bedarf zumeist keiner therapeutischen Eingriffe. Es genügt, wenn der trauernde Mensch nicht allein ist, wenn er zumindest ein Stück weit in seinem Empfinden begleitet wird. Offensichtlich fördert es die Trauerarbeit im Sinne der szenischen Wiederholung, wenn durch ein wirkliches Beileidausdrücken Szenen aus dem früheren gemeinsamen Leben mit dem Verstorbenen wieder aufleben.

Psychopharmaka („damit Sie sich nicht so aufregen, damit Sie nicht so niedergeschlagen sind") sind in der Regel unnötig. Ist der Trauernde allerdings völlig isoliert, so können sie ein Notbehelf sein – dann aber mit Trauer darüber, daß solche Notbehelfe überhaupt erforderlich sind.

3.1.7 Sonderformen

Trauerreaktionen und Trauerarbeit erfordern Zeit. Dieser Prozeß übersteigt jedoch selten den Zeitraum von einem halben bis zu einem Jahr. [2]

Dauert die Trauerreaktion über diesen Zeitraum hinaus fort, so besteht die Gefahr, daß sie in eine Depression übergeht, d. h. das Abschiednehmen kommt in der Trauerarbeit nicht zustande. Mit unterschiedlichen Formen dieses nicht gelingenden Abschiednehmens, denen wir häufig in der Altenarbeit begegnen müssen,

---

[2] Traditionell trägt bzw. trug man entsprechend auch 1 Jahr lang Trauerkleidung.

befassen sich die folgenden Abschnitte. Was ist zu tun, wenn Trauern nicht Abschiednehmen heißt, wenn der Trauernde sich danach nicht für Neues öffnen kann? Psychische Krankheiten können als Antworten auf Verluste aufgefaßt werden, nach denen Trauer nicht möglich war.

3.2 Die verleugnende Antwort

In unserem alltäglichen Sprachgebrauch meinen wir mit *Verleugnung*, daß man die Realität nicht so anerkennt, wie sie ist. Dieses meint etwas anderes als die *Verdrängung*, die Bewußtes ins Unbewußte verlagert (Laplanche u. Pontalis 1973).

Verdeutlichen wir uns den Begriff Verleugnung im psychiatrisch-psychotherapeutischen Bereich anhand von Praxisbeispielen.

3.2.1 Begegnung

Frau B., 72 Jahre alt, reagiert relativ gefaßt, als ihr Ehemann stirbt – so bekunden es zumindest ihre Angehörigen und Bekannten. Auch in der Zeit nach der Beerdigung gibt ihnen das Verhalten von Frau B keinen Anlaß zur Sorge. Aber sie lebt zurückgezogen, ihre Umgebung erfährt nicht, daß der Partner zwar gestorben, gleichwohl aber im Alltag präsent ist. Die Dinge des Alltags erledigt sie weiterhin für ihren Mann mit, sie deckt für ihn den Tisch mit, bezieht für ihn das Bett etc. Sie setzt die gemeinsam angenommenen Gewohnheiten über den Tod des Partners hinaus fort. Etwa ein halbes Jahr nach der Beerdigung des Mannes veranlaßt der Vermieter von Frau B., eine Wohnungsbaugesellschaft, eine Heizungsrenovierung. Nun kommen Handwerker in ihre Wohnung, um den Auftrag auszuführen. Früher war es der Mann von Frau B. gewesen, der sich mit Handwerkern auseinandersetzte. Jetzt, in dieser aktuellen Situation, besteht für Frau B. nicht mehr die Möglichkeit, tischdeckend und bettenbeziehend die Realität zu verleugnen. Sie muß sich der Realität stellen und selbst aktiv werden, sich selbst um die Handwerker kümmern. Frau B. verliert ihre Gefaßtheit, fühlt sich hilflos, wird unruhig, leidet unter Schlafstörungen und entwickelt allmählich eine Depression.

Ein anderes, recht drastisches Beispiel für Verleugnung ist rasch erzählt.

Eine Patientin, die 83 Jahre alt ist und nur noch über geringe Gedächtnis- und Orientierungsleistungen verfügt, tröstet sich mit der Bemerkung: „Meine Mutter kommt gleich".

3.2.2 Symptome

In beiden Beispielen haben die Patientinnen reale Erfahrungen aus ihrem Leben mehr oder weniger ausgeklammert, um ihr psychisches Gleichgewicht zu erhalten. Die Symptomatik ihrer seelischen Verfassung zeigt sich somit weniger im emotionalen Bereich, der durch Verleugnung dieser realen Erfahrungen stabilisiert wird, sondern in Begrenzungen des Denkens und Handelns. Diese Grenzen werden gezogen, um hinter ihnen die real erlittenen Verluste nicht wahrnehmen zu müssen. Wenn man dieses verallgemeinert, so ist *Verleugnung* in unserem Alltag im übrigen allgegenwärtig, jeder von uns erfährt sie fortwährend. Die Qualität einer Krankheit bekommt sie erst, wie unsere Praxisbeispiele zeigen, wenn die Verleugnung der Realität fortgesetzt stattfindet und letztlich den Betroffenen an den alltäglichen Anforderungen scheitern läßt.

3.2.3 Geschichte und Verlauf

Verleugnung ist eine durchaus übliche erste Reaktion auf Verluste (vgl. 3.1.3). Aber nur in relativ seltenen Fällen bleibt sie stabil. Nach unseren Erfahrungen sind am ehesten Menschen betroffen, die eine sehr enge, (sprachlos) symbiotische Beziehung zu dem verlorenen Partner hatten.

Ein „Gebrauchswert" der Verleugnung liegt auch darin, Kränkungen abzuwehren, das eigene Selbstwertgefühl aufrechtzuerhalten. In diesem Sinn ist Verleugnung einerseits für uns wieder alltäglich, wenn wir z. B. einen beruflichen Mißerfolg nicht wahrnehmen wollen und versuchen, die Ursachen hierfür auf andere zu schieben, um nicht zu unseren eigenen Fehlern stehen zu müssen. Andererseits kann sich aus diesem alltäglichen Mechanismus heraus eine andauernde Verhaltensform mit Krankheitswert entwickeln. Hierbei wird das Leiden des Betroffenen zunächst nur für seine Umwelt, nicht aber für ihn selbst erfahrbar. Den Schlüssel zu seiner Verleugnung erhält er zumeist erst dann, wenn er sein Verhalten gegenüber seinem sozialen Umfeld nicht mehr aufrechterhalten kann oder sich aus der Verleugnung heraus andere Schwierigkeiten, wie in unserem ersten Beispiel, entwickeln.

3.2.4 Verstehen der Krankheitsdynamik

Verleugnung tritt dort auf, wo Realität nicht wahrgenommen wird, wo das schmerzliche Erlebnis ausgeblendet wird, um das seelische Gleichgewicht aufrechtzuerhalten. Dadurch schafft sich der Betroffene eine eigene, neue Realität, die freilich nicht mehr mit der Realität seines sozialen Umfeldes übereinstimmt.

In diesem Sinn ist Verleugnung ein häufiges Phänomen, das nicht nur einzelne,[3] sondern auch ganze Gruppen bis hin zur Ebene einer ganzen Gesellschaft betrifft.[4]

Verleugnung ist immer dadurch motiviert, daß unliebsame Wahrnehmungen und damit Teile der Realität ausgeklammert werden. Hierbei müssen wir uns bewußt sein, daß *Realität* hierbei das meint, was wir *gesellschaftlich* darunter verstehen. Die *Welt des Verleugnenden* ist für ihn selbst durchaus auch Realität, die er freilich nicht (vollständig) mit anderen Menschen teilen kann.

Diese Einengung der Realität ist nur zu verstehen, wenn man ernst nimmt, wie wichtig ein seelisches Gleichgewicht für den Menschen ist. Gerade bei alten Menschen führen Verluste zu einer massiven Störung dieses Gleichgewichts. In der Altenarbeit sollte man den „Wunsch", so mit der Realität umzugehen, anerkennen.

---

[3] Nancy Reagans Alterslosigkeit ist hierfür ein multimedial verbreitetes Beispiel.

[4] Nationalsozialismus bis in die 60er Jahre der Bundesrepublik hinein ist hierfür ein beredtes Beispiel. Die „Stunde Null" wurde die Grenze der Wahrnehmung, jenseits derer alles abgeladen wurde, was den raschen Aufschwung zum Wirtschaftswunder und zum Wir-sind-wieder-wer hinderte (s. zum Begriff der kollektiven Abwehr, Mitscherlich u. Mitscherlich 1967)

3.2.5 Umgang

Ausgehend von diesem Verständnis, daß hinter der Verleugnung ein berechtigter Wunsch des Betroffenen steht, können wir unseren Umgang mit ihm gestalten. Es wäre verfehlt, wenn wir uns auf eine Auseinandersetzung über die „falsche Realität" des von uns Betreuten einließen. Die Wünsche, die zum Aufbau dieser uns unverständlichen „Realität" führen, sind es, denen wir zur Aussprache verhelfen müssen.

Kehren wir noch einmal zu dem eingangs geschilderten Praxisbeispiel zurück. Der Patientin, die glaubte, ihre längst verstorbene Mutter käme bald und die sich dieses auch nicht „ausreden" ließ, gab ein Mitarbeiter einen Zettel, auf dem der reale Sachverhalt stand. Die sonst sehr umgängliche Patientin wurde unruhig und traurig, jetzt begann sie darüber zu klagen, daß ihre Mutter gestorben sei. Nach etwa 3 Tagen verstummte ihre Klage, ihre verminderte Gedächtnisfähigkeit hatte ihr geholfen, die schmerzliche Erkenntnis wieder zu vergessen. Sie war wieder ausgeglichen - *und wartete auf ihre Mutter.* [5]

Meines Erachtens wäre es nicht nötig gewesen, eine Realitätsklärung zu betreiben. Man hätte die Patientin allerdings auch nicht in *ihrer Realität* bestärken, sondern ihre Wünsche zur Sprache bringen sollen. Ihr Betreuer hätte z. B. zu ihr sagen können: „Es wäre schön, wenn Ihre Mutter hier wäre. Aber leider sind sie jetzt allein. Fühlen Sie sich einsam? " Durch ein solches Umgehen bieten wir unsere Nähe an, so daß das Bedürfnis nach der Mutter in den Hintergrund treten könnte. Vielleicht wäre dann für die Patientin in der Geborgenheit bei uns Trauer über ihr Alleingelassenwerden möglich. Ihre Bedürfnisse an ein für sie annehmbares Leben müssen Ausdruck finden, damit sie auch in der Realität leben kann, die wir mit ihr teilen. Auch die Frau, die den Tod ihres Partners nicht anerkennen wollte, muß in ihrem Wunsch nach der Sicherheit, die eine solche Partnerschaft geben kann, ernstgenommen werden. Dort liegt ihre Möglichkeit, ihren Verlust zu bewältigen, und nicht in der bloßen Anerkennung der Realität, wie wir sie sehen. Ihre zur Sprache gebrachten Wünsche werden eine Zeitlang aber damit konfrontiert sein müssen, daß sie in der erlebten Form nicht mehr zu verwirklichen sind. Ein schmerzfreier Verlust ist nicht möglich.

3.2.6 Eigene Gefühle

Wir können unsere eigenen Gefühle gegenüber Menschen, die die Realität leugnen, als sehr schwankend erfahren. Wenn wir uns sehr stark mit ihnen identifizieren, fühlen wir uns verpflichtet, dazu beizutragen, daß die schmerzhafte Realität für sie ausgeklammert bleibt. Führt die Verleugnung jedoch zu stark unangepaßten, mitunter uns auch störenden Verhaltensweisen, so erzeugt dieses in uns oft eine große Wut. Viele Leserinnen und Leser werden sich sicherlich an solch ein Gefühl erinnern, wenn sie etwa an einen dementen Patienten in einem Pflegeheim denken, der

---

[5] Unter 3.10 haben wir diese Dynamik auch als Rückzug in die Vergangenheit beschrieben.

fortwährend zur Arbeit gehen will (vgl. 3.10) und jede Gelegenheit nutzt, um die
Station zu verlassen, oder an eine Frau, die den Tod ihres Ehemannes leugnet und
sich nicht auf die Regelung ihrer finanziellen Angelegenheiten einläßt. Wir müssen
aus dem Verstehen der Krankheitsdynamik heraus versuchen, eine gefühlsmäßige
Einstellung gegenüber den Patienten zu entwickeln, die unsere Realität nicht teilen.

3.2.7 Therapie

Die Verleugnung tritt oft im Zusammenhang mit anderen Störungen auf; entsprechend differenziert muß therapeutisch gehandelt werden. Im Vordergrund der
therapeutischen Möglichkeiten stehen *Sozio- und Psychotherapie*. Eine medikamentöse Behandlung ist nur ganz gezielt erforderlich, z. B. wenn gleichzeitig
Schlafstörungen auftreten.

Im *soziotherapeutischen Bereich* kommt es darauf an, die Aktivitätsmöglichkeiten anzusprechen, die durch die Realitätseinschränkung beeinträchtigt sind. Hatte
beispielsweise ein Ehepaar über lange Jahre hinweg nur gemeinsam Kontakte zu
anderen Menschen und war der verstorbene Partner für Einladungen und Ter-
minabsprachen zuständig, so kann es hilfreich sein, wenn wir eine Zeitlang diese
Aufgaben übernehmen, soziale Kontakte aufrechterhalten oder versuchen, sie wieder herzustellen. Wir können auch „verschüttete Fähigkeiten" wieder wecken. So
können unsere Patienten z. B. entdecken, daß sie noch immer ein schönes Bild
malen können, obwohl ihre letzten Versuche oft Jahrzehnte zurück auf den Schul-
unterricht datieren.

In der *Psychotherapie* geht es darum, die hinter der Verleugnung liegenden Wünsche anzusprechen („schön wäre es, wenn..., aber leider ist..."). Es ist
grundsätzlich wichtig, mit unseren Patienten in ein Gespräch zu kommen, da
die Verleugnung mit einem Verstummen bzw. Nicht-zur-Sprache-bringen einhergeht. Die Realität, *unsere Realität*, wird dadurch erzeugt, daß Begriffe als
Repräsentanten der Realität in das Bewußtsein treten dürfen (Schlesinger-Kipp
u. Warsitz 1984).

3.2.8 Psychiatrische und psychopathologische Aspekte

In der Psychopathologie hat, im Gegensatz zur Psychodynamik, das Phänomen
Verleugnung eine geringere Bedeutung. In der Verleugnung ist eher eine Re-
aktionsform oder ein Symptom als ein eigentliches Krankheitsbild zu sehen.
Verleugnung gehört auch zu den depressiven Erkrankungen und tritt häufig bei
schweren Demenzerkrankungen auf – die Unterscheidung der Verleugnung von
Gedächtnisstörungen ist schwierig.

3.2.9 Sonderformen

Entsprechend der kollektiven Verleugnung (Mitscherlich u. Mitscherlich 1967) gibt es auch familiäre Verleugnungsformen. Uns ist z. B. eine Familie von Heimatvertriebenen bekannt, in der alle Probleme und Schwierigkeiten innerhalb der Familie auf den Verlust der Heimat und des Besitzes zurückgeführt werden. Auf diese Weise gelingt es dieser Familie, sich mit aktuellen Konflikten nicht auseinandersetzen zu müssen.

3.3 Die ängstliche Antwort

3.3.1 Begegnung

Eine häufige Form der Angst ist die *Angst vor der Angst*. Wir möchten diese zunächst etwas paradox anmutende Aussage an einem Beispiel erläutern.

Eine Patientin äußerte mir gegenüber, daß sie ihre Wohnung nicht mehr verlassen könne: „Es ist mir einfach nicht mehr möglich auszugehen. Immer, wenn ich es versuche, wird mir schwindlig." Sie erklärt sich ihr Schwindelgefühl als Symptom von Durchblutungsstörungen und versucht mit einem vom Hausarzt verordneten durchblutungsfördernden Medikament Abhilfe zu schaffen. Im weiteren Gespräch wird deutlich, daß die Frau sich außerhalb ihrer eigenen Wohnung unsicher fühlt. Sie ist nicht mehr in der Lage, sich im Straßenverkehr, beim Einkaufen, bei Behördengängen, letztlich in ihrem weiteren sozialen Umfeld überhaupt einigermaßen frei zu bewegen. Die ihr früher fremden Gefühle kann sie am besten als Schwindelgefühle ansprechen, was dem Hausarzt ermöglicht, damit medizinisch umzugehen und Durchblutungsstörungen zu diagnostizieren und medizinisch zu behandeln. In diesem Sinn sind ihre komplexen Ängste für sie faßlich reduziert. Sie kann der Unsicherheit aus dem Weg gehen, indem sie erklärt, sie könne aufgrund von Schwindelgefühlen ihre Wohnung nicht mehr verlassen, worin sie durch ihren Hausarzt noch bestätigt wird. Dahinter steht jedoch die Angst vor den Angstgefühlen, die sie außerhalb ihrer Wohnung, ihres abgeschlossenen Schutzraumes, empfindet.

Untersuchen wir das Phänomen Angst anhand eines weiteren Beispiels.

Die 65jährige Frau K. lebt mit ihrer Tochter zusammen, nachdem deren Ehe gescheitert war. Der Ehemann von Frau K. war im Krieg gefallen. Über Jahre hinweg gelingt dieses erneute Zusammenleben unter einem Dach. Dann lernt die Tochter wieder einen Mann kennen, mit dem sie zusammenzieht. Frau K. ist wieder allein.

Kurz nach dem Auszug der Tochter wird die Nachbarin von Frau K. überfallen. Sie hört in dem neben ihrer Wohnung liegenden Appartement heftigen Lärm, bekommt mit, daß eine ungewöhnliche Auseinandersetzung stattfinden muß. Sie öffnet die Tür und muß erleben, wie ihre Nachbarin erschlagen wird. Sie selbst kann sich vor dem Einbrecher nur unter verzweifelter Gegenwehr retten.

Seit dieser Zeit ist Frau K. entgegen ihrem früheren Verhalten sehr ängstlich, was ihr jeder sicherlich zunächst gut nachempfinden kann. Sie wechselt in kurzer Zeit 3mal die Wohnung, immer aus dem Gefühl heraus, der Einbrecher könnte sie noch immer verfolgen. Aber so oft sie die Wohnung auch wechselt, überall stellen sich nach kurzer Zeit wieder Angst und Unsicherheit ein. Nur zeitweilig kann sie noch kurze Momente der Sicherheit erleben, z. B. wenn sie in einem anderen Haus Licht sieht und weiß, daß dort ein Pfarrer wohnt. Aber diese Momente bleiben flüchtig.

Nach 2 Jahren kommen wir mit der jetzt 67jährigen Frau K. in unserer Klinik in Kontakt. Schon bald stellt sich heraus, daß sie, die zuvor so zurückgezogen gewesen ist, zu allem anderen als zum „alten Eisen" gehört. Gerade zu den jüngeren Ärzten entwickelt die Patientin „Flirtbeziehungen".

In Gesprächen mit ihr und in der psychotherapeutischen Reflexion, in die sie auch einbezogen ist, werden schrittweise die folgenden Faktoren der Angstentstehung deutlich:

– Die Angst resultiert aus dem Alleinsein, nachdem die Tochter ausgezogen ist;
– die Patientin ist auf ihre Tochter, die einen Mann gefunden hat, neidisch;
– das schreckliche Erlebnis mit dem Einbrecher fällt in eine Situation, in der Frau K. den Wunsch hat, daß ein Mann in ihr Leben *einbricht*, was sich jetzt aber für sie unbewußt sofort mit schlimmen Folgen verbindet;

– über ein sehr distanziertes „Liebesverhältnis" zum Pfarrer in der Nachbarschaft oder zum Therapeuten kann sie ihren Wunsch nach Liebe angstfreier ausleben.

Nach diesen Gesprächen trat für Frau K. das schlimme Erlebnis in den Hintergrund, ihre grundsätzlichen Probleme bestanden hingegen fort. Es blieb für sie auch nach dem stationären Aufenthalt wichtig, daß sie weiter in Kontakt mit ihrem Therapeuten blieb, wobei dieser Kontakt für sie nicht zu eng werden durfte. Verdeutlichen wir uns die *ängstliche Antwort* noch an einem weiteren Beispiel.

Frau Sch. ist 62 Jahre alt, ledig und in einer Buchhandlung tätig. Das Betriebsklima dort ist gut, und gleichermaßen positiv schätzt sie ihr Verhältnis zu dem Inhaber der Buchhandlung ein. Die Kolleginnen von Frau Sch. sind deutlich jünger als sie. Sie bemerken ihre Isolation außerhalb der Arbeit und regen sie in Gesprächen an, doch nicht allein zu bleiben. Sie raten ihr, Kontakt zu einem Mann zu suchen, eventuell eine Beziehung einzugehen.

Mit der Zeit entwickelt Frau Sch. Angstgefühle. Ist diese Angst zunächst noch auf die Zeiten begrenzt, in denen sie allein zu Haus ist, so breitet sie sich zunehmend aus, auch auf Zeiten, zu denen sie am Arbeitsplatz ist. Schließlich entwickeln sich panikartige Angstanfälle, und sie wird in unsere Klinik eingewiesen.

Dort aufgenommen, fühlt sie sich sofort entlastet. Schnell erreicht sie eine feste Position auf der Station und wird von allen anerkannt. Zu ihren Zimmerkolleginnen entwickelt sie rasch ein außergewöhnlich gutes Verhältnis. Die Beziehung zum behandelnden jungen Arzt ist von beiden Seiten aus ungewöhnlich gut. Aber jeder Schritt nach draußen, jedes Verlassen der Klinik ist wieder von panikartigen Angstanfällen begleitet.

Frau Sch. entwickelt in der Klinik ein Beziehungsfeld, das dem ihrer gewohnten sozialen Umgebung ähnelt. Nur in Zeiten der Abwesenheit ihres Arztes treten Veränderungen auf. Dann möchte sie, die sich sonst sehr an die Station klammert, die Klinik verlassen, möchte das Wochenende über beurlaubt werden, um es zu Hause zu verbringen. Nach einiger Zeit, auch nachdem sie ihre Wünsche und Enttäuschungen mit dem Arzt besprochen hat, wird sie mobiler. Aber erst während eines Urlaubs des Arztes gelingt es Frau Sch., die Klinik nach etwa 5 Monaten auf Dauer zu verlassen.

3.3.2 Symptome

Der Begriff Angst hat viele Bedeutungen. *Realangst* geht von einer äußeren Bedrohung aus – wir bezeichnen sie häufig als *Furcht* –, die man von Ängsten abgrenzen kann, die durch eine „innere" Angstauslösung bedingt sind und tendenziell von einer irrealen Bedrohung ausgehen.

Der Charakter der Angst kann sehr unterschiedlich sein. Angst, wie in den geschilderten Beispielen aus der Praxis, geht meist mit körperlichen Symptomen einher. Die Betroffenen haben Herzklopfen, Atemnot, Enge im Hals, Mundtrockenheit, Zittern etc. Angst kann ganz plötzlich auftreten und zu Panikattacken führen oder langsam in das Bewußtsein eintreten. Bei wiederholten Angstzuständen kann die Angst vor der Angst zum dauerhaften Begleiter werden, was zu einem allgemeinen Rückzugsverhalten führt. Der Rückzug ermöglicht es, der Angst bzw. der Gefahr, Angstanfälle zu erleben, aus dem Weg zu gehen. Oft ist die Angst, gerade bei Depressionen und anderen schweren psychischen Erkrankungen, erlebnismäßig nicht so sehr mit der körperlichen Symptomatik, sondern mit beängstigenden Gedanken verbunden. Auch diese Angst kann sich bis zur Todesangst steigern. Theoretisch kann man unterscheiden zwischen

– der Bedrohung durch eigene erotische oder aggressive Impulse bzw. durch eigene Schuldgefühle;
– der Angst, verlassen zu werden (depressive Angst);
– der Angst, verfolgt oder vergiftet zu werden, also einer wahnhaften Angst;
– der apokalyptischen Angst, wie sie in akuten Psychosen auftritt;
– und schließlich einer diffusen Angst in Zuständen, in denen eine Orientierung nicht möglich ist. (Dies Gefühl kann auch bei uns auftreten, wenn wir uns verirrt haben, und entspricht wohl der Angst beim hirnorganischen Abbau.)

Angst ist somit einerseits ein Symptom, andererseits kann sie aber auch eine Krankheitsform sein, wenn sie sich als eine Angstneurose oder als Reaktion auf angsterzeugende Belastungen entwickelt (vgl. 3.3.8). Sie kann allgemein und umfassend sein oder sich auf bestimmte Objekte beziehen (*Phobien* gegenüber Plätzen, geschlossenen Räumen, Tieren etc.).

3.3.3 Geschichte und Verlauf

Häufig gibt es in der Vorgeschichte von Angstkrankheiten Phasen, in denen Ängste und Unsicherheiten auftreten, die jedoch oft wieder von selbst zurückgehen (*Spontanremission*). Angst entwickelt sich immer in einer ganz bestimmten Situation, auch wenn es oft sehr schwer aufzuzeigen ist, wodurch sie konkret ausgelöst wurde (z. B. durch den Inhalt einer Fernsehsendung).

In der Therapiesituation, in einer Klinik oder in einem Heim beobachten wir seltener starke Angstzustände. Sie stellt sich zumeist bei dem ein, der allein ist, der sich allein mit seinen Triebimpulsen auseinandersetzen muß.

3.3.4 Verstehen der Krankheitsdynamik

Die Angst hat eine Wurzel in der Kindheit. Sie hängt zumeist damit zusammen, soweit nicht äußere Umstände angstauslösend sind (Furcht), daß innere, durch das Gewissen verbotene „Trieb"impulse nur mühsam unterdrückt werden können. Es wiederholt sich dabei ein Stück weit die ödipale Konstellation (*Ödipuskomplex*) aus der Kindheit, in der das kleine Mädchen in eine enge Beziehung zum Vater strebt und von der Konkurrenz der Mutter bedroht wird, bzw. der kleine Junge mit umgekehrter Geschlechterbeziehung betroffen ist. Diese Bedrohung wird von den Eltern abgelöst und in das Gewissen bzw. Über-Ich aufgenommen. In den letzten beiden Fallbeispielen wird deutlich, daß diese nicht verheirateten bzw. seit langem verwitweten Frauen offensichtlich abgewehrte Beziehungswünsche gegenüber Männern hatten. Durch Veränderung der Lebensumstände oder vielleicht auch nur durch das allmählich wachsende Bewußtwerden, daß man immer allein bleiben wird, können die Wünsche nach Gemeinsamkeit und die mit ihnen verbundene Bedrohung so stark aktualisiert werden, daß Angstanfälle auftreten.

Bei älteren Menschen äußert sich dieses jedoch häufig im Rückzug, im Ausweichen vor als bedrohlich empfundenen Situationen – an die Stelle der Angst tritt so in unserem ersten Beispiel aus der Praxis das Schwindelgefühl als vermeintliche Durchblutungsstörung.

Grundsätzlich hat Angst einen Signalwert, und sie ermöglicht es dem von ihr Betroffenen, sich zurückzuziehen, um sich zu schützen. Dieses beeinträchtigt aber das Leben sehr negativ, so daß wir uns überlegen müssen, wie wir mit dem Rückzug und nicht nur mit der Angst der betroffenen Menschen umgehen können (vgl. auch Riemann 1975, Battegay 1983).

3.3.5 Umgang

Angst und Unsicherheit äußern sich uns gegenüber vorrangig in einer „medizinischen Verpackung". Die Patienten klagen über Herzbeschwerden, Schwindel und anderes mehr. Arzt und medizinisches Personal insgesamt werden als Autorität angesprochen, von der man Beruhigung und Trost erwartet. So hofft der Patient z. B. nach einem EKG darauf, daß er die Auskunft bekommt, sein gesundheitlicher Zustand sei gar nicht so schlimm. Für unsere Patienten befinden wir uns dann in einer Art Elternrolle. Je nachdem, in welche szenische Position man kommt, sind wir dann liebender oder bedrohender Elternteil – oder in einer rivalisierenden Geschwisterrolle (vgl. 2.9).

Wenn wir in eine Position kommen, in der wir uns als geliebte Person akzeptiert fühlen, werden wir geneigt sein, entsprechend dieser Rolle zu handeln („Ich hole Ihnen etwas, damit es Ihnen wieder besser geht"). Werden wir aber in die Rolle des eher Bedrohenden gebracht, so wird auch dieses unser Verhalten beeinflussen („Stellen Sie sich nicht so an, Ihr EKG ist doch in Ordnung"). Es ist wichtig, daß man sich dieser Rollenzuweisungen bewußt wird und sie reflektiert, anstatt sie fraglos anzunehmen. Wir sollten über diese Rollenprobleme sprechen in Gesprächen mit Kollegen und in Teamsitzungen.

Für unsere eigene innere Sicherheit bei der Arbeit ist festzuhalten: Patienten, die in dem hier geschilderten Sinn ängstlich neurotisch sind, können sich in der Realität zumeist gut zurechtfinden. Wir müssen ihnen keine Aufgaben abnehmen, und wir müssen nicht stellvertretend für sie handeln. Wird die Hilfsbedürftigkeit von Patienten überschätzt, so kommen wir oft in paradoxe Situationen; Frau Sch. wurde fähig, die Klinik zu verlassen, als der sie behandelnde Arzt in Urlaub war.

Angst ist nicht zu überwinden, wenn man angstauslösenden Situationen aus dem Weg geht. Wir müssen im Gegenteil Patienten in Situationen unterstützen und begleiten, in denen sie ihre Angst bewältigen können. Eine gezielte Konfrontation mit extremen Angstsituationen wirkt sich jedoch ungünstig aus, wie die Ergebnisse der Verhaltenstherapie zeigen.

3.3.6 Eigene Gefühle

Unsere Gefühle gegenüber unter Angst leidenden Patienten hängen stark von der Rolle ab, in der wir von ihnen gesehen werden, bzw. die wir ihnen gegenüber spielen, damit haben wir uns gerade eben auseinandergesetzt. Gerade bei der ängstlichen Antwort sollten die eigenen Helferwünsche reflektiert werden. Oft wird z. B. gerade ein junger Therapeut, der mit seiner Hilfsbereitschaft einer ängstlichen Patientin nahegekommen ist, Züge der Verliebtheit übersehen, insbesondere wenn die Patientin älter ist, und er wird ihr Verhalten als „mütterliche Zuneigung" mißverstehen.

Je weniger auch diese Aspekte von Beziehungen zwischen uns und unseren Patienten zur Sprache kommen, um so größer wird die Gefahr von Mißverständnissen und Kränkungen sein. Nach unseren Erfahrungen wird man einer alten Patientin wie in unserem Beispiel nicht schaden, wenn man erotische Wünsche offen anspricht. Gerade bei der Reflexion der Übertragung und Gegenübertragung (vgl. 2.8.3) bei der ängstlichen Antwort müssen solche Gefühlsmöglichkeiten berücksichtigt werden.

3.3.7 Therapie

In dem zuerst geschilderten Fall ging es zunächst darum, zu klären, daß sich hinter dem Schwindelgefühl Angst verbarg. Mit der anfänglichen Unterstützung von angstunterdrückenden Tranquilizern wurde die Patientin dann in die Aktivitäten der Station einbezogen. Sie wurde mit Situationen konfrontiert, die zuvor bei ihr Angst auslösten. Hierbei achtete man aber darauf, daß sie diese Situationen bewältigen und über diese Erfolgserlebnisse wieder größere Sicherheit gewinnen konnte.

In den beiden anderen Fällen versuchten wir, die Wünsche der Patientin und die mit diesen Wünschen verbundenen Bedrohungen anzusprechen. So habe ich mit Frau Sch. über Partnerschaft und auch konkret über Heiratsanzeigen gesprochen, ohne sie drängen bzw. überreden zu wollen. In diesen Gesprächen ist es Frau Sch. möglich geworden, ihre Wünsche und Ängste in bezug auf eine Partnerschaft auszusprechen.

Wenn Angstsymptome mit depressiver Symptomatik kombiniert sind, gestaltet sich die therapeutische Situation oft schwieriger. Denkt man z. B. an die geschilderten Probleme von Frau K., so ist die Problematik undurchsichtiger, verschlungener. In ihrem Fall haben wir auch Medikamente eingesetzt. Antidepressiva unterstützten eine Lockerung und halfen der Patientin, ihre seelischen Probleme zu bewältigen.

Das therapeutische Konzept geht immer vom Sprechen und In-Beziehung-setzen aus. Konfrontationen mit bewältigbaren angstauslösenden Situationen und ggf. auch der überlegte Einsatz von Tranquilizern zur zeitweiligen Angstunterdrückung gehören dazu. In manchen Fällen schafft die Verabreichung von Medikamenten, vorübergehend eingesetzt, erst die Basis für eine weitergehende Therapie. Häufig werden Tranquilizer jedoch dauerhaft oder in hohen Dosen verordnet. Treffen wir auf Patienten, bei denen die Angstkrankheit gar nicht mehr sichtbar ist, sondern nur noch die Medikamentenfolgen, so ist zunächst ein Entzug erforderlich.

Grundsätzlich ist in den meisten Fällen eine Psychotherapie angezeigt, die einzeln oder in der Gruppe vorwiegend ambulant durchgeführt werden sollte. Gegenwärtig ist es allerdings ein großes Problem, einen Psychotherapieplatz für ältere Patienten zu finden.

3.3.8 Psychiatrische und psychopathologische Aspekte

Nachdem die verschiedenen Aspekte des Symptoms Angst unter 3.3.3 beschrieben worden sind, soll hier auf die psychiatrische Einteilung eingegangen werden.

Angst ist eine allgemeine menschliche Erfahrung. Erst wenn sie zu stark und zu dauerhaft auftritt, kann von Krankheit gesprochen werden. Angst tritt sowohl im Wachzustand als auch im Schlaf (Pavor nocturnus, Aufwachen mit Angst und Verwirrung ohne detaillierte Erinnerungen) oder im Traumzustand (Alp- oder Angsttraum mit detaillierten Traumerinnerungen) auf.

Wenn Angst ganz im Vordergrund der psychischen Veränderung steht, ohne daß eine entsprechende äußere Bedrohung vorhanden ist, so spricht man von einer

– *Angstneurose* mit frei flottierenden Ängsten oder von einer
– *Phobie*, bei der die Angst auf einen oder wenige Gegenstände bzw. Situationen bezogen ist (Straßen- und Platzangst - *Agoraphobie* -, wie in unserem ersten Fallbeispiel, Angst vor geschlossenen Räumen - *Klaustrophobie* -, Angst vor Tieren wie Spinnen oder Mäusen, [6]
– *Hypochondrie*, d. h. Angst vor einer schweren Erkrankung;
– *Herzphobie* mit Schmerzsensationen im Bereich des Herzens, verbunden mit Todesangst ohne körperliches Korrelat;
– *Panikstörungen*, diese werden neuerdings innerhalb der Angstkrankheiten abgegrenzt. Sie werden definiert als mehrfach auftretende, abgrenzbare Perioden intensiver Angst ohne offensichtliche Auslöser.

Wenn dauerhaft eine über die Norm hinausgehende Angstbereitschaft vorhanden ist, kann man auch von einer ängstlichen Persönlichkeit sprechen. Angst tritt als Symptom auf

– bei organischen Psychosen (z. B. bei Demenz; demente Patienten, die sich nicht zurechtfinden, zeigen ängstliche Unruhe; ein weiteres Beispiel ist das Alkoholentzugsdelir, in dem die reale Umgebung verkannt wird und Illusionen sowie Wahnwahrnehmungen (Halluzinationen) auftreten, die angsteinflößend sind);
– bei schizophrenen Psychosen, sowohl als Verfolgungs- und Vergiftungsängste als auch als Weltuntergangsängste (bei der Katatonie);

---

[6] Phobien werden häufig durch ein beängstigendes Erlebnis ausgelöst. In der Therapie bzw. in der Analyse stellen sich oft Beziehungen zu unbewußten erotischen Phantasien heraus.

– bei Depressionen; hier steht Angst bei über der Hälfte der Fälle im Vordergrund
  der Symptomatik, wobei es teils um Schuld- oder Verlassenheitsangst geht, teils
  um Angst im Zusammenhang mit Wahnsymptomen (z. B. Verarmungswahn);
– schließlich sei die Angst bzw. Panik bei (äußeren) Belastungen genannt, die
  z. B. nach Unglücksfällen noch lange Zeit über die direkte Belastung durch den
  Unfall hinaus auftreten kann.

3.4 Die sexuelle Antwort

3.4.1 Begegnung

Der 61jährige Herr K. kommt in meine psychotherapeutische Praxis. Sein Hausarzt hat ihn überwiesen. Der Mann ist sehr zurückhaltend, und nur sehr zögerlich kommen wir in ein Gespräch. Schließlich findet er den Mut zu sagen, er leide unter Potenzstörungen. Dieses belaste auch sein Ehe, da er sich von seiner Frau sexuell noch gefordert fühle. Er sagt mir, daß er davon völlig überrascht gewesen sei, früher habe er nie Probleme mit der Potenz gehabt.

Aus seinen Berichten wird deutlich, daß er sich als Bundesgrenzschutzbeamter als „ganzer Mann" gefühlt hatte. Nach seinem 40. Geburtstag schied er mit einer Abfindung aus dem Dienst aus und wechselte beruflich zu einer Versicherung über, bei der er sich gut einarbeiten konnte. Auch diese neue Arbeit befriedigte ihn – bis die Abteilung, in der er weiterhin tätig blieb, neu organisiert wurde. Jetzt wurde ein relativ junger Mann ihm gegenüber weisungsbefugt, und das, so mein Patient, obwohl er fachlich gar nichts bringe. Er werte ihn nur laufend ab und schikaniere ihn.

Herr K. hatte mittlerweile wiederholt die Kontrolle über sich verloren gehabt, ihm war am Arbeitsplatz „der Kragen geplatzt". Dadurch ist er in eine für ihn sehr schwierige Situation gekommen. In den ständigen Auseinandersetzungen kann er nicht mehr so gut arbeiten, ihm droht der Verlust des Arbeitsplatzes.

Die Arbeitsplatzproblematik überschattet das ganze Leben von Herrn K. Es wird in einem Paargespräch deutlich, daß nicht fehlende sexuelle Potenz, sondern sein verändertes Verhalten, seine Gefühllosigkeit, die Ehe belastet. Die therapeutischen Gespräche handelten dann mehr von seiner Kränkung und seinem Trotz als von der sexuellen Problematik.

Sexuelle Veränderungen können auch anders zum Ausdruck kommen:

Bei einem Besuch in einem Altenpflegeheim komme ich durch den Tagesraum. Eine größere Anzahl von Patienten hält sich hier auf. Einige unterhalten sich, andere blättern in Zeitungen und Zeitschriften, viele tun auch einfach nichts. Plötzlich sehe ich, wie eine Frau, die mir aufgefallen war, weil sie im Aussehen ein wenig meiner Mutter gleicht, die Hand aus dem Hosenladen eines Mitbewohners zieht. Zunächst sicherlich eine Beobachtung, die wohl auch die meisten Leserinnen und Leser etwas befremdet hätte – wegen der Aktion, wegen der Akteure oder wegen des Rahmens? Wir werden uns später mit meinem etwas – wenn auch ungewollt – voyeuristischen Erlebnis beschäftigen.

Veränderungen des sexuellen Verhaltens werden häufig als störend erlebt und Sanktionen schon diskutiert oder durchgeführt, bevor noch klar ist, um welches Problem es geht:

Ein 76jähriger leicht dementer Bewohner eines Altenpflegeheimes verirrte sich nachts häufig auf dem Rückweg von der Toilette. Er erschreckte zahlreiche Mitbewohnerinnen bei dem Versuch, in ihr Bett zu steigen. In einer Teambesprechung wurde darüber diskutiert, mit welchen Sanktionen der alte Mann zu belegen sei; solch störendes, sexuell anstößiges Verhalten könne doch nicht hingenommen werden. Ich nahm an der Beratung teil und fühlte mich an meinen kleinen Sohn erinnert, der in dieser Zeit auch häufig nachts in das elterliche Bett krabbelte. Das verhalf dazu, das Verhalten des alten Mannes umzudeuten. Verhielt er sich nicht auch wie kleines ängstliches Kind, das nachts Schutz bei der Mutter sucht? Die Wogen der Empörung, die in der Teamsitzung zunächst emporgestiegen waren, glätteten sich. So betrachtet, verlor das Verhalten des Mannes seine Anstößigkeit, und es gelang dem Team, verständnisvoller mit ihm umzugehen.

3.4.2 Symptome

Im Alter treten häufig Störungen der Potenz des Mannes auf, die somatische (Diabetes, Alkoholismus etc.) und psychische Ursachen haben. Über die Anorgasmie von Frauen wird weniger häufig berichtet.

In der Regel ziehen sich Frauen frühzeitiger als Männer von der Sexualität zurück, was sicherlich keine wesentliche biologische Begründung hat. Physiologisch verlaufen bei alternden Männern alle sexuellen Prozesse langsamer und weniger intensiv (vgl. Übersichten bei v. Schumann 1980; Schneider 1980).

Altern wird als eine zunehmende Einschränkung der Möglichkeiten zu sexuellen Begegnungen erfahren. Nach dem Verlust eines Partners findet man im Alter nur schwer eine neue Beziehung, in der auch Sexualität ausgelebt werden kann. Aber auch zuvor ist schon in vielen Beziehungen Sexualität nur noch Erinnerung, wenn einer der Partner das Interesse an ihr verloren hat. Verbringt man das Alter in einem Heim, so unterdrücken häufig dessen institutionelle Zwänge sexuelle Betätigung. Sicherlich nicht viel besser geht es vielen Alten, die bei ihren Kindern wohnen, die von ihnen oft Asexualität geradezu erwarten. Auch hier werden sich wohl wieder viele Leser wiederfinden können. Im Alter fehlen zudem Mobilität und häufig auch die finanziellen Mittel, neue Beziehungen einzugehen.

In dieser Situation kommt es mitunter zu Reaktionen alter Menschen, man denke an das Petting im Tagesraum des Altenpflegeheimes, die ungewöhnlich, befremdend aber auch persönlichkeitsfremd oder pervers sind, wie etwa Exhibitionen vor Kindern. Bei dieser Auflistung von Adjektiven, die ja sehr unterschiedliche Bedeutungen haben, merkt man aber, wie vorsichtig man im Urteil sein muß. Es besteht die Gefahr, sexuelles Verhalten zu verurteilen, obwohl es in anderen sozialen Zusammenhängen teilweise akzeptiert wird. Auch dieses veranschaulicht das Erlebnis im Tagesraum.

3.4.3 Geschichte und Verlauf

Frauen und Männer begreifen ihre eigene Sexualität unterschiedlich. Man kann sagen, daß es eine geschlechtsspezifische Auffassung von Sexualität gibt.

Potenzprobleme, die von vielen Männern sozusagen als mechanisches Hindernis gesehen werden, weisen darauf hin, daß die eigene Sexualität als eigenständig funktionierender Apparat empfunden wird, nicht aber als eine von der Beziehung abhängende Ausdrucksmöglichkeit.

Frauen klagen weniger über den Verlust sexueller Erlebnismöglichkeiten. Das Alter dient ihnen eher als Begründung, sich sexuell zu „entpflichten". Inwieweit die gegenwärtige Aufklärung über sexuelle Möglichkeiten auch im Alter Einfluß auf das Verhalten der nachalternden Generationen haben wird, bleibt vorerst abzuwarten.

Verhaltensweisen der „störenden" Sexualität oder Perversionen treten zumeist in Situationen der Vereinsamung auf, insbesondere wenn durch einen hirnorganischen Abbau die Selbstkontrolle vermindert ist.

Es sei aber ausdrücklich noch einmal darauf hingewiesen, es gibt das „sexuell Störende an sich" nicht. Es sind immer die Normen und Werte, die eine Gesellschaft hervorbringt und die sie wiederum prägen, die Urteile leiten.

3.4.4 Verstehen der Krankheitsdynamik

Physiologische Veränderungen führen zur Verzögerung der sexuellen Reaktionen. Durch die falsche männliche Erwartung, diese Reaktion müsse immer gleich bleiben, kommt es mit dem Altern zu Ängsten, nicht mehr vollwertig funktionieren zu können. Diese Ängste hemmen wiederum die sexuelle Erregungsfähigkeit, und schon schließt sich ein Teufelskreis.

Alle Gefühle und Phantasien wirken sich auf sexuelle Reaktionen aus. Wir werden von kurzzeitigen Gefühlen der Ohnmacht ebenso beeinflußt wie durch längerwährende Erfahrungen der Hilflosigkeit, Ärger auf den Partner oder auch wiedererwachende Enttäuschung. In Gesprächen über gestörte Sexualität werden solche Empfindungen gerade bei älteren Menschen besonders deutlich.

Für das, was wir als „störende" oder „perverse" Sexualität bezeichnen, kommen 2 Faktoren zum Tragen:

- Die Möglichkeiten einer sozial adäquaten sexuellen Beziehung (auch bei diesem Attribut folgen wir wieder gesellschaftlichen Vorstellungen) werden aus gesundheitlichen oder äußeren Gründen (Verlust des Partners, institutionelle Zwänge – z. B. in einem Altenheim) verhindert.
- Durch diese Einschränkungen werden Phantasien und Wünsche aus der Kindheit reaktiviert (vgl. 3.10).

In der Kindheit werden nach *Freud* (1905) verschiedene Entwicklungsstadien durchlaufen. Dabei verlagern sich die erogenen Zonen – und damit die Möglichkeiten zur Lust- bzw. zur Wunschbefriedigung – vom Mund zum After und schließlich zum Geschlechtsorgan. Wenn die genitalen sexuellen Möglichkeiten nicht mehr hinreichend praktiziert werden können, kann sich im Alter die Einengung der sexuellen Wünsche wieder lockern. Frühere Befriedigungsformen werden reaktiviert. Homosexuelle bzw. lesbische Tendenzen können, wenn auch lediglich in spielerischen Formen, entwickelt werden. Bildlich gesprochen werden, wenn der kanalisierte Hauptstrom der Sexualität gestaut wird, nicht mehr genutzte alte Flußbetten überflutet.

Diese Hinweise auf sexuelle Veränderungen sollen es ermöglichen, mit älteren Patienten ins Gespräch über Sexualität zu kommen. Auch aus dem Umgang mit alten Menschen können wir die Sexualität nicht ausschließen – so gewöhnungsbedürftig dieser Gedanke manchem auch scheinen mag.

3.4.5 Umgang

Erotik und Sexualität spielen auch im Alter meist eine sehr große Rolle, wenngleich dieses öffentlich auch immer noch tabuisiert ist. Selbst bei der Arbeit mit
einer Gruppe schwer dementer Patienten stehen Sexualität und Beziehungspro-
bleme oft im Mittelpunkt der Gedanken und Gefühle der Teilnehmer.

Mit älteren Männern, die eine Potenzproblematik entwickeln, wird man in Heimen oder vergleichbaren Einrichtungen selten konfrontiert. Betroffene bringen ihr
Problem in der Praxis des Hausarztes oder beim Psychotherapeuten vor, wenn sie
es überhaupt artikulieren. Man empfindet die Verletzlichkeit der Betroffenen und
neigt dazu, sehr vorsichtig, sehr behutsam mit ihnen umzugehen. Hierdurch wird
es oft sehr schwer, Gefühle und Phantasien sowie auch ganz konkrete Lebenszusammenhänge zu besprechen.

Ein 56jähriger Alkoholiker berichtete mir beispielsweise nach dem erfolgreichen Abschluß einer Alkoholentwöhnungskur von einem halben Jahr Dauer, daß er impotent sei. Ich ließ mich
zunächst dazu verführen, mit ihm über die Alkoholpolyneuropathie und die Veränderungen der
sexuellen Reaktionsfähigkeit beim Älterwerden zu sprechen, ihn über den Zusammenhang zwischen Alkoholmißbrauch und Potenzproblemen aufzuklären. Weit gefehlt, denn im weiteren
Gespräch wurde deutlich, daß der Patient zu der Zeit überhaupt keine sexuelle Beziehung hatte.
Sein Problem war, daß er sich eine solche Beziehung wünschte, zugleich aber meinte, „sexuell
nicht richtig zu funktionieren". Das weitere Gespräch nahm dann natürlich einen anderen Verlauf,
als es sich für mich zunächst abgezeichnet hatte.

Beim Umgang mit der Sexualität der von uns Betreuten haben wir oft Probleme mit unseren eigenen Toleranzmöglichkeiten. Warum sollten wir aber den
Generationen unserer Eltern, Großeltern und – die Lebenserwartung steigt – Ur-
großeltern Sexualität untersagen? Warum sind Einzelzimmer, die die Möglichkeit
bieten, Beziehungen aufzunehmen, in Studentenwohnheimen mittlerweile selbstverständlich, in Altenheimen jedoch nicht? Sollten wir nicht versuchen, unsere
eigene Gefühlseinstellung zu verändern, anstatt Sexualität unterdrücken zu wollen? Sicherlich würde dieses von uns sehr viel abverlangen, hieße es doch,
altüberkommene Normen, von denen wir von Kindheit an geprägt sind, nicht
nur theoretisierend in Frage zu stellen, sondern sich von ihnen auch praktisch zu
befreien. Ohne Konflikte und widerspruchsfrei wird uns dieses wohl nicht gelingen. Der Wandel gesellschaftlicher Normen vollzieht sich in aller Regel nur sehr
langsam. Ein Stück weit kann man aber dazu beitragen, einer als richtig erkannten
freieren, den tatsächlichen Bedürfnissen der Menschen entsprechenden Lebenspraxis zur Entfaltung zu verhelfen. Im übrigen ist auch dieses eine Art Altersvorsorge
der heute noch jungen: „Wie möchte ich, wenn ich alt bin, leben? "

„Bin jung gewesen,
kann auch mitreden,
und alt geworden,
drum gilt mein Wort." (E. Mörike, *Rat einer Alten*, 1832)

Welcher in der Altenarbeit Tätige hat diese Zeilen Eduard Mörikes in der ein oder
anderen Abwandlung nicht schon einmal gehört? Wir meinen, wir sollten sie ernst
nehmen. Die landläufige Meinung, alte Menschen seien verklemmt und unfähig,

über Sexualität zu sprechen, ist nach unserer Erfahrung falsch. Wir haben wiederholt erlebt, daß man mit alten Menschen dieses Thema offener besprechen kann als z. B. mit einer Gruppe jugendlicher neurotischer Patienten. Wenn wir im Umgang mit alten Menschen sexuelle Wünsche und Phantasien ansprechen bzw. dieses Ansprechen zulassen, so wird bereits dadurch eine Entlastung und Entspannung erreicht. Sie fühlen sich dann in ihrer Sexualität nicht mehr so allein. Wir haben nie erlebt, daß das Reden über Sexualität zu irgendwelchen ernsthaften sexuellen Forderungen geführt hat. Die Trennungslinie zwischen Wunschphantasien und der Realität ist alten Menschen sehr bewußt. Ausgenommen hiervon sind manische Patienten, die wir unter den älteren allerdings nur sehr selten antreffen.

3.4.6 Eigene Gefühle

Die meisten von uns haben die Erfahrung erworben, daß es schwierig ist, mit den eigenen Eltern über sexuelle Regungen und Probleme zu sprechen. Wir können uns die Sexualität unserer Eltern oder auch Großeltern nur schwer vorstellen. Wir werden es erst lernen müssen, auch diesem Lebensbereich gegenüber offener zu sein, um die Sexualität älterer Menschen nicht als „unwürdig" abzuwerten. Wir erleben es an uns selbst, daß wir aufgrund unserer Verletzbarkeit um unsere eigene Sexualität dicke Mauern gegenüber anderen ziehen. Stillschweigend akzeptieren wir diese Bollwerke auch bei den älteren Menschen, für die wir arbeiten. In den Mauern befindet sich aber zumeist kein in sich zufriedener Burgherr (oder -dame, um den paradoxen Ausdruck „Herrin" zu vermeiden und vom „Fräulein" gar ganz abzusehen). Ohne diese Mauern wären er und sie nicht verletzbarer, sondern freier. Sprächen wir mit den von uns betreuten Frauen und Männern taktvoll über Sexualität, so bräuchten wir nicht zu befürchten, dadurch „Schaden" anzurichten.

3.4.7 Therapie

Psychische Störungen der Sexualität können angenommen werden, wenn organische ausgeschlossen wurden (beim Mann durch den Hautarzt, bei der Frau durch den Frauenarzt). Bei Impotenz gibt es zwar einige erektionsfördernde Mittel, die *Yohimbin* enthalten. Diese haben jedoch nur einen begrenzten, vielleicht nur suggestiven Wert. Manchmal kann durch Tranquilizer, bei Bedarf eingenommen, der Teufelskreis der Erwartungsangst unterbrochen werden.

Im Gespräch kommt es darauf an, die geäußerten Probleme in ihren biographischen Kontext zu stellen. Wir müssen die Lebenswirklichkeit unseres Patienten herausfinden, um seine Schwierigkeiten als Störung seiner Beziehungen zu anderen Menschen zu verstehen.

In der Sexualtherapie haben sich Paartherapien nach Masters u. Johnson (1966, 1970), in denen sexuelle Verhaltensweisen eingeübt werden, besonders bewährt. Allerdings sind sie bislang kaum bei älteren Paaren angewandt worden.

Liegen sexuellen Problemen andere Störungen zugrunde, so sind Gesprächsgruppen ein gutes Mittel, sie zu erkennen und die damit verbundenen Phantasien
und Gefühle zu besprechen.

Therapie im engeren Sinne bei Verhaltensweisen „störender" Sexualität ist in
der Regel nicht sinnvoll und bei Demenzerkrankten auch nicht möglich. Hier
kommt es mehr darauf an, die eigenen Normen und Werte zu hinterfragen und die
soziale Situation so zu gestalten, daß für alte Menschen ein Intimleben möglich
bleibt.

3.4.8 Psychiatrische und psychopathologische Aspekte

Über Sexualstörungen im Alter liegen bisher nur wenige wissenschaftliche Untersuchungen vor, so daß die These von Masters u. Johnson (vgl. 3.4.1 und 3.4.5), daß
nur eine Verlangsamung der sexuellen Erregbarkeit eintrete, noch der Überprüfung
bedarf (Schneider 1980). Allerdings ist gewiß, daß das Sexualverhalten älterer
Menschen sehr unterschiedlich ist. Hierbei gibt es einen engen Zusammenhang
zwischen einer positiven Einstellung zur Sexualität und der Zufriedenheit mit
dem eigenen Leben.

Perversionen – insbesondere Exhibitionismus – treten im Alter insbesondere
dann auf, wenn sozial akzeptierte Formen der Befriedigung Betroffenen nicht mehr
verfügbar sind. Häufig werden Verhaltensweisen aber erst institutionell auffällig,
so etwa durch die starke Kontrolle von Heimbewohnern bei der Unterbringung in
Mehrbettzimmern.

Diese genannten Formen von Perversionen sind in der Regel harmlos.

3.5 Die agierende Antwort

3.5.1 Begegnung

Herrn W., 74 Jahre alt, trifft die Nachricht vom Tod seiner ihm nahestehenden Schwägerin unvorbereitet, sein Kreislauf bricht zusammen, und er muß in ein Krankenhaus eingeliefert werden.

Dort gerät er in einen sehr starken Erregungszustand, er schlägt fortgesetzt mit dem Kopf gegen die Bettkante und versucht, die Infusionsschläuche durchzubeißen. In dem Krankenhaus wird die Entscheidung getroffen, Herrn W. in unsere psychiatrische Klinik zu verlegen. Hier äußert er mir gegenüber Suizidabsichten. Da seine Erregung anhielt, mußten wir ihn zunächst medikamentös dämpfen, ihn erst in die Lage versetzen, eine weitere Behandlung anzunehmen. Als ich Herrn W. am nächsten Morgen aufsuche, wirkt er ruhiger und zugleich traurig. Er bittet mich, möglichst umgehend entlassen zu werden. Seine gleichfalls anwesende Ehefrau unterstützt ihn, als er mir schildert, wie schrecklich er einen 6 Jahre zurückliegenden Krankenhausaufenthalt empfunden hätte. Es wird deutlich, daß der Patient starken Ängsten ausgesetzt ist. In der weiteren Unterredung können wir mit ihm besprechen, daß durch den Tod der Schwägerin seine eigenen Todesängste mobilisiert werden. In seinem Kampf gegen das Krankenhaus versucht er, seine eigenen Todesängste zu bezwingen. Diese irrationale, aktive Auseinandersetzung war für seine Psyche wichtig, um sich nicht passiv ausgeliefert zu fühlen. Nachdem dieses geklärt war, gab es keinen Grund für einen weiteren Verbleib des Patienten. Er war nicht mehr suizidal und konnte entlassen werden.

Nicht nur Angst, sondern auch Wut kann Grundlage eines solchen Verhaltens sein:

Eine ganze türkische Großfamilie kommt ratlos in unsere Klinik; sie werden mit der 60jährigen Ehefrau und Mutter nicht mehr fertig. Die Frau befindet sich ganz offensichtlich in einem Anfallszustand: Ihre Arme sind in ständiger Bewegung und ihr Mund ist verzerrt. Frau A. ist nicht ansprechbar, sie reagiert nicht mehr auf ihre Umwelt. Nur die Augen wirken nicht starr, wenn man mit den Fingern die Lider anhebt. Während der Untersuchung verstärken sich plötzlich ihre Bewegungen immer mehr, sie nimmt den Ausdruck einer fortwährend Spuckenden an. Nach einer Weile kommt sie zu sich, und kurz darauf ist es Frau A. peinlich, daß ihre Zahnprothese fehlt, daß ich ihren zahnlosen Mund sehen kann. Neurologische und apparative Untersuchungen ergeben keinerlei Hinweise auf ein Anfallsleiden. Erst in Gesprächen mit der Patientin wird deutlich, wo die Ursachen ihres Leidens liegen. Sie weist selbst darauf hin, daß sie Probleme mit ihrer Schwiegertochter hat. Sie fühlt sich von ihr fortgesetzt gedemütigt und muß doch mit der Schwiegertochter und der ganzen übrigen 7köpfigen Familie eine Dreizimmerwohnung teilen. Diese räumliche Enge, diese Nähe zu der Schwiegertochter hat Frau A. nicht mehr aushalten können. Nachdem ihr Sohn mit seiner Ehefrau aus der gemeinsamen Wohnung ausgezogen war, traten bei Frau A. keine Symptome eines seelischen Leidens mehr auf.

3.5.2 Symptome

Bei beiden geschilderten Fällen stehen Handlungen bzw. motorische Aktionen im Vordergrund. Die Abscheu vor der Schwiegertochter wird in dem einen Fall wie ein psychomotorischer epileptischer Anfall mit verächtlichem Spucken inszeniert. In dem anderen Fall wird die Angst um die eigene Gesundheit auf eine aggressive Auseinandersetzung mit dem Krankenhaus, das für das Bedrohliche steht, verlagert. Eine solche Verlagerung psychischer Konflikte in motorische Abläufe wird

Konversion genannt und ist den Betroffenen unbewußt. Konversionen finden auch häufig im Bereich der Sinneswahrnehmung statt.

Wir kennen aus unserer alltäglichen Arbeit alle den mitunter mit einiger Verzweiflung geäußerten Satz: „Alles was sie hören soll, hört sie nicht, was sie aber nicht hören soll, das bekommt sie bestimmt mit." Hinter dieser „Schwerhörigkeit" kann der Wunsch stehen, unliebsame Aufforderungen aus dem Bewußtsein auszuklammern.

3.5.3 Geschichte und Verlauf

Jede Handlung hat eine mehrfache Begründung. Das Begründungsspektrum reicht von rationaler Zweckbestimmung bis hin zu unbewußten Wiederholungen kindlicher Wünsche. Dem Handelnden – wie seiner Umgebung – ist im Alltag in der Regel nicht bewußt, wie sein Handeln tatsächlich motiviert wird. Psychiatrisch relevant wird Handeln dann, wenn zeitweilig oder dauerhaft die unbewußten die bewußten Motive überwuchern. In unserem Kulturkreis steht man offenem Agieren, d. h. theatralischen Konfliktdarstellungen, sehr kritisch gegenüber. Dazu hat auch die Popularisierung der Psychoanalyse beigetragen. In anderen Kulturkreisen, wir können das z. B. in der südamerikanischen Literatur – auch in Verfilmungen – erleben, ist die theatralische Konfliktdarstellung hingegen eher eine alltägliche Verhaltensweise, die in der Gesellschaft auch die entsprechende Akzeptanz findet. Offenen hysterischen Anfällen begegnen wir zumeist nur bei ausländischen Patienten.

Begegnen uns solch demonstrativ *agierende Reaktionen* auch relativ selten, so müssen wir uns doch, die geschilderten Fälle aus der Praxis zeigen dieses, mit ihr auseinandersetzen. Sie kann, wie im Beispiel des Herrn W., ganz plötzlich auftreten, in Situationen, in denen die „normalen" verbalen und nonverbalen Ausdrucksmöglichkeiten nicht mehr ausreichen, das auszudrücken, was der Betroffene an Verzweiflung erlebt.

Häufiger ist ein solches Agieren sozial unauffällig und wird dann nicht als solches erkannt werden. Die fortgesetzte Wiederholung von Handlungsweisen legt die Vermutung nahe, daß sie unbewußt motiviert sind und Konfliktsituationen symbolisch darstellen.

3.5.4 Verstehen der Krankheitsdynamik

Die Reaktionsformen, die in der agierenden Antwort von uns zusammengefaßt wurden, sind als Abfuhr seelischer, meist unbewußter Konfliktspannung aufzufassen. Zu diesen Reaktionsformen gehören

– die Konversion,
– das Agieren (vgl. Laplanche u. Pontalis 1973).

In der Neurosenlehre wird unter *Konversion* die körperliche Darstellung eines Problems verstanden, weshalb wir in diesem Sinne – und nicht abwertend – von

„Theater" sprechen. Beispielsweise wird der Konflikt mit der Schwiegertochter in der 2. Begegnung in Form eines Anfalls, also einer motorischen Reaktion oder eines körperlichen Symptoms, dargestellt. Ähnlich ist die Symptomatik im folgenden Fallbeispiel zu verstehen:

Eine junge Frau verliebt sich, was ja vorkommen kann, in einen Mann, der aber leider nicht der ist, mit dem sie bereits in einer Ehe lebt. Sie verheimlicht diese Beziehung gegenüber ihrem Ehepartner. Eines Tages, auf dem Weg zu einem Treffen mit ihrem Geliebten, ereilt sie plötzlich eine Beinlähmung, sie ist nicht mehr in der Lage, ihren Weg fortzusetzen.

Die Gewissenskonflikte dieser Frau waren offensichtlich so groß, daß sie gleichsam symbolisch das Fremd*gehen* verhinderten. Der Konversion liegen häufig sexuelle Konflikte zugrunde. Im Alter kommt es aber seltener zu solch einer darstellenden Verlagerung von seelischem Konflikt in ein körperliches Symptom oder eine körperliche Reaktion, soweit unsere Erfahrung (Rassek 1988).

Das Agieren als Reaktionsform im engeren Sinne hat immer noch 2 Bedeutungen, nämlich einerseits, daß in der psychoanalytischen Übertragung ein früherer Konflikt zuerst in der Handlung wiederholt wird, bevor er erinnert werden kann, und andererseits, daß starke Gefühlsspannungen Zuflucht zur motorischen Aktion suchen.

In dieser 2. Bedeutung verstehen wir die agierende Antwort. Herr W. focht (in der 1. Begegnung) einen Kampf gegen das Krankenhaus, der Ausdruck seiner Todesangst war.

Dieses Ausweichen in Handlungen, das in unseren Praxisbeispielen als so ungewöhnlich erscheint, ist, wenn man es sich recht überlegt, in unserem Alltag häufiger anzutreffen – ohne daß es dann freilich auffallen würde. Wir sind in vielen Situationen nicht in der Lage, intensivere Gefühle zu ertragen. Wir versuchen, sie abzuwehren, indem wir irgend etwas anderes inszenieren. Mancher von uns hat sicherlich schon erlebt, wie sich eine Frustration am Arbeitsplatz in aggressivem Verhalten zu Hause geäußert hat, auch wenn man sich auf dem Nachhauseweg vorgenommen hatte, gerade für heute die Arbeit Arbeit sein zu lassen.

3.5.5 Umgang

Die Dramaturgie der *agierenden Antwort* beinhaltet vielfach einen Handlungszwang beim Helfer. Spontane Hilfe wird bis hin zur Notfalluntersuchung in Szene gesetzt. Dabei wird der Hauptakteur so lange ernst genommen, so lange nach einer körperlichen Ursache seines Verhaltens gesucht wird. Kann man diese endlich ausschließen, so tendieren wir dazu, diese Patienten abzuwerten („was soll das alles, es ist schließlich nichts zu finden"). Man fühlt sich an der Nase herumgeführt, und mitunter läßt man sich wohl auch zu Vorwürfen gegen den Patienten hinreißen. Im Resultat ist dann unser Umgang mit Betroffenen dadurch gekennzeichnet, daß wir ihnen zunächst ein Übermaß an Hilfe angeboten haben, um uns schließlich von ihnen zurückzuziehen. Ein solches Verhalten kann die krankhaften Reaktionen der Betroffenen noch verstärken.

Unsere bisherigen Erfahrungen zeigen, daß es zunächst darauf ankommt zu klären, welche Wünsche, welche Angst, welche Wut o. ä. in der theatralischen Darstellung zum Ausdruck kommen. Gerade wenn sich seelische Konflikte in dieser dramatischen Weise äußern, müssen wir besonders offen dafür sein, ihre Motive herauszufinden.

Mit älteren Menschen, die theatralisch auf Konflikte antworten, kann man eher leichter die zugrundeliegenden seelischen Konflikte erarbeiten als mit jüngeren.

Grundsätzlich erfordert die agierende Antwort ein besonders gutes Zuhören, um von der Ebene der Handlung zum Sinn der Aussage vorzudringen.

3.5.6 Eigene Gefühle

Theatralische Darstellungen wirken auf uns zunächst sehr beängstigend. Wird uns dann bewußt, daß die Situation gar nicht so dramatisch gewesen ist, wie wir es zunächst angenommen hatten, so kann bei uns leicht Ärger auf den Patienten entstehen.

3.5.7 Therapie

Es ist wichtig, daß wir unsere Patienten gut verstehen lernen, damit sie nicht mehr „die Bühne brauchen", um ihr Problem wenigstens zeigen zu können, das ihnen selbst noch nicht oder nicht voll bewußt ist. Das Verstehen beinhaltet auch ein moralisches Verstehen und Akzeptieren, das – da häufig Gewissens- oder Über-Ich-Konflikte vorliegen – entlastend auf den Patienten wirkt. Zunächst erfordert dieses aber Zeit. Wir müssen, wie in dem Fall der türkischen Patientin, abwarten können, bis der Akteur aus seiner Rolle herausgefunden hat. Am Beginn unseres Kontaktes mit einem Betroffenen werden wir meist nur einfach dabeisein, dasitzen und abwarten, bis er wieder zur Sprache gefunden hat. Zuhören und Zeitlassen führen gerade bei älteren Patienten am schnellsten zum Ziel. Wenn die Erregung des Patienten ihren Höhepunkt hat oder wenn in der Praxis des Arbeitsalltags – leider – keine hinreichende Zeit für eine persönliche Hinwendung zu ihm besteht, so können kurzfristig Tranquilizer verabreicht werden, um den Patienten zu helfen, sich zu beruhigen. Das Gespräch hat in der Therapie aber den höchsten Stellenwert. Der Fall von Frau A. zeigt, daß Kriseninterventionen unter Einbezug von Familienangehörigen sehr sinnvoll sein können. Für ein vertieftes Verstehen von Patienten ist es wichtig, daß nicht nur in Notsituationen ein Gespräch mit ihnen aufgenommen wird, was häufig besonders schwierig ist, da wir in diesen Situationen zahlreichen medizinischen Handlungszwängen unterliegen. Wir müssen vielmehr mit unseren Patienten im Gespräch bleiben bzw. ihnen eine am besten ambulant durchzuführende Psychotherapie empfehlen. Allmählich werden auch ältere Menschen von Psychotherapeuten und Psychoanalytikern in Behandlung genommen.

3.5.8 Psychiatrische und psychopathologische Aspekte

Auffallende Aktionen können bei allen Menschen häufig auch körperliche Ursachen haben, wobei man durch den Ausdrucksgehalt leicht auf eine falsche Fährte gelockt werden kann. Solche Aktionen können z. B. durch eine plötzliche Durchblutungsstörung des Gehirns ausgelöst werden. Bei Menschen mit beginnender Demenz können schon kleinere Verunsicherungen zu ähnlichen Symptomen führen. Auch eine behandelte Zuckerkrankheit bei Unterzuckerung oder sonstige Nebenwirkungen einer medikamentösen Therapie können theatralisch wirkende Aktionen herbeiführen. In solchen Fällen ist eine klinisch-neurologische Untersuchung und eine genaue körperliche Diagnostik notwendig. Wenn es sich um psychogen ausgelöste Aktionen handelt, weisen ausdrucksstarke Konversionssymptome auf eine hysterische Neurose hin, während gefühlsbeladene Aktionen mehr für „frühe Störungen" (d. h. Störungen, die früh in der Entwicklung entstehen wie z. B. das Borderlinesyndrom) typisch sind. Im Alter kommt es nach Verlusten häufig zur Regression auf solche frühkindlichen Reaktionsmuster (vgl. auch 3.10).

3.6 Die süchtige Antwort

In diesem Abschnitt werden nur Alkohol- und Tranquilizerabhängigkeit beschrieben, weil andere Suchtformen bei alten Menschen glücklicherweise (noch) kaum auftreten. Es gibt zudem Hinweise, daß Nutzer harter Drogen (Heroin) diesen Konsum zumeist bis zum 40. Lebensjahr einstellen, z. T. allerdings dann auf Alkohol bzw. Tabletten umsteigen. Eine vertiefende Auseinandersetzung mit der Suchtproblematik ermöglicht die Literatur, auf die weiter unten hingewiesen wird.

3.6.1 Begegnung

Neunmal bin ich ihm in den letzten 10 Jahren in unserer Klinik begegnet, Herrn P., der bei seiner letzten Aufnahme inzwischen 73 Jahre alt geworden war, und stets erschien er in einem angetrunkenen und leicht verwahrlosten Zustand. Im Gespräch möchte er über seine Kindheit nichts berichten, über seine weitere Biographie gibt er hingegen Auskunft. Mitbedingt durch die Kriegsjahre ist Herr P. ohne Berufsausbildung geblieben. Dennoch hat er im kaufmännischen Bereich einen beruflichen Status erreicht, der seine Persönlichkeit prägt und in seinem ganzen Verhalten deutlich wird. Zweimal war Herr P. verheiratet, doch beide Ehen scheiterten, und so lebt nun mein Patient schon seit längerer Zeit allein. Kurz vor der letzten Begegnung in unserer Klinik wurde Herr P. mehrfach im Magen-Darm-Bereich operiert. Nähern wir uns dem Problem des Patienten. Alkohol ist ständiger Begleiter von Herrn P., zumeist aber ein unauffälliger. Dann ist er in seinen „normalen" Trinkphasen. Aber der Begleiter bleibt nicht immer unauffällig. Immer wieder hat Herr P. Phasen durchlebt, in denen sein Alkoholkonsum sprunghaft angestiegen ist. Über Tage bis Wochen hinweg leert er täglich eine Flasche Schnaps in Gesellschaft großer Mengen Bier. Am Ende dieser Phasen, die immer kürzer werden, steht dann die Aufnahme in eine Klinik. Für ihn ist diese Entwicklung beinahe zu einer von ihm akzeptierten Gewohnheit geworden: Er leide eben an depressiven Phasen, aufgrund der jüngst erlittenen Operationen sei dieses noch schlimmer geworden. Ein Interesse, sein Alkoholproblem grundlegender zu hinterfragen, es zu lösen, ist bei dem Patienten nicht zu erkennen. In der ersten Zeit nach der Aufnahme kommen wir mit ihm auf der Station sehr gut aus. Er zeigt sich einsichtig und gibt sich gegenüber uns sehr offen. Er erscheint als hilfsbedürftig, und für eine kurze Zeit können wir zu ihm ein warmes, ja mütterliches Verhältnis entwickeln. Aber dieses hält nicht lang an. Schon bald entwickelt sich bei uns Ärger auf Herrn P., der zunehmend Zweckrationalisierungen für sein Problem sucht: „Ich weiß gar nicht, was ich hier soll, eigentlich habe ich doch nur Probleme mit dem Magen." Er beginnt, mit medizinischem Vokabular seine Problematik zu beschreiben, die, so durch Sprache verselbständigt, nicht mehr zu ihm zu gehören scheint.

Auch für dieses Mal ist es Herrn P. gelungen, seinem Suchtproblem aus dem Weg zu gehen. Bald wird er die Flasche wieder als ständigen Begleiter haben. Das Team der Station wird Herrn P., der dann so gar nicht hilfsbedürftig mehr zu sein scheint, ohnmächtig hinterhersehen, vielleicht auch mit aggressiven Gefühlen.

Die 63jährige Frau L. war in unserer Klinik bereits vor 11 Jahren einmal stationär behandelt worden. Auf ihrer aktuellen Einweisung wird Tranquilizerabhängigkeit vermerkt. Wir erfahren, daß Frau L. in den letzten Jahren zumindest einmal im Jahr in stationärer Behandlung in verschiedenen Kliniken gewesen ist. Bei der Aufnahme berichtet sie von zahlreichen Medikamenten, die sie einnehme: 7 unterschiedliche Präparate! Ihre vergangenen Jahre nehmen sich wie ein pharmakologisches Lexikon aus. Entsprechend kompetent stellt sich Frau L. dar. Sie sei zwischenzeitlich von Tranquilizern auf Antidepressiva umgestiegen. Aktuell sind aber 2 Tranquilizer ihre Favoriten. Die Gründe ihrer Pillenodyssee, versichert Frau L. rasch, lägen auf der Hand. Sie leide seit 30 Jahren unter Migräneanfällen. Vor 12 Jahren habe sie bemerkt, daß ihr

Ehemann eine Beziehung zu einer anderen Frau eingegangen sei. Zu einer Aussprache hierüber wäre es nicht gekommen. Seitdem habe sie nicht mehr richtig schlafen können. Nur durch Medikamente könne sie Angst, Unruhe und Herzklopfen vermeiden. Ich frage Frau L., wie sich ihre Beziehung zu ihrem Mann weiterentwickelt habe. Dieses Problem, versichert Frau L., sei in den Hintergrund getreten, nachdem ihre Mutter schwer erkrankte. Sie habe sie bis zu ihrem Tod gepflegt. Sie empfindet ihr Verhältnis zu ihrem Partner jetzt als geordnet, es würden keine akuten Schwierigkeiten bestehen. So selbstgewiß Frau L. uns gegenüber auch auftritt, sie vermittelt uns den Eindruck, daß ihr Wärme und Geborgenheit fehlen und daß dieses es ist, was durch den Griff nach der Pille kompensiert werden soll.

Während der Entzugsbehandlung – es war bereits kurz zuvor eine Entzugsbehandlung in einer anderen Klinik erfolglos vorausgegangen – traten die Schlafstörungen von Frau L. wieder in den Vordergrund. Die Patientin hatte einen beschleunigten Herzschlag (Tachykardie). Manchmal bekam sie Angst, im Zimmer abgehört zu werden, ohne eindeutigere Wahngedanken zu entwickeln. Es war ihr nicht möglich, ein Leben ohne Tranquilizer zu führen, insbesondere weil sie die sie beängstigenden Entzugserscheinungen nicht durchstehen konnte. Frau L. brach die Krankenhausbehandlung ab, um – was leider zu befürchten ist – weiterhin fehlende Wärme und Geborgenheit durch die bunten Produkte der Pharmaindustrie zu ersetzen zu suchen.

3.6.2 Symptome

Die Sucht zeigt sich auch bei älteren Menschen sehr unterschiedlich (vgl. Soeder 1989). Der Alkoholiker unseres 1. Fallbeispiels zeigte Unruhe, Schlaf- und Appetitlosigkeit. Er zitterte (Tremor) und hatte Schwächeanfälle. Er zeigte Zeichen einer Gastritis und hatte erhöhte Leberwerte (γ-GT). Das erste Ziel einer Suchttherapie besteht darin, daß der Süchtige seine Abhängigkeit anerkennt. Leugnen Patienten z. B. ihre Alkoholabhängigkeit, so wird das Arzt-Patient-Verhältnis schwierig, da keine Einigung über das Therapieziel erreicht werden kann. Bei älteren Patienten treten ausgeprägte Alkoholentzugsdelire eher selten auf. Findet der Alkoholmißbrauch über einen längeren Zeitraum hinweg statt, so wird das Nervensystem geschädigt. Dieses kann sich in Gliederschwäche oder Kribbelgefühlen äußern (Polyneuropathie). Fortgesetzter Alkoholmißbrauch kann aber auch zu einer Krankheit mit Gedächtnisverlust (amnestisches Syndrom oder Korsakow-Syndrom) oder mit einer verminderten geistigen Leistungsfähigkeit (Alkoholdemenz) führen (vgl. 3.6.8).

Während bei Alkoholismus die Tendenz zur Dosissteigerung vorhanden ist, ist die Abhängigkeit von Tranquilizern häufig dadurch gekennzeichnet, daß sie über Jahre hinweg in relativ geringen Mengen (Low-dose-Abhängigkeit mit z. B. 1/2 - 2 Tbl. Lorazepam) genommen werden und sich erst nach 10 - 20 Jahren Unruhe, Schlaflosigkeit und Jammerdepressionen zeigen können. Inwieweit solche Symptome regelmäßig auftreten, ist gegenwärtig noch nicht geklärt.

3.6.3 Geschichte und Verlauf

Ein Alkoholiker, der im Alter relativ wenig Probleme mit Gedächtnis und Konzentration hat, hat wahrscheinlich, wie Herr P. aus unserem Beispiel, erst in einem mittleren Lebensalter begonnen, größere Mengen Alkohol zu konsumieren. Häufig nimmt die Alkoholverträglichkeit im Alter von 50, 60 Jahren ab, was zu einer Reduktion der Trinkmengen führt. Alkoholentzugsbeschwerden zeigen sich dann nur bei erzwungenen Trinkpausen, z. B. bei einer akuten Krankheit oder einer Einweisung in ein Heim. Bei der Einnahme von Tranquilizern beginnt der Mißbrauch zumeist ganz allmählich – und zumeist auf ärztliche Verordnung hin (iatrogen). Klimakterische Beschwerden (in den „Wechseljahren"), Schlafstörungen, Nervosität, Trauer und vieles andere mehr werden gleichsam mit den Pillen hinuntergeschluckt. Die Medikamente werden meist als gut verträglich empfunden, und erst seit Beginn der 80er Jahre, ca. 20 Jahre nach ihrer Einführung, häufen sich die geschilderten Entzugsbeschwerden nach 10- bis 20jähriger Einnahme. [7]

Tranquilizer mit schnellem Wirkungseintritt (z. B. Lorazepan und Bromazepam) haben ein höheres Abhängigkeitspotential als z. B. Diazepam. Wichtig erscheint uns, daß die Patienten sich häufig ein Leben ohne Tranquilizer nicht mehr vorstellen können. Können anfangs die Medikamente gegen Schlafstörungen gut eingesetzt werden, so ergibt schon nach 14 Tagen (bei Tranquilizern mit kurzer Halbwertszeit vgl. 5.3.2) ein Reboundeffekt. Das heißt, auch bei einem an sich guten Schläfer treten nach Absetzen des Mittels über 3 - 4 Wochen hinweg Schlafstörungen auf.

Will man Tranquilizer absetzen, so ist es geboten, die Dosis langsam zu reduzieren.

3.6.4 Verstehen der Krankheitsdynamik

Alkohol löst Gefühle von Wärme, Größe und Unabhängigkeit aus. Der Wunsch nach diesen Gefühlen wird um so größer, je weniger sie im alltäglichen Leben befriedigt werden können. Über Alkohol wird ein Gefühlskomplex erzeugt, wie er beim Säugling auf dem Arm der Mutter vorgeherrscht haben mag. Gleichsam erwachsene Gefühle und Willensformen treten dagegen in den Hintergrund. Trotz der „erwachsenen Überlegung", nicht mehr trinken zu wollen, unterliegt der Alkoholabhängige seiner (Sehn)-sucht nach dem „Arm der Mutter". Auf ein Paradoxon möchten wir in diesem Zusammenhang hinweisen: Auf der Suche nach Unabhängigkeit (von Beziehungspersonen) entsteht die Abhängigkeit von selbstverfügbarem Ersatz, von Alkohol.

Die Dynamik des Tranquilizergebrauchs ist weniger dramatisch. Die Tablette hat eine Sicherheitsfunktion, ob dieses nun Angst, Schlafstörungen oder andere Problemphänomene betrifft. Wir kennen z. B. einen Mann, der sich wegen seiner Angstkrankheit nur auf die Straße wagt, wenn er Tavor (als Partner) in seiner Tasche weiß. Auf den Gebrauch des Medikaments kann er allerdings verzichten.

Die Konsumenten von Tranquilizern sind häufig dadurch gekennzeichnet, daß sie vor dem Risiko zu leiden zurückschrecken.

---

[7] Valium als 1. Medikament dieser Stoffklasse wird seit den 60er Jahren verordnet.

3.6.5 Umgang

Unseren Umgang mit Alkoholkranken bestimmt das Therapieziel, ein abstinentes Leben zu erreichen. Wir erfahren diesen Umgang als sehr schwierig. Gerade wenn man über keine größeren Erfahrungen im Umgang mit Alkoholikern verfügt, wird man von Patienten im Entzug „verführt", zu ihnen ein ganz nahes Verhältnis zu entwickeln. Man bekommt die Rückmeldung, man sei der erste, der den Patienten wirklich verstehe, der erste, der ihm wirklich helfe, während alle anderen nur schlecht seien (was uns gewiß nicht unangenehm ist). Wir entwickeln große Hoffnungen, wirklich Helfer zu sein. Kommt es dann zu einem Rückfall des Patienten, so zerstört dieses unsere Beziehung zu ihm, und wir reagieren gekränkt. Nun ist unser Patient undankbar, ein hoffnungsloser Fall, jetzt wird er von uns abgewertet.

Wie sollte man nun z. B. mit einem Alkoholiker in einem Altenheim umgehen? Wir müssen respektieren, daß die von uns Betreuten auch in der Heimeinrichtung freie Menschen sind (oder sein sollten!). Führt die Abhängigkeit nicht zu extrem störenden Verhaltensweisen oder schweren Gesundheitsstörungen, so muß die Entscheidungsfreiheit des Betroffenen, sich möglicherweise nicht aus seiner Abhängigkeit lösen zu wollen, akzeptiert werden. Unseres Erachtens ist es allerdings wichtig, daß sich die Mitarbeiter zumindest am Arbeitsplatz darum bemühen, zu einem möglichst alkoholfreien Miteinander zu kommen.

Nicht weniger schwierig ist der Umgang mit Tranquilizerabhängigen. Behandeln wir sie offen als Suchtkranke, so reagieren sie oft tief gekränkt, sind sie sich doch bewußt, daß dem Alkoholismus vergleichbare (soziale und körperliche) Folgen nicht auftreten. Ein Teil der Patienten ist lediglich bereit, sich mit der Entzugsproblematik auseinanderzusetzen, nicht aber mit den Ursachen der Abhängigkeit. Wir müssen u. E. in unserem Umgang mit diesen Abhängigen herausfinden und berücksichtigen, an welcher Stelle Angst und Schlaflosigkeit so groß geworden sind, daß das Leben nur noch mit Tablette führbar schien.

3.6.6 Eigene Gefühle

Alkoholkranke lösen in uns, worauf bereits hingewiesen wurde, ein breites Gefühlsspektrum aus. Es reicht vom unbedingten Helfenwollen bis zum starken Abgestoßensein. Wir fühlen uns als kompetente Helfer und als völlige Versager, wir empfinden Nähe und stellen enttäuscht Unnahbarkeit fest. Wir geraten in Abhängigkeit von der Abhängigkeit unserer Patienten. In Gruppen mit Alkoholkranken haben wir scheinbar oft nur die Wahl, in einer süchtigen (Stammtisch)-kommunikation mitzuschwingen oder als Spielverderber zu gelten.

Bei Tranquilizerabhängigen, zu denen häufig keine sehr nahe Beziehung zustande kommt, neigen wir dazu, uns versachlichend mit der Problematik auseinanderzusetzen. Wie der Süchtige die Tablette zwischen sich und andere stellt, so stellen wir häufig sachliche Überlegungen zwischen uns und unsere Patienten.

3.6.7 Therapie

Auf die komplexe Therapie des Alkoholismus kann hier nur stichwortartig eingegangen werden. Am Anfang steht die Entgiftung, die am besten in einem Krankenhaus durchgeführt wird. Die Gefahr eines Entzugsdelirs kann durch Medikamentengabe (Distraneurin) gebannt werden. Allerdings können in der Entgiftungs-
phase häufig Komplikationen auftreten: z. B. Magenbluten bei Alkoholgastritis,
plötzliche Herzmuskelschwäche (Herzinsuffizienz), epileptische Anfälle im Entzug und viele andere mehr.

Ziel der Entgiftung ist Abstinenz. In dieser Behandlungsphase sollte auch die
Einsicht des Patienten in seine Krankheit angestrebt werden. Nach dieser Phase
kommt es darauf an, das Leben alkohol- bzw. medikamentenfrei zu gestalten.
Durch eine Langzeitkur oder Entwöhnungsbehandlung, in der man umlernen kann,
durch eine ambulante Gruppentherapie und v. a. durch Anschluß an eine Selbsthilfegruppe [8] bestehen gute Chancen, ein abstinentes Leben zu führen. Aber die
Rückfallgefahr bleibt.

Die Abhängigkeit von Tranquilizern erfordert begrenztere Therapieziele. Die
Patienten sind nicht zu einer radikalen Umkehr gezwungen, weil ihre Abhängigkeit
nicht so einschneidende soziale und körperliche Folgen wie der Alkoholismus
zeitigt. Oft wird man auf ein weniger Abhängigkeit erzeugendes Mittel umsteigen
(z. B. Atosil oder Dipiperon). Die Einsicht, ein medikamentenfreies Leben zu
führen, ist Patienten, die „nur" 1 - 2 Tbl. täglich genommen haben, schwer zu
vermitteln.

3.6.8 Psychiatrische und psychopathologische Aspekte

Die Ausprägungen der Alkoholsucht können nach Typen (Abb. 3.1) und Phasen
(Abb. 3.2) unterschieden werden.

Körperliche Folgen des Alkoholismus
Hinweis: Die körperlichen Folgeschäden des Alkoholismus treten häufig auch im
Zusammenhang mit alkoholbedingten Fehlernährungen auf.

Nervensystem:
- Alkoholpolyneuropathie, d. h. eine alkoholbedingte Erkrankung der peripheren
  Nerven in Beinen und Armen, die zu Gefühlsstörungen und gar Lähmungen
  führen kann.
- Delirium tremens, d. h. ein akutes Entzugssyndrom mit Verkennungen, Angst
  und Unruhe etc.
- Wernicke-Enzephalitis, durch Alkoholismus und Vitamin-B1-Mangel mit punkt-
  förmigen Blutungen im Gehirn, klinisch wie ein schweres Delirium verlaufend.

---

[8] AA, Anonyme Alkoholiker; Blaues Kreuz, Freundeskreise; Guttempler.

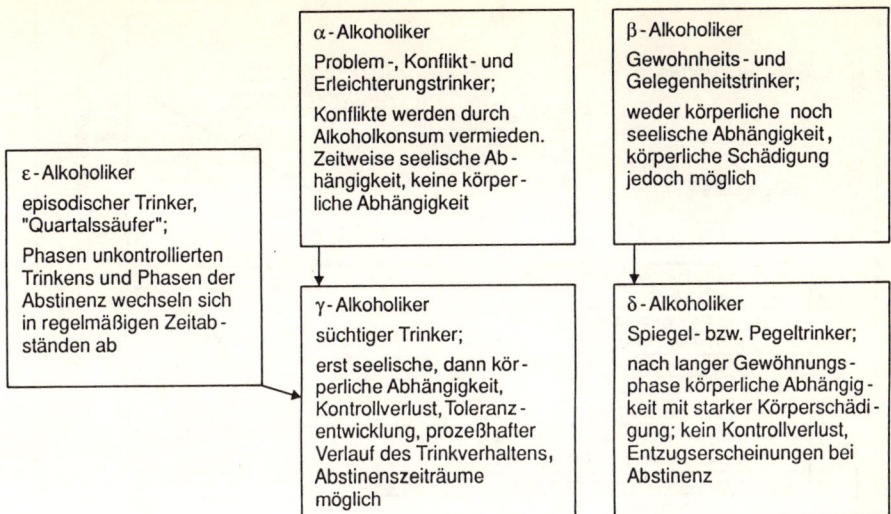

Abb. 3.1 Typen des Alkoholismus. (Nach Jellinek 1960)

- Alkoholdemenz, d. h. Demenz, die auch schon vor dem 60. Lebensjahr nach Alkoholismus auftreten kann (vgl. 3.11.8).
- Korsakow-Syndrom oder amnestisches Psychosyndrom, d. h. chronische Gehirnstörung mit Aufhebung des Kurzzeitgedächtnisses.

Herz:
- Kardiomyopathie, d. h. Herzmuskelschwäche.

Leber:
- Fettleber (reversibel),
- Alkoholhepatitis (teilreversibel), d. h. alkoholbedingte Leberentzündung und
- Leberzirrhose, d. h. narbiger Umbau der Leber.

Verdauungssystem:
- Alkoholgastritis, d. h. alkoholbedingte Magenschleimhautentzündung,
- Pankreatitis, d. h. Bauchspeicheldrüsenentzündung.

Bei der Tranquilizerabhängigkeit wird zwischen einer Low-dose-Abhängigkeit ohne Dosissteigerung von einer High-dose-Abhängigkeit mit Dosissteigerung unterschieden.

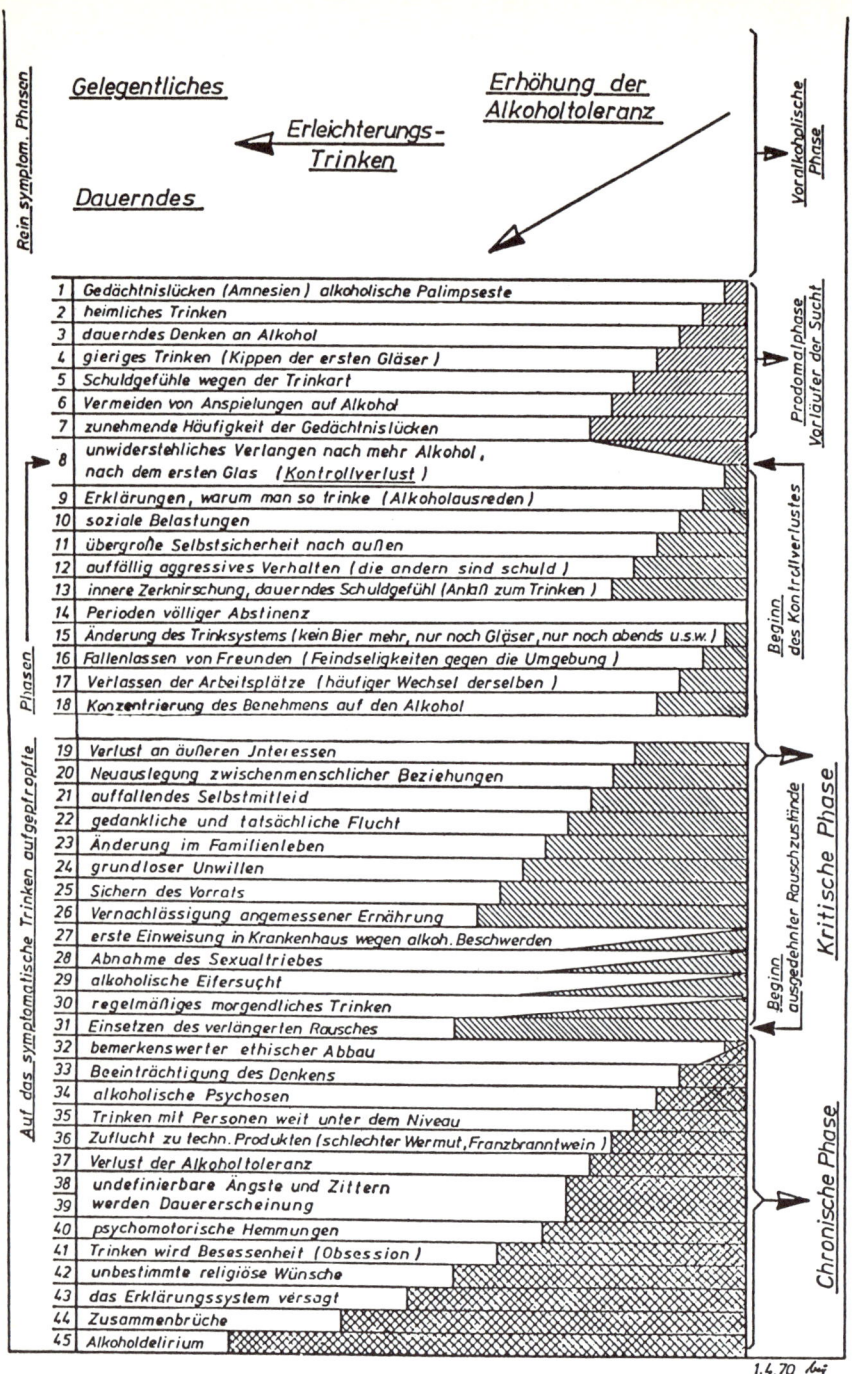

Abb. 3.2 Graphische Darstellung der Phasen. (Aus Nikol-Verlag: Phasen des Alkoholismus)

3.7 Die depressive Antwort

3.7.1 Begegnung

Ein 66jähriger, sorgsam gekleideter Herr, der in einem kleinen Dorf wohnt, wird von seinem Sohn in die Klinik gebracht, weil es zu Hause nicht mehr gegangen sei. Im Vordergrund steht die Symptomatik, daß sich Herr M. hilflos fühlt. Sein Leben habe sich verändert, als vor knapp 2 Jahren - 1 Jahr nachdem er in den Ruhestand getreten war - seine Frau nach relativ kurzer Krankheit verstorben war. Er kann sich beispielsweise nicht entscheiden, was er anziehen kann, sucht Unterstützung bei einer früheren Kollegin und ruft regelmäßig bei seinem Sohn, mit dem er zuvor eher losen Kontakt hatte, an. Er fühlt sich benommen, kann nicht mehr richtig denken, hat das Gefühl, daß sein Gedächtnis schlecht geworden ist und vermutet einen Tumor im Kopf. Für ihn sei beispielsweise das schlimmste, daß er jetzt im Krankenhaus nicht genau wisse, was er anziehen solle. Der Schrank im Krankenhaus sei zu klein, so daß er nicht mehr als 2 Hemden mitgebracht habe. Er habe dauernd Angst, keine gewaschenen Sachen mehr zu haben. Diese Angst und seine Entscheidungsarmut, die bis zu einem quälerischen zeitkostenden Entscheidungsdilemma gehen kann, haben sich in den letzten Monaten zugespitzt. Zwischendurch, als er im Winter Onkel und Tante in Leipzig besucht hatte, war es besser gewesen.

Er beschreibt recht häufig und gerne, daß er bis zu dem Tod seiner Frau eigentlich eher ein aktiver Mensch war, Feste gefeiert, Klavier gespielt und Tieraufnahmen gemacht hatte. Außerdem hatte er mit vielen anderen Aktivitäten sein Leben neben dem Beruf ausgefüllt. Schon in der Krankheitszeit seiner Frau sei jedoch die Entschlußlosigkeit aufgetreten. Nach dem Tod der Frau sei er kaum mehr irgendwo hingegangen. Im Jahr nach seiner Pensionierung habe er gemeinsam mit seiner Frau den Ort in Jugoslawien besucht, wo er während des Krieges eine Zeitlang stationiert war.

Recht bereitwillig berichtet er nicht nur mir, sondern wiederholt auch anderen Personen, seine Kriegs- und Nachkriegsgeschichte. 1944 sei es zum Rückzug gekommen. Sie hätten sich immer weiter in Jugoslawien zurückgezogen, wobei sie zuletzt Gewaltmärsche unternehmen mußten, um von den nachrückenden Russen wegzukommen. Dadurch kam er schließlich in amerikanische Gefangenschaft und konnte von dort entlassen werden, wenn er angab, daß er nicht in ein russisch besetztes Gebiet, wie nach Leipzig, gehen wollte. Deshalb gab er an, daß er bei Verwandten in Hessen wohne, also in der amerikanisch besetzten Zone. Da er dort keine Verwandten vorfand, erinnerte er sich an einen Kriegskameraden aus einem Dorf in der Nähe. Dort zog er hin, arbeitete bei einem Handwerker und lernte 1946 seine Frau kennen. Sie sei jetzt vor knapp 2 Jahren verstorben, rundet er seine Erzählung ab.

Im Laufe der Behandlung kann besprochen werden, daß er noch viele Ziele in seinem Leben hatte, daß jedoch alles nach dem Tod seiner Frau verändert war. Weiter geht die spontane Geschichtsschreibung nicht. Ich fühle mich von seinen lebendigen Schilderungen angezogen, fühle mit ihm, wie es ihm wohl im Rahmen des Rückzugs vor den Russen gegangen sein kann, und meine Phantasien enden wie bei ihm mit dem Tod der Ehefrau.

Am Tag nach der Aufnahme fühlte er sich nach Medikamenten und einer durchschlafenen Nacht besser, ja richtig befreit. Er wirkte entscheidungsfreudig und aufgeschlossen. Nach 2 Tagen, bei gleicher Medikation, hatte sich jedoch wieder ein Zustand der Entscheidungsschwierigkeit und Benommenheit eingestellt. Eigentlich ist er nur bereit, von seinen Schwierigkeiten in den letzten 2 Jahren, von der stereotypen Geschichte des Rückzugs aus dem 2. Weltkrieg und der Heirat zu erzählen, wobei schon auch Höhepunkte seines Lebens mit seiner Frau, z. B. bei Festen, deutlich werden.

Auch seine berufliche Karriere kommt in den Gesprächen allmählich zum Vorschein. Er war städtischer Beamter und hatte in einer größeren Abteilung wichtige organisatorische Funktionen inne. Nach dem Tod seiner Frau habe er noch viele Kontakte gehabt, habe sich jedoch trotz vieler Einladungen zurückgezogen. Weitere Gespräche gestalten sich eher schwierig. Er läßt sich zwar recht bereitwillig auf Gespräche ein, seine ganze Aufmerksamkeit ist jedoch auf seine schlimme Situation jetzt konzentriert. Eher ausgefragt als von sich aus bereit, berichtet er von seiner Kindheit. Sein Vater war kaufmännischer Angestellter in einem großen Werk, er hatte wohl das Kommando in der Familie. Seine Mutter war nicht berufstätig und konzentrierte sich wahrscheinlich auf ihren einzigen Sohn, der in der Inflationszeit geboren wurde – die Eltern wollten keine weiteren Kinder. Seine Kindheit sei gut gewesen; sie hätten in Leipzig zuerst bei einem Klavierbauer gewohnt und seien dann in ein Siedlungshaus etwas außerhalb gezogen. Befragt nach seiner Mutter, kommen kaum Erinnerungen und Phantasien. Es wird nur spürbar, daß wortlose Auseinandersetzungen mit der Mutter stattgefunden haben und daß er deshalb seinen Sohn viel selbstverantwortlicher erzogen hat, als er erzogen wurde. Es wird nicht deutlich, ob er gefühlsmäßig an den Eltern gehangen hat. Er ist nach dem Krieg nicht mehr zu den Eltern zurückgekehrt und konnte sie nur selten besuchen. Er bedauert es, daß er sein Auto nicht bei den Besuchen mitnehmen und sie nicht umherfahren konnte, was er gern getan hätte. Eher rückschließend, daß ihm in der Beziehung zur Mutter und vielleicht zum Vater Autonomie gefehlt haben könnte, frage ich nach und sage, daß ja solche Mütter, die nur einen Sohn haben, vielleicht auch ganz viel Angst um diesen Sohn gehabt haben könnten. Er macht daraufhin deutlich, daß er ganz stark von den Wünschen und den Ängsten seiner Mutter, die er noch nicht weiter schildert, beeinflußt und beengt wurde, während er sich in der Beziehung zum Vater an Spaziergänge, Besuche von Ausstellungen und Arbeit im Schrebergarten erinnern kann.

Das Elternhaus, die Beziehung zur Mutter bleiben seltsam schemenhaft; es ist so, als hätte der Patient nach dem Abitur erst 1943 im Krieg sein Leben begonnen. Auch Trauer über den Tod der Eltern wird kaum deutlich. Da uns aufgefallen war, daß in mehreren Fallgeschichten Pseudodemenz nach Verlusten aus symbiotischen Verhältnissen aufgetreten war und der Patient in seiner Benommenheit und Entscheidungslosigkeit zeitweise pseudodement reagiert, habe ich ihn v. a. nach seiner Beziehung zu seiner Ehefrau gefragt. Die Beziehung zur Ehefrau bleibt ebenfalls wie im Märchen schablonenhaft, in dem es nach der glücklichen Heirat heißt: „Und wenn sie nicht gestorben sind, so leben sie noch heute." Sie ist jedoch gestorben, darüber kann er gleich sprechen. Ich frage, ob die Ehe gut gewesen sei, ob sie sich gestritten hätten? Nein, gestritten hätten sie sich nicht; sie hätten sich immer verstanden, und sie hätten gemeinsam entschieden. Es sei nicht so wie in seinem Elternhaus gewesen, daß der Vater sich die Entscheidungen vorbehalten hätte. Ich bekomme die Phantasie, daß zwischen dem Patienten und seiner Frau ein feiner, häufig unmerklicher Abstimmungsprozeß abgelaufen sein muß, indem weder er sie noch sie ihn bestimmte, sondern indem sie sich aufeinander ausrichteten. Die jetzige Entscheidungslosigkeit wäre aus derselben Haltung zu verstehen, daß nicht er allein oder autonom fühlte, sondern erst in der Verbundenheit mit seiner Frau. Was vielleicht in der Ehe im Verhältnis zu seiner Frau sinnvoll und in der Kindheit in der Beziehung zur Mutter lebenserhaltend war, sich in den eigenen Entscheidungen auf Wünsche von Frau bzw. Mutter auszurichten, wird jetzt nach dem Verlust zu einer psychiatrischen Symptomatik der Unentschlossenheit. Mir wird im Gespräch auch deutlich, daß der Tod der Ehefrau seltsam präsent ist, nicht so, als würde 2 Jahre zurückliegen. Für mich liegt es nahe, seine Benommenheit im Kopf, seine Angst vor dem Tumor als Ausdruck der Inkorporation (s. 3.8.4) der verstorbenen Ehefrau zu verstehen, um so keine Trauer und Verlassenheitswut zu empfinden.

Mit Frau J., 82 Jahre alt, ist es dagegen kaum möglich, ins Gespräch zu kommen:

Arzt: Wie geht es Ihnen heute?

Frau J.: Mir geht es ganz schlecht. Ich kann nicht mehr richtig aufs Klo. Da kommt zuviel Wasser und kein Stuhlgang.

Arzt: Ist das schlimm für Sie?

Frau J.: Es staut sich in mir alles an! Alles ist voll! Ich kann nicht mehr essen!

Arzt: Sie sollten aber versuchen, regelmäßig zu essen. Sie haben abgenommen. Wenn man nicht regelmäßig ißt, kann man keinen regelmäßigen Stuhlgang erwarten.

Frau J.: Ich kann doch nichts mehr essen, wenn alles im Darm bleibt. Geben Sie mir doch was, damit ich Stuhlgang bekomme.

Schwester: Aber Frau J., Sie haben doch gestern nach den Abführtabletten Durchfall gehabt. Da können sie doch nicht erwarten, daß sie heute schon wieder abführen können.

Frau J.: In mir staut sich alles an. So kann ich nicht mehr essen.

Ein solches Gespräch, das im selben Tenor immer weitergehen könnte, wird dann meist durch Rückzug von Arzt und Schwester beendet.

Herr A., 72 Jahre alt, wohnte, nachdem seine Frau vor 15 Jahren verstorben war, allein in einem kleinen Haus in einem Dorf. Bis vor 2 Jahren hatte er sich noch als selbständiger Schneider betätigt; er hatte wenig zu tun und verdiente sehr wenig, lebte aber mit dem Wenigen genügsam, so daß er zurechtkam. Über seine Arbeit hatte er täglich Kontakte zu seinen Kunden. Nachdem er die Arbeit aufgegeben hatte, ging in der ersten Zeit sein Leben ruhig und zurückgezogen weiter. Erst kurz vor der Einweisung ins Krankenhaus fiel es den Nachbarn auf, daß er sich jedesmal, wenn sie ihn sahen, erschreckt zurückzog. Manchmal war zu beobachten, daß er in seinem Garten war, sich aber sonderbar verhielt. Da er offensichtlich sehr abmagerte, benachrichtigten die Nachbarn den Arzt, der zu Herrn A. auch schon früher Kontakt hatte. Nach einigem Zögern wurde dem Doktor die Tür geöffnet, und Herr A. erklärte ihm zitternd, er könne ihn nicht bezahlen. Er könne gar nichts mehr bezahlen, deshalb habe er auch nichts zu essen. Er habe ganz viel Schulden – Schulden, die nie mehr rückzahlbar seien. In diesem Zusammenhang wird dann deutlich, daß Herr A. seit ein paar Wochen immer im Garten seine Notdurft verrichtete, weil er meinte, das Wasser für die Wasserspülung nicht mehr bezahlen zu können. So von seiner Schuld(en)angst beeinträchtigt, wäre Herr A. am liebsten zu Hause geblieben, wenn nicht sein energischer Hausarzt sofort eine Klinikeinweisung veranlaßt hätte. Im Krankenhaus wurde Herr A. liebevoll aufgenommen, da er ein Bild des Jammers darbot. Er machte sich gierig über das Essen her, zwischendurch plötzlich alles wieder erschrocken weglegend: „Ich kann es nicht bezahlen." Auch die Pflege genoß er zeitweise, jedoch trat immer wieder der Verarmungswahn in den Vordergrund. Die objektiv richtige Erklärung, daß die Krankenkasse alles bezahle, war für ihn in dieser Zeit nicht stichhaltig.

3.7.2 Symptome

Schuldgefühle und sonstige depressive Gefühle (z. B. das der inneren Leere) stehen bei depressiven Erkrankungen im Alter nicht so häufig im Vordergrund, wie das bei jüngeren Betroffenen der Fall ist. Alte Menschen beschäftigen sich vielmehr klagend-anklagend mit ihren Beschwerden im Hier und Jetzt. Körperliche Symptome oder Probleme mit dem Stuhlgang stehen hierbei im Vordergrund. Zwei Drittel der Patienten äußern hypochondrische Befürchtungen. Wir haben diese Reaktionsform als somatisierte Antwort (vgl. 3.8) zusammengefaßt und von der depressiven Antwort im engeren Sinne abgegrenzt.

Die Hälfte der Depressiven entwickeln Schuldgefühle und Selbstvorwürfe. Bei einem Viertel trifft man auf Verarmungsideen, die nach unseren Erfahrungen für Altersdepressionen typisch sind. Jeder 6. Patient zeigt Zwangssymptome (Blöink u. Husser 1984).

Die Symptomatik bringt es mit sich, daß Eßstörungen auftreten können. Wenn beim Verarmungswahn etwa „alles Geld weg ist", so können eben keine Lebensmittel mehr eingekauft werden, oder wenn die Vorstellung lebendig ist, der Stuhlgang funktioniere nicht richtig, so zeichnet sich aus der Sicht der Betroffenen bei weiterem Essen förmlich eine Katastrophe ab.

Allen Depressionen ist gemeinsam, daß die Betroffenen so mit ihrer Problematik beschäftigt sind, daß sie sich Neuem gegenüber nicht wirklich öffnen können. Die Vergangenheit gerinnt klischeehaft im Krankheitsbeginn, und die Zukunft wird undenkbar.

Von Wächtler u. Lauter (1981) sind 10 Fragen entwickelt worden, nach deren Beantwortung es gelingt, ein depressives Syndrom zu diagnostizieren:

– Können Sie sich noch freuen? (depressive Verstimmung);
– Fällt es Ihnen schwer, Entscheidungen zu treffen? (Entschlußlosigkeit);
– Haben Sie noch Interesse an früheren Steckenpferden? (Antriebsarmut);
– Neigen Sie in letzter Zeit vermehrt zum Grübeln? (depressive Denkinhalte);
– Plagt Sie das Gefühl, Ihr Leben sei sinnlos geworden? (Suizidgedanken);
– Fühlen Sie sich müde, schwunglos? (Vitalitätsverlust);
– Wie steht es mit Ihrem Schlaf? (Schlafstörungen);
– Spüren Sie irgendwelche Schmerzen, einen Druck auf der Brust, haben Sie noch andere körperlichen Beschwerden? (Vitalstörungen und somatische Symptome);
– Haben Sie weniger Appetit, an Gewicht verloren? (Appetitverlust);
– Haben Sie Schwierigkeiten in sexueller Hinsicht? (Nachlassen von Libido und Potenz)." (Bergener 1989, S. 76)

Diese Fragen machen noch einmal die ganze Bandbreite der Symptome von Depressionen im Alter deutlich. Auffallend ist, daß in diesen Fragen nicht auf Schuldgefühle eingegangen wird.

3.7.3 Geschichte und Verlauf

Zwar können phasenhaft verlaufende Depressionen auch im Alter auftreten (vgl. 3.7.8), häufig sind in dieser Lebensphase jedoch auch depressive Zustände, die erstmals bzw. erstmals in einer solchen Vehemenz auftreten, daß sie Krankheitswert erlangen.

Die Erkrankung beginnt oft mit einem Verlusterlebnis. Irritierenderweise geht es den Betroffenen in der Zeit nach dem Eintritt des Verlustes häufig erstaunlich gut, und erst nach einiger Zeit treten Bechwerden auf. Verlust und Auftreten der Depression werden oftmals nicht im Zusammenhang gesehen, da dieser durch den zeitlichen Abstand nicht evident ist. Verluste, die zur Vereinsamung führen, Einschränkungen der körperlichen Leistungsfähigkeit, Heimeinweisungen, Antizipationen von Verlusten, unerwartete Verluste (z. B. daß das Kind vor den Eltern stirbt) und vieles andere mehr können zur depressiven Antwort führen.

Wie krankheitsauslösende Verluste mit den Beziehungen in der Kindheit und mit der Biographie im Zusammenhang stehen, wird in dem 1. Fallbeispiel ein Stück weit deutlich.

Der Verlauf von Depressionen im Alter ist unterschiedlich. Glücklicherweise können sie von selbst zurückgehen, wenn es beispielsweise nach einer Heimeinweisung gelingt, in der neuen Umgebung eine neue Gemeinschaft zu finden. Hierbei muß man berücksichtigen, daß die Depression das Einleben in eine solche neue Situation erschwert. Oft sind Altersdepressionen aber chronisch. Im Alltag zumeist wenig sichtbar, treten sie in Kränkungssituationen immer wieder verstärkt in Erscheinung. In die psychiatrische Klinik werden meist nur Menschen aufgenommen, die von ihrer Depression völlig beherrscht sind. Ihre Symptomatik kann von einer Essensverweigerung bis zu einem Totstellverhalten (*Depletion*) reichen (vgl. 3.13).

3.7.4 Verstehen der Krankheitsdynamik

Depressionen sind Versuche, eingetretene Verluste nicht akzeptieren zu müssen und Trauer zu umgehen. Freud (1915) hat aufgezeigt, daß sich der Melancholiker (der Depressive) im Gegensatz zum Trauernden gegen den Verlust des Liebesobjekts wehrt und es unbewußt introjiziert, d. h. in das eigene Ich aufnimmt. Das verlorene Liebesobjekt besteht im Ich des Melancholikers fort und wird wegen seiner Untreue angeklagt, was klinisch als Schuldgefühle und Selbstvorwürfe zum Ausdruck kommt. Der Verlust bzw. die Trennung wird dadurch verleugnet.

Verluste können aber nicht nur Liebesobjekte betreffen, sondern auch Fähigkeiten, die für den Betroffenen eine gewichtige Bedeutung haben (d. h. narzißtisch besetzt sind). Der Verlust kann aus dem Bewußtsein ausgeklammert bleiben, wenn die depressiven Beschwerden als von außen erzeugt empfunden werden. In diesem Fall setzen sich Depressive nicht mit sich selbst, sondern mit „Schädigern" auseinander.

Es ist wichtig zu wissen, daß Trauer (s. 3.1) und Depression zwei völlig unterschiedliche Reaktionsformen auf Verluste sind. Die Depression kann keinesfalls als verstärkte Trauer verstanden werden. Sie ist eher eine chronifizierte Kränkungsbzw. Trotzreaktion. Erinnern wir uns an unsere eigenen Verhaltensweisen. Was empfinden wir, wenn wir gekränkt sind, wenn wir mit Trotz reagieren? Beim Nachsinnen über diese Frage können wir uns gut in Depressive hineinfühlen. Wir erleben, wenn wir gekränkt werden, daß der normale Gedankenfluß abreißt. Unsere Gedanken kreisen um Enttäuschung, Wut und Trauer. Dieses Gedankenkreisen, das von einfacher Wut mitunter bis zu Trennungs- oder Selbstmordgedanken führt, scheint eigenartig von den Gefühlen abgekoppelt zu sein, in gewisser Weise verselbständigt es sich. Die Gefühle erscheinen dann als Schwere, Herzschmerzen, Angst oder Schlafbedürftigkeit. Innerliche Leere tritt auf. Erst wenn sich Gedanken und Gefühle wieder mischen, Trauer eintritt und z. B. Weinen möglich wird, löst sich ein solcher Kränkungszustand wieder auf.

3.7.5 Umgang

Der Umgang mit Depressiven ist schwierig. Ein wenig können wir ihn mit unserem Umgang mit jemand vergleichen, der in unserem Alltag gekränkt-trotzig reagiert. Einerseits fühlt man sich verpflichtet, zu trösten und zu begütigen, was jedoch dazu führt – wie beim Gekränkt-Trotzigen –, daß sich der Zustand des Betroffenen eher noch verschlimmert. Er fühlt sich nicht ernst genommen. Andererseits werden wir durch das Klage- bzw. Anklageverhalten Depressiver auch hilflos wütend. Der an uns gerichtete Appell zu helfen und die gleichzeitige Unmöglichkeit, wirklich etwas zu tun, führen bei uns zur Entwicklung von Wutgefühlen.

Im Umgang mit Depressiven ist an erster Stelle zu berücksichtigen, daß man einfach da ist und zuhören kann. Man kann hierbei auf die praktische Erfahrung zurückgreifen, wie man ein trotziges Kind trösten kann, ohne daß dadurch die Probleme des Betroffenen abgewertet werden sollen.

Wir müssen uns Zeit lassen und für Ablenkungsmöglichkeiten ein Gespür entwickeln; wir sollten mit unserem Klienten mittrauern, daß alles so schlimm ist.
Wir müssen letztlich eine Basis für ein alltägliches gemeinsames Tun bekommen,
indem wir die gesunden Anteile ansprechen. Wenig sinnvoll ist es hingegen, den
Kränkungsanlaß offen zur Sprache zu bringen.

Faustregeln haben immer etwas Problematisches an sich. Gilt dieses auch insbesondere für den Umgang mit psychisch kranken Menschen, so sei hier trotzdem
formuliert: Gehe so mit einem Depressiven um, wie Du es Dir wünschst, daß man
mit Dir umgeht, wenn Du gekränkt bist!

Im Umgang mit depressiven Menschen muß außerdem besonders auf den Tagesrhythmus geachtet werden. Am Morgen begegnen sie uns zumeist besonders
niedergeschlagen. Im weiteren Tagesverlauf hellt sich hingegen oft die Stimmung
auf, womit die Bereitschaft, Kontaktangebote anzunehmen, wächst. Schlimm ist
es für den Depressiven wie für uns, wenn wir gekränkt sind, wenn man versucht,
sie zu „überführen": *„Ich habe es ganz genau gesehen, vorhin haben sie doch
schon gelacht"*, oder *„beim Töpfern haben Sie sich gestern nachmittag ja schön
beteiligt, das hat Ihnen doch Spaß gemacht, nicht wahr?"* Durch solche Aussagen
wird Leiden entwertet, und der Betroffene fühlt sich abermals gekränkt.

3.7.6 Eigene Gefühle

Hilflose Wut ist das Gefühl, das in uns im Umgang mit Altersdepressiven vorherrschen kann, ähnlich dem Gefühl, das ein trotziges Kind in uns erzeugt. Diese
Wut wirkt sich auf unser Kontaktverhalten aus. Entweder versucht man, seine
Gefühle zurückzuziehen und zieht sich so zugleich aus einem nahen Kontakt mit
Depressiven zurück, oder man äußert ihnen gegenüber einen Teil dieser Gefühle
und verstärkt dadurch die Kränkung. Diese hilflose Wut, die der eine mehr, der
andere weniger empfindet, führt in der Altenarbeit zu Überforderungen. Es besteht
die gesellschaftliche Erwartung, daß z.B. eine Krankenschwester immer freundlich und zugewandt sein soll. Diesem stehen aber die genannten Gefühle dia-
metral gegenüber, was zu Gewissenskonflikten führt. Offene Gespräche, v.a. in
der Teambesprechung (vgl. S.124), können zu einer Entlastung führen, so daß
wir diese Gefühle nicht nur als unsere individuellen Probleme, sondern als eine
allgemeine Erfahrung mit Depressiven erleben. Wenn wir solche Gefühle bzw.
Gefühlskonflikte nicht mehr so persönlich nehmen, wird unser Verhältnis zum
Patienten erleichtert.

3.7.7 Therapie

Wenn es sich *nicht* um eine eindeutige leichte neurotische Depression handelt,
sind in der Therapie depressiver Patienten immer körperliche, soziale und psychotherapeutische Maßnahmen notwendig.

Die Patienten unserer Fallschilderung haben Antidepressiva erhalten. In bezug auf den 1. Patienten ist allerdings nicht klar, ob sich sein Zustand besserte, weil er sich durch die Medikamentengabe als Kranker ernst genommen fühlte und man mit ihm deshalb sprechen konnte, oder ob er wieder sprechen lernte, weil allein das Medikament eine Stimmungsaufhellung bewirkte.

Grundsätzlich sollten alle Therapiemöglichkeiten – außer Elektroschockbehandlung – genutzt werden, um eine Erleichterung der schrecklichen Depressionszustände zu erreichen.

Medikamentös (s. 5.3.1) zielt die Behandlung darauf ab, das Grübeln zu reduzieren und Ruhe und Schlaf zu unterstützen. Antidepressiva und schwachpotente Neuroleptika oder zur Nacht gering dosiert verabreichte Tranquilizer bieten sich hierbei an. Eine durchschlafene Nacht, auch wenn diese medikamentenbedingt ist, wirkt oft Wunder. Nach etwa einer Woche stellt sich neben dem anfangs sedierenden Effekt der Antidepressiva in ca. 70% der Fälle eine Stimmungsaufhellung und Antriebssteigerung ein. Eine vor Stimmungsaufhellung eintretende Antriebssteigerung erhöht die Suizidgefahr!

Problematisch wird es in Fällen, in denen ein Antidepressivum nicht wirkt. Es gilt dann die Regel, daß nach ca. 3 - 4 Wochen auf ein anderes Präparat umgestellt werden kann. In einem Teil der Fälle kann dadurch doch noch eine positive Wirkung erzielt werden, wahrscheinlich, weil im Gehirn mit unterschiedlichen Medikamenten auf unterschiedliche Transmitterstoffe eingewirkt wird. Da antidepressive Mittel immer auch Nebenwirkungen haben (Mundtrockenheit, Zunahme von Unruhe, Herzrhythmusstörungen, Obstipation, Blutbildveränderungen etc.), sind regelmäßige ärztliche Kontrollen erforderlich. Da diese Nebenwirkungen im Alter meist verstärkt auftreten, ist neben der Reduktion der Dosis ein nebenwirkungsgesteuerter Medikamenteneinsatz notwendig.

Wichtig ist auch die Schlafentzugstherapie (s. 5.3.3) – durch Entzug von Schlaf entsteht meist eine Stimmungsaufhellung –, die häufiger als bisher angewandt werden sollte.

Soziotherapeutisch gilt es, Patienten durch Beschäftigung oder Gruppenaktivitäten zeitweilig von ihrer depressiven Problematik abzulenken. Gelingt es, in der Kunsttherapie gar wieder zu erleben, daß man ein ansprechendes Bild gestalten kann, so trägt dieses wesentlich zur Stabilisierung bei. Anekdotenhaft sei an dieser Stelle von einer depressiven älteren Patientin berichtet, die an einem Stationsausflug zum Flughafen teilnahm. Sie ließ sich zu einem Rundflug überreden, bei dem der Pilot auch eine Schleife über unserer Klinik zog. Mit dem Flug entflogen ihre Depressionen.

Psychotherapie ist in der Depressionsbehandlung wichtig. Schon der suggestive Hinweis auf den phasenhaften Verlauf von Depressionen und daß die Depression sich mit der Zeit wieder bessere, bringt oft eine gewisse Erleichterung. Im übrigen kommt es darauf an zuzuhören, ohne helferischen Leistungsdruck zu entwickeln. Mitunter gelingt es dann, von den Klagen wegzukommen, darauf zu kommen, daß es früher besser war.

Wenn die Vergangenheit wieder auftaucht, wenn Patienten aufhören, von ihren auf das Hier und Jetzt fixierten Klagen und Anklagen allein zu sprechen, hat man den Eindruck, daß die beschriebene Introjektion (s. 3.7.4) ein Stück weit rückgängig gemacht wird. Der Verlust tritt als Tatsache wieder ins Bewußtsein, und Trauer ist möglich, wenn die Patienten sich in der Therapie nicht allein gelassen fühlen. Erst dann kann über die Zukunft, über neue Beziehungen etc. gesprochen werden.

Gerade in bezug auf Altersdepressive hat sich die Gruppentherapie in unserer Klinik sehr bewährt (s. 5.4.2).

Familiengespräche können zur Konfliktklärung beitragen, da sie uns helfen, zwischen Realkonflikten und Konflikten, die in depressiver Weise verarbeitet werden, zu unterscheiden (s. 5.4.3).

Wesentlich im psychotherapeutischen Gespräch ist es auch, daß man auf Andeutungen von Suizidideen und Todeswünschen offen eingeht. Die Patienten sind dann mit diesen schuldhaft erlebten Gedanken nicht mehr so allein. Es wird oft entlastend erlebt, wenn solche Gedanken als von der Depression kommende Äußerungen verstanden werden können. Das Abnehmen von Versprechen, keine Suizidhandlung zu begehen, hat vielleicht nicht nur für den Therapeuten eine beruhigende Wirkung.

3.7.8 Psychiatrische und psychopathologische Aspekte

Während man in früheren Einteilungsschemata die Involutionsdepression von anderen Depressionen abzugrenzen versuchte (Degkwitz et al. 1971), wird in den heutigen davon abgesehen. Depressionen werden in bezug auf recht unterschiedliche ursächliche bzw. entstehungsgeschichtliche Zusammenhänge differenziert, wobei es jedoch keine eindeutigen Abgrenzungsmerkmale gibt (Degkwitz et al. 1980):

Depressionen bei hirnorganischen Veränderungen
Wenn ein dementer Patient, der in ein Heim aufgenommen wird, depressiv reagiert, ist ungeklärt, ob dieses organisch oder psychoreaktiv bedingt ist.

Depressionen im Rahmen der sog. endogenen Depressionen (affektive Psychosen)
Diese diagnostiziert man meist bei schwereren Verlaufsformen. An Verlaufsformen werden unterschieden:
- monopolare Depressionen (ohne Manie) – sie sind häufig;
- bipolare Depressionen (meist mit manischen Phasen in der Vorgeschichte) sind dagegen seltener.

Reaktive depressive Psychosen
Wir ordnen Depressionen dieser Diagnose zu, wenn ein besonders schwerer Krankheitszustand besteht, der offensichtlich durch einen Verlust ausgelöst wurde.

Neurotische Depressionen
Diese Form ist dort zu diagnostizieren, wo der Krankheit Versuchungs- oder Versagenssituationen vorausgegangen sind, biographisch aber kein offensichtlicher Verlust aufgetreten ist.

Depressive Reaktionen
Diese Reaktionen können akut oder chronisch verlaufen. Sie sind durch einen schwerwiegenden Anlaß (z. B. Trauerfall) bedingt.

Da eine klare Unterscheidung in vielen Fällen nicht möglich ist und die Entscheidung über therapeutische Maßnahmen sich an den Symptomen des Patienten orientiert, ist die genannte Einteilung aber nur von bedingter Relevanz.

Auch nach Ausprägungsformen kann man Depressionen unterscheiden:

Gehemmte Depression
Man spricht davon, wenn der Antrieb sehr gering und die Hemmechanismen sehr groß sind (z. B. Essensverweigerung).

Wahnhafte Depression
Diese geht häufig mit Vergiftungs- oder Verarmungsangst einher. Typisch beim Wahn von depressiven Menschen ist es, daß Wahninhalt (z. B. total zu verarmen) und affektive Einstellung (z. B. Angst, nichts mehr bezahlen zu können) übereinstimmen.

Jammerdepression
Klagen und Anklagen stehen hierbei im Vordergrund.

Somatisierte oder hypochondrische Depression
Diese wird als eigenständige Reaktionsform unter 3.8 („Die somatisierte Antwort") von uns beschrieben.

3.8 Die somatisierte Antwort

3.8.1 Begegnung

Die 75jährige Frau L. leidet seit über 10 Jahren unter schweren Bauchschmerzen. Mehrfach wurde operativ versucht, ihr zu helfen, einmal wegen einer Zwerchfellhernie, mehrmals wegen einer Dickdarmdivertikulose. „Aber die Beschwerden sind immer schlimmer geworden, sie schlagen auf die Blase, und wenn ich einatme, geht's nach unten, sogar bis ins Geschlechtsteil", berichtet Frau L., die ich im psychiatrischen Konsiliardienst kennengelernt habe. „Es schlägt in den Därmen, und ich habe Angst, daß ich ersticke." Die Patientin schildert mir eine medizinische Odyssee. Jeder Eingriff habe ihr zwar kurzfristig geholfen, aber schon bald seien die Beschwerden um so schlimmer wieder aufgetreten. Auch der Schmerzspezialist des Schwerpunktkrankenhauses hatte keine wesentliche Besserung des Befindens von Frau L. erreichen können.

Zunächst führt sie in unserem ersten Gespräch ihre Beschwerden auf eine Gallenoperation zurück, dann ist für sie ein Sturz die Ursache. Allmählich nähern wir uns ihrer Familiengeschichte. Frau L. war 2mal verheiratet gewesen. Ihr erster Mann, ihr „guter Mann", sei im Krieg gefallen. Der zweite, vor dem sie Hochachtung gehabt habe, sei 1971 plötzlich an einem Herzinfarkt gestorben. Dann wendet sich Frau L. wieder ihrer Krankheitsgeschichte zu. Sie hätte sich vertrauensvoll an den angesehensten Chirurgen der Stadt gewandt, der sie immer wieder operiert habe.

Über die Artikulation der Familiengeschichte, die auch das Verhältnis von Frau L. zu ihrer Tochter enthält, die im Nebenhaus in ihrer unmittelbaren Nachbarschaft wohnt, über das Nachdenken, welche Lebensperspektiven die Patientin hat, fällt ihr auf einmal ein, daß ihre Beschwerden das erste Mal auf dem Friedhof aufgetreten seien, als man ihren 2. Mann zu Grabe getragen habe.

Für dieses erste Gespräch sind damit die Grenzen von Frau L. erreicht. Noch ist es ihr nicht möglich, ihre über ein Jahrzehnt lang fortwährenden Beschwerden in einem psychischen Zusammenhang zu sehen, sie fühlt sich jedoch darin verstanden, daß ihr jemand fehlt, der ihrem 2. Mann gleicht.

Wenige Wochen später wurde sie auf einer unserer Stationen aufgenommen und konnte weitgehend stabilisiert werden. Bei dem Fall von Frau L., das muß einschränkend bemerkt werden, handelt es sich allerdings gewissermaßen um einen „Glücksfall", denn es kommt nicht oft vor, daß schon im 1. Gespräch eine solch komplexe Problematik aufgeschlüsselt werden kann.

Körperliche Beschwerden und Krankheiten in der Folge eines schweren Verlustes werden auch in einem 2. Fallbeispiel deutlich:

48 Jahre lang, so berichtet Herr T., 75 Jahre alt, wäre er glücklich verheiratet gewesen. Seine Frau sei vor 1 Jahr wegen eines Herzinfarktes unvermutet in seinen Armen gestorben. Herr T. gibt präzis das Datum an. Danach wäre es ihm eigentlich relativ gut gegangen, er habe viel unternommen.

Etwa ein halbes Jahr nach dem Tod seiner Frau wurde Herr T. in eine internistische Klinik aufgenommen. Es sollte abgeklärt werden, ob er einen Herzinfarkt erlitten hatte. In dieser Klinik diagnostizierte ein Psychotherapeut eine reaktive Depression mit angstneurotischen Beschwerden. Danach wurde Herr T. in jeweils 2monatigen Abständen in Krankenhäusern aufgenommen. Zum Teil wegen spezifischer körperlicher Erkrankungen (Prostata, Leistenbruch), z. T. wegen funktioneller Abdominalbeschwerden mit Obstipation. Im Gespräch in unserer Klinik fällt auf, daß Herr T. die Nähe zu seiner verstorbenen Frau schildert, nicht aber seine Trauer und sein Alleinsein. Er stellt seine Problematik vielmehr so dar, daß wir Trauer und Verlust im Sinn einer Gegenübertragung empfinden. Sowohl die ihn jetzt behandelnde Stationsärztin wie auch seine Kinder versuchen mit ihm gemeinsam, die Verlustproblematik durch Aktivitätsangebote zu überspielen.

Herr T. spricht im Verlauf der stationären Behandlung zunächst nur über seine körperlichen Beschwerden. Schließlich wird es ihm aber doch ein Stück weit möglich, um seine Frau zu trauern. Wir können ihn darin unterstützen, ohne gleich Vorschläge unterbreiten zu müssen, wie er mit dem Alleinsein fertigwerden könnte, weil seine Kinder sich sehr um den Patienten kümmern. Mit dem Trauerprozeß hat sich Herr T. stabilisiert.

Vergegenwärtigen wir uns eine weitere Begegnung.

Im Rahmen unseres psychiatrischen Konsiliardienstes lernte ich einen 75jährigen Patienten kennen. Herr O. berichtet, ihm sei es im Leben recht gut gegangen. Er habe zwar schon früh unter Asthma gelitten und sei deshalb 1943 aus der Wehrmacht ausgemustert worden, aber seine Atembeschwerden wären mit der Zeit erträglich geworden. Seit einigen Wochen habe er nun aber starke Kopfschmerzen sowie Brennen im Magen und in der Speiseröhre. Dann kehrt Herr O. wieder zu seiner Biographie zurück. Schon vor dem Krieg sei er sehr aktiv und fleißig gewesen und habe sich dadurch hocharbeiten können. Als Industriemeister sei er für eine größere Gruppe von Mitarbeitern verantwortlich gewesen. Gegenüber der Geschäftsleitung habe er viel Erfolg gehabt. Die Mitarbeiter, für die er sich eingesetzt habe, hätten ihn gut leiden können.

Vor einiger Zeit sei er kollabiert, und daran müsse es liegen, daß er jetzt Kopfschmerzen und dieses Brennen habe. Der Hausarzt hätte ihn falsch behandelt. „Der macht doch nur 'ah, ah, ah'", äfft er ihn nach. Auch sein Zahnarzt trage Schuld an seinem jetzigen Zustand. Er habe ihm eine Zahnlücke mit einer Flüssigkeit ausgespült, die in die Speiseröhre gelangt sei. Seitdem verspüre er das Brennen.

Im weiteren Gespräch verschließt sich Herr O. einem Eingehen auf seine abgefallene körperliche und geistige Leistungsfähigkeit. Viel lieber hält er sich bei den Klagen über die ihn behandelnden Ärzte auf. Der wiederholte Hinweis auf seine altersbedingten Gebrechen führt nur zur wiederholten Schilderung der Symptomatik durch Herrn O., der hierdurch seine narzißtische Stabilität zäh verteidigt.

3.8.2 Symptome

(An)-klagend werden störende körperliche Beschwerden (ohne körperliche Funktionsstörungen) in den Vordergrund gestellt, z. B. – wie in unseren Fallbeispielen – Schmerzen im Bauch- bzw. Herzbereich. Die Klagen können auch Körperfunktionen betreffen, wie etwa das Wasserlassen oder ein „Sausen und Brausen" in den Ohren, das nicht mehr aufhören will. Man kann die Somatisierung zumeist als ein depressives Symptom verstehen. Wie Depressive beschäftigen sich die Betroffenen fortwährend mit ihren Beschwerden. Kein anderer Gedanke kann mehr ungestört gedacht werden, alles scheint von körperlichen Beschwerden ausgefüllt zu sein. Man kann dabei nicht ausschließen, daß tatsächlich körperlich bedingt Beschwerden vorhanden sind, wie z. B. Narbenbeschwerden nach zahlreichen Bauchoperationen oder ein Prostataadenom, welches häufig bei alten Männern auftritt. Auffällig ist nur die überdimensionierte Schilderung dieser Beschwerden, die für nichts anderes mehr Platz läßt und (an)-klagend vorgebracht wird.

3.8.3 Geschichte und Verlauf

Ähnlich wie bei typisch Altersdepressiven (vgl. 3.7) treten die Symptome zumeist
mit einer gewissen Latenz nach Verlusten auf. (Das erste Auftreten der Beschwerden von Frau L. – in unserem 1. Fallbeispiel – unmittelbar bei der Beerdigung
ihres Mannes war zunächst flüchtig.) Somatisierten Antworten wird noch häufiger
als depressiven allgemeinmedizinisch begegnet. Zahlreiche körperliche Untersuchungen werden durchgeführt – bis hin zu operativen Eingriffen. Diese Patienten
sind die treuesten Arztbesucher, wenn auch nicht die beliebtesten. Ist man auf
die körperliche Symptomatik fixiert, so ist es i. allg. kaum möglich, über die Lebenssituation zu sprechen. Da meist kein bzw. kein ernsthafter Befund ersichtlich
ist, sind die Patienten aufgrund ihres erlebten Leidens fortdauernd bemüht, mit
ihrer Symptomatik akzeptiert zu werden. So ist es eine Beobachtung des Pflegepersonals, daß diese Patienten verstärkt klagen, wenn ein Arzt auf die Station
kommt.

Somatisierte Krankheitsformen können wie Depressionen phasenhaft verlaufen.
Beschwerden können sich verlagern, wie in dem 2. Praxisbeispiel, das recht typisch
ist. Die Beschwerden dieses Patienten verlagerten sich vom Herz-/Brustbereich in
den Bauch- bzw. Muskelbereich. Auch Kopf- und Halsbeschwerden sind häufig
anzutreffen.

3.8.4 Verstehen der Krankheitsdynamik

Die somatisierte Antwort entspricht in ihrer Dynamik der depressiven. Es sei
deshalb an dieser Stelle auf den entsprechenden Abschnitt (3.7.4) verwiesen.

Bei der somatisierenden Antwort stehen nicht Schuldgefühle, sondern Klagen
und Beschwerden über den eigenen Körper im Vordergrund. Die klagend-an-
klagende Beschäftigung (Haag 1985; Kipp 1988a) mit der körperlichen Symptomatik im Hier und Jetzt, gepaart mit Stuhlgangschwierigkeiten, sind oft die
einzigen Gesprächsinhalte. Es scheint, daß hier, im Gegensatz zur depressiven
Antwort, nicht eine Identifizierung mit dem verlorenen Objekt, sondern deren
Vorstufe, eine Einverleibung (Inkorporation) stattgefunden hätte. Einverleibung
wird in der Psychoanalyse definiert (Laplanche u. Pontalis 1973, S. 127 f.) als
„Vorgang, der sich mehr oder weniger in der Phantasie abspielt und wodurch das
Subjekt ein Objekt in sein Körperinneres eindringen läßt und dort bewahrt ...".
Der Somatisierende akzeptiert ebenso wie der Depressive den Verlust nicht. Das
verlorene Objekt besteht gleichsam im Körperinneren weiter. Beschwerden und
Klagen richten sich gegen das inkorporierte Liebesobjekt.

Eine weitere Form der Somatisierung ist uns bei unserer Untersuchung noch
aufgefallen. Bei manchen Patienten werden, wie in der 3. Fallschilderung, die
körperlichen Symptome wie von außen gemacht empfunden. Diese Patienten
fühlen ihre körperlichen Schädigungen als von außen erzeugt, z. B. durch Arzt
oder Zahnarzt. In diesen Fällen stellte sich heraus, daß nicht der Verlust eines Lie-

besobjekts, sondern der Verlust narzißtisch [9] besetzter körperlicher oder geistiger Fähigkeiten vorausgegangen war. Um kränkende Veränderungen nicht wahrnehmen zu müssen, wird die Verursachung bei anderen gesehen. Es handelt sich um einen Projektionsvorgang. Das Kränkende, wie z. B. die Einschränkung kognitiver Fähigkeiten, wird auf das Objekt projiziert und kommt erlebnismäßig so wie von außen erzeugt auf den Patienten zurück.

3.8.5 Umgang

Auch hier kann wieder auf den Umgang mit Depressiven verwiesen werden. Es kommt darauf an, zuerst das Symptom, die körperlichen Beschwerden zu akzeptieren. Für die Betroffenen dreht sich alles um die Symptomatik. Vergangenheit und Zukunft sind ausgeschlossen, und auch im Jetzt treten Beziehungen, soziale Möglichkeiten und Schwierigkeiten ganz in den Hintergrund. Nimmt man nach einer diagnostischen Abklärung die Symptomatik nicht ernst, verstärkt sich in den meisten Fällen noch die Anstrengung der Patienten, sich über die Symptome zu erklären. Anklagen erschweren es, in Kontakt zu bleiben. Vielen Ärzten scheint das Verordnen von immer neuen und immer mehr Medikamenten der einzige Ausweg aus diesem Dilemma zu sein.

Wenn wir das Therapieziel umdefinieren, wird uns der Umgang erleichtert. Wir versuchen zu erklären, daß es uns nicht gelingt, die körperlichen Beschwerden wesentlich zu verändern und wir lediglich erreichen wollen, daß der Patient nicht fortwährend daran denken muß, daß es Ziel sei, sich wieder zeitweise mit anderen Dingen beschäftigen zu können. Da die Patienten ihre Beschwerden nicht im Zusammenhang mit ihrer psychischen Problematik verstehen können, lassen wir ihnen ihr bewußtes Verständnis, sie hätten ein körperliches Leiden, und können uns mit ihnen gemeinsam dem genannten bescheidenen Ziel zuwenden. Dadurch fühlen sie sich nicht als Simulanten diskriminiert.

3.8.6 Eigene Gefühle

Den Altersdepressionen ähnlich, führt die anklagend-klagende Beschäftigung mit den Symptomen dazu, daß uns die Patienten „nerven", wir reagieren verärgert. Unsere „normalen medizinischen Erklärungen" scheinen nichts zu fruchten. Wir ziehen uns zurück, verfallen in Wortlosigkeit, um aggressive Äußerungen zu vermeiden und geben nur solche Hilfsangebote, die uns Distanz erlauben. Diese Abweisung gehört gleichsam zu der alltäglichen Erfahrung der Betroffenen: Sie wandern von einem Arzt bzw. Betreuer zum anderen. Dies gilt auch besonders bei Patienten, die die Schuld ihres Leidens bei anderen, z. B. bei uns, suchen.

---

[9] Narzißmus ist die Liebe, die man dem Bild von sich selbst entgegenbringt.

3.8.7 Therapie

Auch bei der Therapie kann wieder auf die *depressive Antwort* verwiesen werden. Da jedoch die ganze Aufmerksamkeit auf negative Sensationen des Körpers fixiert ist, versuchen wir, Formen der positiven körperlichen Berührung zu verordnen. Da eine Verordnung „3mal täglich streicheln" in einem medizinisch orientierten Versorgungssystem nicht möglich ist, kann z. B. Rücken- bzw. Nackenmassage bei der in aller Regel verspannten Muskulatur angewendet werden. Mit dem Masseur muß hierbei eine Einigung über die Zielsetzung („Streichelmassage") herbeigeführt werden (s. 5.3.5).

Wenn Patienten sich umsorgt und angenommen fühlen, treten nach unseren Erfahrungen die körperlichen Beschwerden allmählich in den Hintergrund. Es ist ein Erfolg, wenn stunden- oder auch nur minutenweise ein Spiel, ein Gespräch oder eine therapeutische Aktivität Ablenkung von der Symptomatik bietet. Patienten, denen es besser geht, sprechen kaum mehr über ihre Symptome, antworten aber auf Nachfrage, daß alles noch gleich sei. Treten neue Kränkungs- oder Verlusterlebnisse auf, so ist eine Verstärkung der körperlichen Symptomatik dafür oft ein Indikator.

3.8.8 Psychiatrische und psychopathologische Aspekte

Psychogene körperliche Beschwerden in psychiatrischer Sicht

In diesem Abschnitt soll die Vielgestaltigkeit dieser Beschwerden deutlich gemacht werden. Auf die Problematik psychosomatischer Erkrankungen, die mit körperlichen Funktionsstörungen einhergehen, kommen wir erst in 3.12.

Die somatisierte Antwort ist kein eigentliches Krankheitsbild, sondern eine Reaktionsform, die bei Altersdepressiven besonders häufig vorkommt. Diese Reaktionsform ist am ehesten der Hypochondrie vergleichbar, einer Symptomatik, bei der ohne wesentliche körperliche Störung eine ernsthafte Erkrankung zumeist als tödliche Bedrohung erlebt wird. Allerdings ist die somatisierte Antwort auf die Gegenwart bezogen, während bei der Hypochondrie die vermeintlich schreckliche Zukunft im Vordergrund steht.

Die Hypochondrie ist – ähnlich der Angst – einerseits ein eigenes Krankheitsbild, andererseits Symptom einer Krankheit. Hypochondrische Neurosen sind selten. Häufig sind hingegen Borderlinesyndrome (Symptomatik an der Grenze zwischen Neurose und Psychose) mit oft rasch wechselnden hypochondrischen Symptomen. Bei Depressionen werden in der Regel hypochondrische und somatisierte Reaktionen gleichgesetzt. Es wird auch von larvierten Depressionen gesprochen.

Bei schizophrenen Psychosen kann ein verändertes Körpererleben im Vordergrund stehen. Es kann unterschieden werden:

– *Wahn im Rahmen einer paranoiden Psychose* (z.B. die Vorstellung eines im Gehirn eingebauten Senders) ohne spezifische körperliche Vorstellungen;

– *bildhaft beschriebene Organe, die von einer Krankheit befallen seien bzw. Krankheitsverläufe im Sinne einer zönästhetischen Schizophrenie* (z. B. Krebs eines Organs, das zerfressen werde, Asbestkristall, um den sich ein Tumor bildet);

– *Hypochondrie im Rahmen eines Rest- und Defektzustandes von alt gewordenen schizophrenen Patienten*; bei der einzelne körperliche Beschwerden oft mit großer Aggressivität vorgebracht werden. Eine diagnostische Einordnung erfolgt über die Vorgeschichte. Eine neuroleptische Therapie ist teilweise erfolgreich; diese Form beobachtet man in Pflegeheimen häufiger.

3.9 Die wahnhafte Antwort

3.9.1 Begegnung

Eine 68jährige Frau, die durch ihre Hagerkeit auffällt, lebt allein in einer Wohnung an der Peripherie einer Großstadt. Ihr Ehemann ist bereits vor über 10 Jahren verstorben, auch Verwandte hat sie nicht mehr. Den einzigen intensiveren sozialen Kontakt scheint sie zu ihrem Hausarzt zu haben, der sie in unsere Klinik eingewiesen hat. Bei der Aufnahme verhält sie sich sehr aufgeregt. Sie bedrängt uns: „Ich muß jetzt unbedingt wieder nach Hause, die Schweinchen verhungern! " Wir fragen: „Welche Schweinchen? " Die Patientin berichtet, sie habe Schweinchen in ihrer Wohnung, manchmal wären sie auch in ihrem Bauch. Sie ließen sie überhaupt nicht zur Ruhe kommen. Sie hätten ihr schon solche Bauchbeschwerden verursacht, daß ihr Hausarzt bereits einmal versucht habe, sie herauszunehmen. Die Patientin gibt uns eine Schilderung des suggestiven „Abtreibungsversuchs"in der abgedunkelten Praxis des Hausarztes und sagt, dieses habe ihr große Erleichterung verschafft. Aber sie unterbricht sich wieder, möchte nicht weitererzählen, möchte nur noch nach Hause, um ihre Schweinchen zu füttern. Wir versuchen immer wieder, mit der Frau in ein Gespräch zu kommen. Aber welche Ansätze wir auch wählen, ihr ganzes Interesse bezieht sich auf die Schweinchen. Alle anderen Fragen scheinen für sie unwichtig zu sein.

Nach einer Behandlung mit Neuroleptika wird die zunächst sehr lebendige Frau ruhiger, wortkarg, ja depressiv. Wir stellen fest, daß sie Merkfähigkeitsstörungen hat, die uns in ihren Auseinandersetzungen mit den Schweinchen nicht aufgefallen waren.

Während die Wahnproblematik dieser Frau über mehrere Jahre hinweg währte, hatte Herr S., 76 Jahre alt, ein einziges Wahnerlebnis. Er, der früher bei der Post gearbeitet hatte, lebte zurückgezogen in einem Mietshaus. Mit der Zeit wurde das Haus überwiegend von Türken bewohnt, zu denen Herr S. „natürlich", wie er bekundet, keinen Kontakt hatte. Seine sozialen Kontakte beschränkten sich auf seine jüngere Schwester und den noch im Berufsleben stehenden Schwager, die er einmal in der Woche aufsuchte. Herr S. beklagt sich darüber, daß seine Sehkraft nachgelassen hat, auch mit dem Hören wäre es nicht mehr so gut. Dadurch habe er sogar das Interesse am Fernsehen verloren. Er berichtet, daß er am Abend vor der Aufnahme in unsere Klinik wie gewöhnlich den Abendbrottisch gerichtet habe. Er habe in der Abenddämmerung am Tisch gesessen und dort plötzlich 2 Männer bemerkt. Beim Aufsagen des Tischgebets hätten die Männer nicht mitgesprochen. Darüber sei er sehr erschrocken gewesen. Er habe das Licht angeschaltet, aber da seien die Männer verschwunden gewesen. Er habe nicht länger in seiner Wohnung bleiben können und wolle, da ihn seine Schwester nicht aufnehmen mochte, Zuflucht in einem Altenheim suchen. In der Folgezeit traten bei unserem Patienten keine Wahnerlebnisse mehr auf. Bei den Untersuchungen wurde aber deutlich, daß auch seine Merkfähigkeit leicht eingeschränkt war.

Schließlich möchten wir von Frau A., 83 Jahre alt, berichten, die bei uns spontan den Eindruck hinterließ, sehr freundlich zu sein. Sie wohnt in einem Altenheim, in dem es nach ihrer eigenen Darstellung nie Probleme gegeben habe. In letzter Zeit werde sie aber verfolgt, und sie sei auch bestohlen worden. Anders sieht die Schilderung der Heimmitarbeiter aus. Frau A. sei immer schwieriger geworden. Sie habe die anderen beobachtet und mit ihren Blicken bis in ihre Zimmer verfolgt. Sie komme einem so nahe, daß man das Gefühl habe, zu ihr auf Distanz gehen zu müssen.

Bei der Untersuchung der Patientin fällt auf, daß sie unter starken Merkfähigkeits- und Konzentrationsstörungen leidet. Damit lag es auf der Hand, was es mit den „gestohlenen" Gegenständen auf sich hatte: Frau A. konnte sich einfach nicht mehr daran erinnern, wo sie sie zuvor hingelegt hatte. Ihre örtlichen und zeitlichen Orientierungsprobleme wurden dabei dadurch verschärft, daß sie erst seit 4 Monaten in dem Heim wohnte. Zu erwähnen ist noch, daß Frau A. früher zwar 2mal verheiratet gewesen ist, jedoch seit knapp 20 Jahren ohne Partner lebte. Der Kontakt zu ihren Kindern, die in anderen Städten leben, ist nicht sehr eng, und da sie trotz ihres offensichtlichen Kommunikationsbedürfnisses keine Freunde oder engeren Bekannten gewinnen konnte, ist auch das Leben dieser Frau von Einsamkeit geprägt gewesen.

3.9.2 Symptome

Den meisten Fällen von Wahnbildungen gehen lebensgeschichtlich bestehende Kontaktschwierigkeiten bzw. Kontaktarmut voraus. Nach dem Abklingen der akuten Wahnsymptomatik läßt sich meist eine mehr oder weniger starke Störung der Gehirnfunktionen (Demenz) feststellen, die in der vorangehenden Wahnphase nicht aufgefallen sein muß. Allen Fällen gemeinsam ist, daß etwas Zusätzliches im Wahrnehmen oder Denken (oder in beidem) vorhanden ist, welches Aufschluß über das Verhalten der Betroffenen gibt. Dieses Zusätzliche tritt dort auf, wo Verluste, Lücken und Defizite sind. Nach unserer Beobachtung ist die Wahrscheinlichkeit, daß Wahnsymptome auftreten, um so größer, je plötzlicher Störungen der Gehirnfunktionen auftreten.

Wir müssen in bezug auf die Symptomatik zwischen Wahngedanken (Wahn als Denkstörung) und Halluzinationen (Wahnwahrnehmungen) unterscheiden, die meist als Stimmen auftreten. Mitunter werden Ohrgeräusche als eine Melodie gedeutet (z. B. wenn ein Patient mit Ohrgeräuschen fortdauernd im Pulstakt hört: „Ein Männlein steht im Walde ...“). Oft werden Geräusche jedoch nur als Getuschel über einen selbst aufgefaßt.

Nicht ganz so häufig sehen Patienten etwas (Schweinchen, Männer am Abendbrottisch), wobei diese Gesichtswahrnehmungen einen mehr flüchtigen Charakter haben. Eine Vorstufe hierzu ist es, wenn man jeden Blick auf sich bezieht.

Als besonders schrecklich werden Tastwahrnehmungen empfunden, wenn man z. B. meint, kleine Tiere krabbelten einem über die Haut (Dermatozoenwahn). Die Wahrscheinlichkeit solcher Wahnwahrnehmungen steigt mit Kontaktarmut und Einschränkungen der Sinneswahrnehmungen (Seh- und Hörschwächen). Dieses betrifft im übrigen nicht nur unsere älteren Patienten. Auch jüngere und gesunde Menschen bekommen unter Reizabschirmung Halluzinationen. Im Experiment hat sich gezeigt, daß man in einer solchen Situation z. B. auch in vollkommener Dunkelheit sich bewegende Farben etc. „sieht“. Zumeist von Wahnwahrnehmungen ausgehend – manchmal, wie in unserem 3. Praxisbeispiel, auch umgekehrt –, entsteht ein Wahn, der sich aus Wahngedanken konstituiert, Züge des Logischen hat (Schweinchen müssen gefüttert werden, vor Leuten, die einen bestehlen, muß man sich in acht nehmen), jedoch häufig auch der Logik widerspricht (Schweinchen befinden sich zugleich frei in den Räumen der Wohnung und im Bauch) und oft mit zwiespältigen Gefühlen einhergeht (Schweinchen werden abgelehnt, aber trotzdem gefüttert).

Bei Wahnerkrankungen im Alter treten systematisierte Wahngebäude seltener als bei der Schizophrenie auf (s. 3.9.8).

3.9.3 Geschichte und Verlauf

Bei den meisten Patienten tritt die Wahnerkrankung in einer Situation der Vereinsamung auf. Der Betroffene leidet von sich aus unter Kontaktarmut und ist von seiner Umgebung sozial isoliert. Hinzu kommt zumeist eine – z. T. im Rahmen einer körperlichen Erkrankung ausgelöste – plötzliche Verringerung geistiger Fähigkeiten, die aber in ihrem Ausmaß nicht sehr groß zu sein braucht. Von Wahnerkrankungen im Alter sind Psychosen aus dem schizophrenen Formenkreis abzugrenzen, die in der Regel in einer sehr viel früheren Lebensphase beginnen, aber auch bis ins hohe Lebensalter fortbestehen.

3.9.4 Verstehen der Krankheitsdynamik

Ein vollständiges Verstehen von schizophrenen Patienten ist nur schwer möglich. Bei Wahnerkrankungen im Alter ist es hingegen einfacher, den Zusammenhang zwischen Lebenssituation und Wahnsymptomatik zu begreifen. Unsere geschilderten Beispiele aus der Praxis veranschaulichen verschiedene Formen von Wahnbildung. Der Wahn füllt Lücken; die Betroffenen entwickeln ein „Kontaktmangelparanoid" (Janzarik 1973).

Stellen wir uns den alten, vereinsamten Mann vor, der aufgrund seiner Seh- und Hörschwäche nur noch wenig Impulse von außen bekommt. Er sitzt in der Dämmerung allein am Abendbrottisch. Plötzlich sieht er sich in Gesellschaft von 2 Männern. Hierin kann man gewissermaßen eine Wunscherfüllung sehen, wenngleich ihn dieser unangemeldete Besuch auch erschreckt. Mit den Schweinchen der Patientin verhält es sich ähnlich. Sie haben die Frau jahrelang davon abgehalten, sich mit ihrer Einsamkeit auseinandersetzen zu müssen. In ihrer Vorstellung war sie eben nicht allein. Wahn kann auch die Funktion haben, das narzißtische Gleichgewicht zu erhalten. Erinnern wir uns an die Frau, die klagt, bestohlen zu werden. Hinter dieser Anklage steht der Wunsch, nicht wahrnehmen zu müssen, daß sich die eigene Merkfähigkeit vermindert hat. Damit ist gemeint, es ist besser, wenn ich z. B. sagen kann: „Meine Schlüssel sind weg, jetzt bin ich schon wieder bestohlen worden", als sich einzugestehen: „Wo habe ich meine Schlüssel denn nun schon wieder hingelegt, ich kann mir aber auch die einfachsten Dinge nicht mehr merken! "

Wahn bildet sich auch, wenn man sich gezwungen sieht, soziale Kompromisse zu schließen, die man eigentlich ablehnt:

Eine 84jährige, noch sehr rüstige Frau bezieht ein Zimmer im Haus ihrer Tochter, nachdem ihr Mann, zu dem sie ein ambivalentes Verhältnis hatte, verstorben war. Die Tochter verlangt von ihr eine Vollmacht über ihr Bankkonto, obwohl sie lieber eigenständig über ihr Geld verfügen möchte. Die alte Frau bildet daraufhin den Wahn aus, von Männern verfolgt und ausgeraubt zu werden. Hierdurch kann sie ihre ganze Verzweiflung darüber ausdrücken, daß sie die alleinige Verfügungsgewalt über ihr Geld verloren hat, ohne direkt ihre Tochter anzuklagen. Ihr Wahn hilft ihr, einen Konflikt mit der Tochter zu vermeiden.

Auch unbewußter Neid kann Wahn verursachen, wie das folgende Beispiel zeigt:

Eine 79jährige Frau, die seit dem 2. Weltkrieg allein lebt, beobachtet zufällig ein Zärtlichkeiten austauschendes Paar in einem ihrer Wohnung gegenüberliegenden Haus. Sie reagiert darauf unruhig, findet keinen Schlaf mehr und fühlt sich verfolgt – man könnte sagen, von ihren eigenen Triebwünschen, die sie so viele Jahre lang streng abgewehrt hatte.

3.9.5 Umgang

Wenn wir mit Wahnkranken verständnisvoll umgehen wollen, so müssen wir die Krankheitsdynamik erfassen und erkennen, welche Wünsche dahinter stehen und was durch sie stabilisiert werden soll. Bei Wahnerkrankungen, bei denen durch den Wahn Lücken gefüllt bzw. Defizite ausgeglichen werden sollen, tritt schon durch kontinuierliche Kontakte, z. B. nach einer Krankenhausaufnahme, Besserung auf, weil der Kontaktmangel dadurch überwunden wird. Dieser Kontakt sollte allerdings nicht auf eine Person zentriert sein, da sonst bei äußeren Veränderungen sehr rasch das ursprüngliche Problem wieder auftreten kann.

Ist die Erhaltung des narzißtischen Gleichgewichts Ursache der Wahnbildung, so ist der Umgang mit Betroffenen zumeist recht schwierig. Wir können narzißtische Verluste, Verluste, die die eigene Persönlichkeit, den eigenen Körper betreffen, oft nicht ausgleichen. In bezug auf unsere Patientengruppe kommt es in diesen Fällen darauf an, in Gesprächen die Verlustproblematik im Alter immer und immer wieder taktvoll zu besprechen. Wir sollten den von uns Betreuten helfen, einen Trauerprozeß einzuleiten, und wir sollten ihnen in diesem Prozeß Begleiter sein. Hierbei müssen wir darauf achten, daß solche Erkrankungen in eine depressive Verweigerungshaltung übergehen können, bei der alles von außen kommende abgewehrt wird (z. B. Mahlzeiten), was schließlich tödlich enden kann (vgl. 3.13).

Ist erzwungene soziale Kompromißbildung oder unbewußter Neid der Wahnbildung ursächlich, so fällt es uns leichter als bei der narzißtischen Problematik, den Patienten zuzuhören und mit ihnen zu sprechen. Es hat allerdings keinen wesentlichen Effekt, wenn wir ihnen in diesen Gesprächen unsere Deutungen ihrer Krankheitsproblematik mitteilen, statt dessen sollten wir die dahinterstehenden Wünsche berücksichtigen und die Patienten darin unterstützen, sie zu verwirklichen, soweit dieses möglich ist.

3.9.6 Eigene Gefühle

Neubildungen des Wahns haben für uns oft einen faszinierenden Charakter. Hierdurch werden unser Interesse und unsere Gesprächsbereitschaft geweckt. Der Umgang mit unseren Patienten wird für uns aber dann problematisch, wenn wir in ihren Wahn einbezogen werden und z. B. plötzlich als Dieb beschuldigt oder gar als KZ-Wächter identifiziert werden. Dieses trifft uns dann besonders hart, wenn wir zu dem von uns Betreuten zuvor eine nahe Beziehung entwickelt hatten. Es ist sehr schwer, mit solchen Kränkungen umzugehen. Einen Rat hierfür wissen wir

leider nicht. Man wird es einstecken müssen – wie so oft, wenn keine Alternative
besteht.

3.9.7 Therapie

Die Therapie von Wahnkranken erfordert Fingerspitzengefühl:
Medikamentös werden schwach- und hochpotente Neuroleptika eingesetzt (z. B.
Sedalande oder Haloperidol), jedoch in sehr niedriger Dosierung. Eine niedrige
Dosierung ist nicht nur erforderlich, weil diese Medikamente im Alter langsa-
mer abgebaut und ausgeschieden werden (wodurch eine höhere Konzentration
entsteht), sondern auch weil oft erschreckend schnell depressive Zustände mit
Desinteresse und allgemeiner Verweigerungshaltung auftreten und die allgemeine
Vitalität sehr untergraben wird.

Sich Zeit lassen und zumindest stundenweise Nachtruhe erreichen ist unsere
therapeutische Devise. Nur in Ausnahmefällen, wenn der Wahn z. B. zu heftigen Aggressionen führt, ist ein höher dosiertes medikamentöses Eingreifen erforderlich. Wenn Neuroleptika nicht akzeptable Nebenwirkungen hervorrufen, kann
man, beispielsweise um den Schlaf zu fördern, andere Medikamente einsetzen
(z. B. Distraneurin oder Tranquilizer). In Fällen, in denen die Demenz im Vordergrund steht, sind die entsprechenden therapeutischen Maßnahmen angezeigt (vgl.
3.11.7).

In der Soziotherapie kommt es darauf an, die soziale Situation unseres Patienten abzuklären. Häufig ist das nicht einfach. Probleme treten insbesondere
auf, wenn sich ein Patient z. B. von Verwandten ausgenutzt und geschädigt fühlt.
Hausbesuche und Familiengespräche können dann oft hilfreich sein. Grundsätzlich
sollten wir unsere Patienten soweit wie möglich dabei unterstützen, die eigenen
Angelegenheiten (z. B. ihr Bankkonto betreffend) eigenständig zu regeln, um nicht
mißtrauisch sein zu müssen.

Kunsttherapie, möglicherweise auch andere kreative Verfahren, können sich
positiv auf die von uns Betreuten auswirken. Zumindest zeitweise werden sie von
ihrem Problem abgelenkt, und die angesetzten Therapietermine tragen dazu bei,
die Woche zu strukturieren.

In der Psychotherapie geht es darum, die Wünsche, die hinter der Krankheitsdynamik stehen, zu verstehen. Einzelgespräche, in denen man sehr viel zuhört
und sich um Kontakt bemüht, sind wichtiger als systematische Therapien. Die
Integration von Wahnkranken in Therapiegruppen gestaltet sich häufig schwierig. Tritt nach Beginn der Behandlung eine depressive Symptomatik auf, so sind
Wahnpatienten wie andere depressive Patienten zu behandeln.

3.9.8 Psychiatrische und psychopathologische Aspekte

Nach dem Diagnoseschema der Weltgesundheitsorganisation (Degkwitz et al. 1980) können Krankheiten mit Wahn in unterschiedlichen Zusammenhängen diagnostiziert werden. (Auf den bei Depressionen auftretenden Wahn hatten wir bereits in 3.7.8 hingewiesen.)

Demenz mit paranoidem Erscheinungsbild
Hierbei sind eine Vielzahl von Wahnideen und Halluzinationen vorhanden. (Ein Teil der geschilderten Fälle wäre hier einzuordnen.)

Paranoide Schizophrenie
Vgl. nachfolgenden Exkurs „Schizophrenie".

Paranoia
Selten auftretender, logisch konstruierter Wahn ohne Halluzinationen oder schizophrene Denkstörungen.

Paraphrenie, paranoide Psychose im Involutionsalter (Rückbildungsalter)
Paranoide Psychose mit auffälligen Halluzinationen, die oft in verschiedenen Sinnesgebieten auftreten. Diese diagnostische Kategorie ist umstritten; wir ordnen unsere Patienten, bei denen die Wahnerkrankung im Alter beginnt und bei denen Gedächtnisverluste nicht wesentlich sind, gleichwohl hierunter ein.

Paranoide Persönlichkeit
Persönlichkeitsstörung mit starker Empfindlichkeit für Mißerfolge und vermeintliche Demütigungen mit einer Tendenz, Erlebtes zu verdrehen.

Exkurs: Schizophrenie

Im folgenden sollen einige Definitionen aus der Schizophrenielehre benannt werden. Erkrankungen aus dem schizophrenen Formenkreis beginnen in sehr viel früheren Lebensphasen, also nicht erst im Alter. Sie reichen vom einmaligen psychotischen Erleben ohne wesentliche Folgen über Verläufe mit mehreren Krankheitsepisoden bis hin zur Chronifizierung. Nach einer Faustregel kann man sagen, daß etwa ein Drittel der Betroffenen sich wieder psychisch und sozial stabilisiert, ein weiteres Drittel behält psychotische Symptome, ist sozial aber leidlich integriert, und lediglich das verbleibende Drittel bleibt chronisch krank. Die akute Wahnsymptomatik läßt keine Voraussage hinsichtlich des Krankheitsverlaufs zu. Allerdings kann man davon ausgehen, daß akute psychotische Symptome im Alter zurückgehen (weniger Halluzinationen, weniger intensiver Wahn), während sog. Defektsymptome, oft mit psychosomatischen Beschwerden oder Reizbarkeit einhergehend, fortbestehen.

Die Entstehungsbedingungen der Schizophrenie sind vielfältig. Sie reichen von Faktoren der Vererbung über frühkindliche Störungen sowie familiäre Kommunikationsstörungen bis hin zu sozialen Belastungen.

Diagnostische Kriterien der Schizophrenie nach Schneider (1957)

Symptome 1. Ranges (Symptome von großem Gewicht). Lautwerden von Gedanken, Hören von Stimmen in der Form von Rede und Gegenrede, Hören von Stimmen, die das eigene Tun mit Bemerkungen begleiten, leibliche Beeinflussungserlebnisse, Gedankenentzug und andere Gedankenbeeinflussungen, Gedankenausbreitung, Wahnwahrnehmung sowie alles von anderen Gemachte und Beeinflußte auf dem Gebiet des Fühlens, Strebens und Wollens.

Symptome 2. Ranges (Symptome von geringerer Bedeutung). Alle nicht zu den Symptomen 1. Ranges gehörenden Sinnestäuschungen, Wahneinfälle, Ratlosigkeit, depressive und frohe Verstimmungen, erlebte Gefühlsverarmung.

Diagnostische Kriterien nach Bleuler (1975)

Primäre Symptome (vermutete Grundstörung). Dissoziation des Denkens und affektive Verblödung sowie Verlust des Gefühlsrapports, Ambivalenz, Autismus.

Sekundäre Symptome (als Reaktion der Psyche auf das Erleben der Krankheit). Sinnestäuschungen, Wahnideen, Gedächtnisstörungen, Störungen der Person, Sprache, Schrift.

Folgende Formen der Schizophrenie werden unterschieden (Degkwitz et al. 1980):

Schizophrenia simplex (einfache Schizophrenie). Diese Form der Schizophrenie ruft Absonderlichkeiten und Leistungsabfall hervor. Sie ist selten zu diagnostizieren.

Hebephrene Form (jugendliche Form). Hierbei stehen Affektänderungen im Vordergrund. Sie beginnt im 15. - 25. Lebensjahr und zeitigt einen Leistungsabfall.

Katatone Form. Hierbei liegt eine ausgeprägte Störung der Willkürmotorik vor; motorische Erregung oder Stupor (starke Bewegungshemmung) steht im Vordergrund.

Paranoide Form (wahnhafte Form). Relativ dauerhafte Wahnideen treten, von Halluzinationen begleitet, auf. Sie ist die häufigste Form.

Schizophrene Rest- und Defektzustände. Es handelt sich um eine chronische Form. Früher bestehende Symptome haben ihre Ausgeprägtheit verloren, das Gefühlsleben ist abgestumpft.

Schizoaffektive Psychose. Hierunter versteht man eine Psychose, in der auffällige manische oder depressive Symptome mit schizophrenen Symptomen vermischt sind.

3.10 Der Rückzug in die Vergangenheit als Antwort (Regression)

3.10.1 Begegnung

Frau K., 72 Jahre alt, wohnt mit ihrem Ehemann am Stadtrand. Ihre Angehörigen berichten, sie leide schon seit längerer Zeit unter Vergeßlichkeit, die inzwischen so stark geworden sei, daß ihr Mann, der noch sehr rüstig wäre, sie nicht mehr allein auf die Straße lasse. Nach einer Grippeerkrankung habe sich ihr Zustand noch weiter verschlimmert, sie sei jetzt viel unruhiger als zuvor. Die Patientin leide unter Schlaflosigkeit und habe gegen den Willen des Mannes das Haus verlassen wollen und gar gedroht, sich vom Balkon zu stürzen. Ihre Einweisung in unsere Klinik wird diagnostisch mit „Unruhezustand bei Demenz" begründet. Im weiteren Verlauf nimmt das Gespräch eine unvermutete Wendung, Frau K. sagt plötzlich: „Ich bin 18 Jahre alt, und ich habe 3 Brüder. Mein Vater ist Schneider in der Hohenzollernstraße" (die, der Historie folgend, seit langem Friedrich-Ebert-Straße heißt). Frau K. wirkt jetzt wie verwandelt, aus der leidenden Patientin ist für einen Augenblick eine stolze und sichere Frau geworden. Der Hinweis auf die Brüder und den Vater scheint für sie die Wirkung eines schützenden Schildes zu haben. Mit ihrer Äußerung hat sie sich eine Welt (zurück)erschaffen, in der sie sich ganz offensichtlich behütet fühlt. Ihre Krankheitssymptome der Unruhe und Agitiertheit sind Reaktionen auf eine Welt, in der sie sich nicht mehr auskennt.

Die Eingewöhnung auf der Station bereitet ihr große Schwierigkeiten, sie findet sich nur schwer zurecht. In einem weiteren Gespräch äußert Frau K. eine Woche später, sie sei jetzt mit 28 Jahren gerade frisch verheiratet und fühle sich großartig. Mit dem Stationsalltag hat sie mittlerweile weniger Probleme und gewöhnt sich im Lauf der folgenden 3 Wochen weiter ein.

Allmählich erkennt sie ihren Ehemann und ihre Kinder sicher wieder. Frau K. kann aus der Klinik entlassen werden und ihr früheres Leben fortführen. Ihre Stimmung bleibt jedoch niedergedrückt und ihre in der Erkrankungsphase teilweise gezeigte Lebendigkeit geht deutlich zurück.

Ein Kollege berichtete von einer anderen Begegnung.

Eine 80jährige Patientin spricht ihn auf dem Stationsflur an: „Ich muß jetzt unbedingt nach Hause, meine Mutter ist krank." Der Kollege antwortet ihr, das gehe nicht, sie sei doch selbst krank. Aber die Patientin scheint diesen Einwand zu ignorieren: „Ich muß jetzt nach Hause." Auf die Frage des Arztes, wo denn ihre Mutter sei, antwortet die Patientin etwas irritiert: „Sie ist in der Stube..."

Die Dynamik soll anhand eines weiteren Praxisbeispiels veranschaulicht werden.

Eine 73jährige Patientin, die früher Putzfrau in einem Altenheim gewesen ist, lebt heute in einem Pflegeheim. Die Mitarbeiter des Heimes bezeichnen die Frau als unruhig und verwirrt; es sei sehr schwer, mit ihr auszukommen. Das besondere Problem bestehe darin, die Patientin vom Putzen abzuhalten, andauernd wolle sie putzen. Sie entwickele hierbei starke Energien und wirke absolut nicht schwach, wenn sie versuche, eine Schürze vorgebunden, die Pflegestation zu verlassen.

Das Verhalten dieser Frau war gleichfalls als ein Rückzug in ihr früheres Leben zu verstehen. Ihr war es unerträglich, sich als alt und krank zu empfinden und sich mit dem Abbau ihrer intellektuellen Fähigkeiten auseinanderzusetzen. Gerade hierzu wurde sie aber durch das Verhalten der Pflegeheimmitarbeiter gleichsam verurteilt, die sie zu Passivität anhielten, indem sie ihr Betätigungsmöglichkeiten entzogen. Seitdem diese Patientin auf der Station einige Reinigungstätigkeiten versehen und sich hierbei ein Stück weit in ihrer früheren Rolle erleben kann, ist sie relativ zufrieden und für die anderen Menschen auf der Station umgänglicher geworden.

3.10.2 Symptome

Der Beschäftigung mit Kindheit und Jugend begegnen wir bei alten Menschen häufig. In den geschilderten *Begegnungen* hat sich diese Beschäftigung allerdings zu einer extremen Symptomatik ausgebildet. Die Patienten ziehen sich in ihre frühere Lebenswelt zurück (Kipp 1991). Sie suchen die Vergangenheit auf, in der sie sich auskennen und wohlfühlen, und zugleich verkennen sie die Gegenwart.

Außenstehenden fällt es oft schwer, ihr Verhalten zu begreifen. Es fehlen Kenntnisse über das frühere Leben der Betroffenen, da deren „Berichte" aus früheren Lebensphasen häufig sehr undeutlich und bruchstückhaft sind. Dieses erschwert es, sie zu verstehen, was zu einem angemessenen Umgang mit ihnen gehört. Diesen mitunter schwer zu verstehenden Symptomen eines „Rückzugs in die Vergangenheit" liegt der Wunsch nach Sicherheit zugrunde. Es werden Lebenswelten mobilisiert, in denen Patienten entweder in aktiver Weise sicher waren (wie die ehemalige Putzfrau) oder sich passiv sicher fühlten (wofür das 1. Beispiel steht). Zu *regressiven Erkrankungen* gehört zumeist eine mehr oder weniger schwere Demenz.

3.10.3 Geschichte und Verlauf

Ist die Demenz auch Begleiter *regressiver Erkrankungen*, so sind keine verläßlichen Aussagen darüber möglich, welche dementen Menschen zu *regressiven Reaktionen* neigen. Häufig treten sie zusammen mit akuten Verwirrtheitszuständen auf. Patienten mit regressiven Reaktionsweisen scheinen, dieses sei als Hypothese formuliert, in früheren Lebensphasen sozial nicht so isoliert gewesen zu sein wie z. B. Wahnkranke.

Treten regressive Reaktionen plötzlich auf und kann ein genaueres Bild der früheren Biographie Betroffener rekonstruiert werden, so ist ihre Prognose als relativ günstig anzusehen. Unsere Erfahrung zeigt, daß sich diese Patienten häufig wieder recht gut psychisch und sozial stabilisieren.

3.10.4 Verstehen der Krankheitsdynamik

Wer von uns hat sich nicht schon einmal verirrt? Wir alle können bei uns nachprüfen, wie wir in solch einer Situation reagiert haben, erinnern uns, wie wir unsicher waren und Angst entwickelten. Wir kommen mit unserer Erinnerung dem Verstehen desorientierter Menschen recht nahe. Wir können Desorientiertheit als einen Zustand begreifen, in dem der Betroffene seine Umwelt nicht mehr richtig einordnen kann. Er kennt sich in dem, was ihn zuvor so selbstverständlich umgab, nicht mehr aus. Das Leben um ihn hat seine Vertrautheit verloren, er hat sich gleichsam verirrt. Wohin gehen, wenn alle Schritte nur zu Fremdem führen? Es entwickelt sich so etwas wie Heimweh. Mancher, der in der ihn umgebenden Welt alle Orientierung verloren hat und nichts Vertrautes mehr findet, geht den Weg zurück in seine Vergangenheit, in die er sich hineinimaginiert und in der er sich sicher und geborgen fühlt. Wenn wir dieses richtig verstehen, muß der Weg in die Irre kein Irrweg sein. Dieser Rückzug beinhaltet gleichzeitig die Chance, an frühere Fähigkeiten und Fertigkeiten anzuknüpfen und so gerüstet in die Gegenwart, in die reale Welt, zurückzufinden.

3.10.5 Umgang

Die Regression ist Ausdruck des Wunsches, sicher und geborgen zu sein, sich wieder wie in früheren Lebensphasen zu fühlen.

Patienten mit schwerster Demenz, wie die Frau aus dem 2. Fallbeispiel, können gleichwohl recht zufrieden leben, wenn sie spüren, daß sie nicht allein sind. Das Beispiel von Frau K. zeigt, daß Patienten mit ihrer Symptomatik Gefahr laufen, nicht verstanden zu werden, daß man ihren Rückzug in frühere Lebenswelten nicht begreift. Die Folge ist, man tut sie als „verwirrt" ab und beschränkt sich auf die elementare Pflege. Dabei wäre es wichtig, ihnen vor allen Dingen gut und oft zuzuhören. Wir sollten versuchen zu entziffern, welche Lebenswelt hinter noch so bruchstückhaften Äußerungen steht. Wir sollten versuchen zu ergründen, ob es sich hierbei um einen Wunsch nach Geborgenheit, um einen Rückgriff auf Lebenssituationen, in denen der Betroffene sicher war, handelt.

Ist dieses der Fall, so ist es weder sinnvoll, die imaginierte Lebenswelt zu bestätigen (z. B. „setzen Sie sich, Ihre Mutter kommt gleich"), noch ist es sinnvoll, sie zu verneinen (z. B. „Sie sind doch jetzt schon 80 Jahre alt, und Ihre Mutter ist schon lange tot! "). Es kommt vielmehr darauf an, *den Wunsch, der dahintersteht,* zu akzeptieren und – z. B. – zu sagen: „Es wäre schön, wenn Ihre Mutter da wäre, aber vielleicht kann ich Ihnen jetzt helfen? " Dann wäre die Patientin unseres 2. Fallbeispiels nicht alleingelassen.

Unser Verständnis des Wunsches von Frau K. nach Sicherheit und Geborgenheit auf ihrem Rückzug in frühere Lebensphasen hat es ihr erleichtert, sich nach einiger Zeit wieder zu stabilisieren. Auch die pflegebedürftig gewordene Putzfrau, die durch ihre Unruhe und Verwirrtheit zu einer Belastung der Station geworden war, fand Beruhigung, indem sie ihre frühere Berufsrolle wieder partiell annehmen konnte, um ihre Identität zu wahren.

3.10.6 Eigene Gefühle

Es hängt von der Symptomatik ab, wie gut man mit *regressiven Patienten* zurechtkommt. Diejenigen, die Lebenswelten früherer Geborgenheit aktivieren, weisen uns leicht Rollen zu, in denen wir auch Geborgenheit bieten können. Oft entwickelt sich ein (auch körperlich) enges Verhältnis. Problematischer für uns wird es, wenn die reaktivierte Lebenswelt Aktionen zeitigt, die früher zu Erfolgserlebnissen führten, heute aber mit der Realität der Pflegestation nicht zu vereinbaren sind. Diesen Patienten wird es im Alter möglicherweise besonders schwer fal-

len, sich in den Verlust persönlicher Macht zu fügen. Auseinandersetzungen und
Konflikte mit Betreuern können die Folge sein. Wenn wir in seine frühere Welt
einbezogen werden, so ist das alles andere als angenehm für uns. Wir müssen ihn
mitunter trotz aller seiner Starrsinnigkeit davon abhalten, „zur Arbeit" zu gehen.
Oft kommt es gewissermaßen zu „Kämpfen", in denen Pflegende sich gezwungen fühlen, Grenzen zu ziehen – bis hin zu freiheitsentziehenden Maßnahmen.
Bei allen negativen Gefühlen, die diese Patienten in uns auslösen können, sollten
wir uns dennoch bemühen, aus einem Verstehen der Krankheitsdynamik heraus
nach Möglichkeiten zu suchen, in denen sich Patienten ein Stück weit realisieren
können. Dieses wirkt sich positiv auf die Gefühle des Patienten uns gegenüber
aus.

3.10.7 Therapie

Die Therapie entspricht der der Demenz (s. 3.11.7). Hinzu kommt der beschriebene
besondere Umgang mit *regressiven Patienten*. Bei diesem Umgang sollten hinter
der bruchstückhaften Artikulation früherer Lebenswelten stehende Wünsche und
Bedürfnisse erkannt und akzeptiert werden. Ist die *regressive Symptomatik* nicht
allzu problematisch (wie z. B. ständiges Weglaufen), sollte auf eine dämpfende
Medikation verzichtet werden. Im stationären Bereich ist es sinnvoll, einfache und
leicht erkennbare Strukturen anzubieten (z. B. eindeutig gekennzeichneter Weg zur
Toilette). Regelmäßige Aktivitäten (z. B. in einer Gerontogruppe, s. S.171) tragen
dazu bei, daß Patienten sich wieder orientieren können.

3.10.8 Psychiatrische und psychopathologische Aspekte

Regressive Antworten wurden bislang nur mit abwertenden psychopathologischen
Begriffen belegt („verwirrt", „abgebaut", „desorientiert" ...). Es wurde nicht
(an)erkannt, was hinter dem Verhalten der Patienten steht. In keiner uns bekannten Diagnosesystematik werden die positiven Anteile dieser *Antwort* auch nur
annähernd positiv definiert.
   Mitunter wird diskutiert, inwieweit beim Einkoten und Einnässen frühkindliche
Verhaltensweisen zum Vorschein kommen und eine *Triebregression* vorliegt. In
den meisten reversiblen regressiven Fällen kann aber nicht entschieden werden,
welches die organischen und welches die psychischen Bestimmungsgrößen sind.
   Des weiteren muß man berücksichtigen, daß alte Patienten, die entmündigend
behandelt werden und keine Hoffnung auf eine Änderung dieses Zustandes haben,
sich sozial zurückziehen und vernachlässigen. Erhöhte persönliche Zuwendung
und bemündigende Umgangsformen können diesen Prozeß wieder umkehren. In
diesem Zusammenhang wird Regression nur als Abbauprozeß verstanden.
   Der Begriff der *Regression* hat in der Psychoanalyse eine wesentliche Bedeutung (Balint 1970). Nur über den Rückgriff in die frühe Kindheit und die Durch-

arbeitung früherer Fixierungen ist eine Weiterentwicklung (*Progression*) mit einer Wandlung der Persönlichkeitsstruktur zu erwarten.

Regression hat nach Freud 3 Bedeutungskomponenten:

- *topische Regression*, d. h. eine Regression von später entwickelten Bereichen des seelischen Apparates auf frühere (z. B. im Traum);
- *zeitliche Regression* als Rückgriff auf ältere psychische Bindungen und
- *formale Regression*, wenn primitive Ausdrucks- und Darstellungsweisen die gewohnten ersetzen (Radebold 1987).

In diesem Abschnitt ging es hierbei v. a. um die zeitliche, z. T. um die formale Regression.

3.11 Demenz – Verlust und Antwort zugleich

3.11.1 Begegnung

Eine 83jährige Frau wird in unsere Klinik eingewiesen, weil sie sich zu Hause nicht mehr versorgen kann. Auf der Station ist sie von allen wohlgelitten, sie ist immer freundlich. Wenn man sie nach ihrem Wohlergehen fragt, hat sie die immer gleiche Antwort parat: „Es geht mir gut." Dabei verhält sie sich zumeist sehr passiv. Zu ihren wenigen „Initiativen" gehört es, sich tagsüber ins Bett zu legen. Diese Frau kann den Urin nicht halten, deshalb wird sie mit einer Windelhose versorgt. Beim Waschen und Anziehen benötigt sie Hilfe, die sie auch gern annimmt. Uns erinnert sie oft an ein williges Kleinkind. Wir fragen uns, wie sie in diesem Alter wohl gewesen ist. Aber das kann man halt nicht erfahren.

Der Umgang mit einer um 2 Jahre älteren Frau gestaltete sich für uns viel schwieriger.

Frau P. ist fast erblindet und hört schlecht. Häufig ist sie unruhig und schreit oft stundenlang. Es ist ein ganz eigenartiges Schreien, beinahe an ein Nebelhorn erinnernd. In diesen Phasen wird Frau P. nur ruhig, wenn man sich intensiv mit ihr beschäftigt, wenn man sie berührt, streichelt. Mit Hilfe von Medikamenten findet sie nur dann Ruhe und Schlaf, wenn relativ hoch dosiert wird. Dieser Weg, Ruhe zu finden, kann aber keine Lösung rund um die Uhr sein.

Manchmal können einen demente Patienten dazu bringen, daß man die Verluste ihrer kognitiven Fähigkeiten nicht hinreichend berücksichtigt, sondern sich von ihren Reaktionsformen fortwährend provoziert fühlt. Man könnte meinen, sie versuchten so, die Verlustproblematik abzuwehren.

Herr Sch., ein 86jähriger Mann, ist auf der Station rastlos tätig. Mal sucht er seine Kleider zusammen, mal nimmt er seinen Zimmernachbarn alles weg, was nicht niet- und nagelfest ist. Ein anderes Mal steht er wieder mit 4 Hemden bekleidet an der verschlossenen Stationstür und möchte nach Hause gehen. Da die Tür verschlossen bleibt, wird er gegenüber den jüngeren Pflegern wütend und versucht, sie zu schlagen. Schwestern können ihn hingegen, wenn sie freundlich bleiben, von dem Wunsch, nach Hause zu gehen, abbringen. Kurze Zeit später hat er ihn wieder vergessen.

Herr Sch. redet nicht viel. Es ist auch nicht klar, inwieweit er versteht, wenn man zu ihm spricht. Seine Frau erkennt er nicht mehr. Wenn sie ihn besuchen kommt, fragt er nur, was sie denn von ihm wolle. Häufig setzt sich Herr Sch. zu einer recht ruhigen, ebenfalls dementen Mitpatientin. Er behauptet, sie sei seine Frau. Wenn Pfleger die Frau in ihr Zimmer bringen möchten, reagiert Herr Sch. wiederum mit Wut.

3.11.2 Symptome

Das Spektrum des Verhaltens von dementen Patienten ist weit gefächert. Sie können unruhig und wütend, aber auch angepaßt und freundlich sein. Das Gedächtnis, die Merkfähigkeit ist in den geschilderten Fällen erheblich gemindert. Oft schränken Patienten ihre Sprache ein, ohne daß spezielle Sprachstörungen (Aphasie) vorhanden sind. Die Gefühlslage wechselt mitunter sehr rasch (Affektinkontinenz). So wird Herr Sch., der nach Hause möchte, vor der geschlossenen Stationstür sehr wütend, beruhigt sich aber umgehend, wenn eine Betreuerin sich um ihn kümmert. Von Demenz Betroffene können häufig nicht mehr eigenständig essen und trinken. Als Folge tritt oft eine Exsikkose (Austrocknung) auf, wenn zu wenig Flüssigkeit aufgenommen wird. Stuhlgang und Wasserlassen können nicht mehr reguliert werden (Inkontinenz). Der Schlaf ist oft gestört, insbesondere im Hinblick auf den Tag-Nacht-Rhythmus.

3.11.3 Geschichte und Verlauf

In vielen Fällen können wir die Biographie unserer Patienten nicht mehr ergründen, da sie die Erinnerung verloren haben und fremdanamnestische Aussagen nicht so leicht zur Verfügung stehen. Oft weiß man nur, daß sich die Demenz über Jahre hinweg allmählich entwickelt hat. Plötzlich tritt dann eine akute Problematik auf. Die Leistungsfähigkeit läßt so stark nach, daß Betroffene ihre Alltagspraxis nicht mehr bewältigen können. Umgangsformen, wie z. B. Höflichkeit oder bestimmte Redewendungen, bleiben häufig lange erhalten und weisen auf eine entsprechende Erziehung hin. Man spricht in diesem Fall davon, daß die „Fassade" Betroffener noch vorhanden ist. Bei flüchtigeren Kontakten fällt die Demenz dieser Menschen nicht auf.

3.11.4 Verstehen der Krankheitsdynamik

Der Verlust intellektueller Fähigkeiten überschattet die gesamte Symptomatik. Es ist uns schwer möglich, dementen Patienten zuzuhören und mit ihnen zu sprechen. Oft liegt dieses aber daran, daß uns die Geduld fehlt. Wenn wir die Krankheitsdynamik Dementer verstehen wollen, ist es nötig, daß wir zu ihnen Empathie entwickeln. Wir neigen dazu, in dem mitunter ruhigen und freundlichen Vorsichhindämmern dementer Menschen den Ausdruck abgebauter Gehirnstrukturen zu sehen. Damit machen wir es uns aber wohl zu einfach. Alte Patienten, die stundenlang vor sich hindämmern, sind manchmal urplötzlich in der Lage, zu uns freudig in Kontakt zu treten. Freilich versinken sie kurz darauf wieder in ihren Dämmerzustand. Sie führen dann ein Schattendasein, gleich der Mutter von Odysseus, der er in der Unterwelt als Schatten begegnet, der im Kontakt lebendig wird. Kann das geschilderte Schreien der Patientin, das uns bezeichnenderweise an ein Nebelhorn erinnerte, nicht das einzige Signal sein, das noch zu ihr dringt, die einzige Möglichkeit, überhaupt noch Vertrautes wahrzunehmen? Kennen wir dieses Verhalten nicht auch an uns selbst? Warum fängt z. B. jemand an, im Wald zu singen, wenn er Angst und Unsicherheit vertreiben will? Es paßt dazu, daß die Frau, die kaum noch hören und sehen kann, nur bei intensivem Kontakt wieder ruhig wird. Vielleicht fühlt sie sich dann nicht mehr so allein?

Auch in den Wutausbrüchen von Herrn Sch. kann ein Versuch gesehen werden, mit der gegebenen Situation fertigzuwerden. Er versucht, alles, was ihn kränken könnte, aggressiv zu bekämpfen. Defizite können auch durch Wiederholungen (Perseveration) ausgeglichen werden. Man kann z. B. erleben, daß ein Patient Mitpatienten und Mitarbeiter alle in gleicher Weise freundlich begrüßt, auch 2- bis

3mal hintereinander. Mitunter sprechen Patienten fortwährend beliebige Wörter vor sich hin. Offensichtlich wollen sie verhindern, daß Stille eintritt, Redefragmente füllen eine Leere (Konfabulation).

3.11.5 Umgang

Über den Umgang mit dementen Patienten ist in den letzten Jahren viel publiziert worden (Grond 1984; Mace u. Rabins 1986; Böhm 1988; Feldmann 1989). Im Umgang sind Demente häufig sehr nah. Man neigt dazu, sie wie Kinder zu behandeln, und läuft so Gefahr, zum Abbau ihrer noch vorhandenen selbständigen Fähigkeiten beizutragen. Auch wenn uns sprachliche Kommunikation mit Dementen als kaum mehr möglich erscheint, sollten wir ihnen zuhören und weiterhin mit ihnen sprechen. Hierdurch können wir dafür sorgen, daß noch erhaltene Fähigkeiten trainiert werden. Im Umgang mit dementen Patienten ist deren frühere Biographie, soweit sie bekannt ist, einzubeziehen. Es ist für die Patienten wichtig, wenn ihre früheren Gewohnheiten und Umgangsformen, z. B. Tischsitten, Kontaktverhalten, Eß- und Schlafgewohnheiten betreffend, bekannt sind und respektiert werden.

Große Nähe gerade zu freundlichen Patienten kann mitunter auch bedrohlich werden:

In unserer Klinik war eine Patientin, die in ihrer Familie immer eine dominierende Rolle gespielt hatte. Diese setzte sie in der von ihr eingeübten Art auf der Station fort. Sie, die sonst sehr umgänglich war und der die Mitarbeiter viel Sympathie entgegenbrachten, konnte plötzlich aggressiv reagieren, und von ihren Schlägen waren vornehmlich die Mitarbeiter betroffen, die an sich besonders gut mit ihr umgehen konnten.

Natürlich mußte dieses Problem in einer Teamsitzung erörtert werden; dort kamen wir auch seinen Ursachen auf die Spur. Die Mitarbeiter fühlten sich der Patientin eng verbunden und waren vor Schlägen nicht gewappnet. Die Patientin schlug dann zu, wenn sie spürte, daß sie wieder alleingelassen werden sollte.[10] Sie wollte ihre „Stationsfamilie" fest im Griff behalten.

3.11.6 Eigene Gefühle

Durch die eingeschränkten sprachlichen Kommunikationsfähigkeiten der Patienten wird ein averbales Verhaltensmuster ihnen gegenüber geweckt. Wir reagieren auf demente anders als auf andere Patienten, wir können ihnen gegenüber größere Nähe zulassen. Allerdings empfinden wir es als sehr anstrengend, wenn wir uns immer wieder auf den Wechsel im Umgang mit von Demenz Betroffenen zu sonstigen beruflichen und außerberuflichen Lebensanforderungen einstellen müssen.

---

[10] Ähnliche Reaktionen kann man auch beim Kleinkinde beobachten.

3.11.7 Therapie

Demenz ist Verlust und Antwort zugleich. Der Verlust, d. h. die Degeneration, ist bei der Alzheimer-Erkrankung nicht aufzuhalten. Sind andere Erkrankungen Ursache für die Degeneration, so bestehen teilweise Therapiemöglichkeiten. Die Antwort auf diesen Verlust, d. h. Folgen und Komplikationen, können mit verschiedenen therapeutischen Maßnahmen beeinflußt werden, allerdings sind ihre Wirkungen begrenzt. Die medikamentöse Therapie geht von dem medizinischen Modell aus, daß Gehirndurchblutung und Sauerstoffausnutzung bei der Alzheimer-Krankheit gefördert werden müssen. Wir sehen hierin allerdings keinen geeigneten therapeutischen Ansatzpunkt. So massenhaft auch entsprechende Medikamente auf den Markt geworfen werden, mit ihnen sind keine oder allenfalls marginal positive Ergebnisse zu erzielen (*arznei-telegramm* 11/1985). Für die Pharmaindustrie sieht dieses freilich besser aus: Sie erzielt mit diesen Präparaten einen jährlichen Umsatz von über 1 Mrd. DM (*arznei- telegramm* 11/1985). In Einzelfällen hat man allerdings den Eindruck, daß sich durch diese Präparate die Aufmerksamkeit der Patienten etwas verbessert.

Ist aufgrund körperlicher Erkrankungen die Blut- und Sauerstoffzufuhr zum Gehirn gestört, so kann die Therapie der Grundkrankheit eine Verbesserung der krankheitsbedingten Störung des Gehirnstoffwechsels bewirken. Therapeutisch ist von Bedeutung:

- Therapie einer Herz(muskel)schwäche,
- Therapie einer Blutarmut (wegen des Sauerstofftransports),
- Vermeidung einer Unterzuckerung (Hypoglykämie),
- Vermeidung einer Exsikkose, d. h. einer Verminderung des Blutvolumens durch Austrocknung (Trinken!),
- andere spezifische Therapien spezieller Ursachen.

Der Einsatz von Psychopharmaka ist angezeigt, wenn als Folge von Demenz störende Symptome auftreten. Hierbei ist insbesondere die nächtliche Unruhe gemeint, aber auch Unruhe allgemein sowie eine paranoide Symptomatik (vgl. 3.9). Wenn der Tag-Nacht-Rhythmus wieder geregelt ist, hat das Gehirn die notwendigen Ruhe- und Erholungszeiten. Aber auch für die Betreuenden und Pflegenden - hierin sollte man ehrlich sein - ist der Einsatz von Psychopharmaka eine Hilfe. So kann z. B. ein pflegender Ehepartner die Strapazen der Pflege nur dann aushalten, wenn er selbst nachts die Möglichkeit hat, ungestört zu schlafen, oder eine pflegende Schwiegertochter kann beispielsweise ihre Aufgabe nur erfüllen, wenn sie nicht fortgesetzt beschuldigt wird zu stehlen. Diese Indikation „Schutz der anderen" steht gerade in der institutionellen Versorgung, z. B. im Heim, häufig im Vordergrund. Man muß dabei sehr darauf achten, daß nicht zuviel des „Guten" getan wird.

Unter soziotherapeutischen Aspekten ist es am günstigsten, wenn Patienten möglichst in ihrer alten, gewohnten Umgebung verbleiben und ihre alltäglichen Gewohnheiten durch Betreuung aufrechterhalten können. Ist der Verbleib in den vertrauten Lebenszusammenhängen nicht möglich, so sollte die neue Umgebung so strukturiert sein, daß an frühere Lebensformen, die den Betroffenen gleichsam Orientierungspunkte sind, angeknüpft werden kann. Unter den gegenwärtigen Bedingungen läßt sich dieses in Krankenhäusern oder auf Pflegeheimstationen allerdings nur recht bescheiden umsetzen. Der Tagesrhythmus orientiert sich dort am Dienst der Mitarbeiter (Schichtarbeit), der Stationsablauf an der Funktionalität von Pflege und Versorgung. So bleibt da wenig Raum für eine individuelle Tagesgestaltung altgewordener Menschen.

Über die verschiedenen soziotherapeutischen Möglichkeiten wird in Kap. 5 Auskunft gegeben (s. 5.3.6 - 5.3.9).

Die Psychotherapie dementer Patienten ist bislang wenig erprobt. Die Erfahrung zeigt aber, daß z. B. durch Gesprächsgruppen zwar keine eindeutige Besserung der Demenzsymptomatik eintritt, jedoch ein Gemeinschaftsgefühl erzeugt wird, das die Teilnehmer, die auf einer Station untergebracht sind, auch aus eigener Initiative zusammenfinden läßt.

3.11.8 Psychiatrische und psychopathologische Aspekte

Demenz ist nach der aktuellen psychiatrischen Definition (Köhler u. Sass 1984) ein „Verlust der intellektuellen Fähigkeiten von ausreichender Schwere, um die sozialen und beruflichen Leistungen zu beeinträchtigen" und geht mit einer „Gedächtnisschwäche" einher. Außerdem sind häufig das abstrakte Denken und das Urteilsvermögen beeinträchtigt. Aphasie (Störung der Sprache), Apraxie (Unfähigkeit, motorische Aktivitäten auszuüben) und andere Störungen höherer Gehirnfunktionen treten auf. Auch eine Veränderung der Persönlichkeit ist häufig. Das Bewußtsein ist jedoch nicht getrübt, und die Fähigkeit, die Aufmerksamkeit gegenüber äußeren Reizen aufrechtzuerhalten, ist nicht eingeschränkt (wie beim Delir).

Demenz kann nach neurologischen und psychiatrischen Kategorien unterteilt werden. Die neurologische Einteilung bezieht sich auf spezifische Veränderungen des Gehirns (vgl. Tabelle 1).

Würde man bei dieser Aufstellung nach Häufigkeiten ausschließlich ältere Menschen berücksichtigen, so ergäben sich bei der *senilen Demenz vom Alzheimer- Typ* (SDAT) und der *Multiinfarktdemenz* (MID) noch höhere Prozentsätze.

Die SDAT entsteht durch eine Degeneration der Gehirnzellen mit typischen mikroskopischen Veränderungen. Die Erkrankung nimmt zumeist eine langsam fortschreitende Entwicklung und wird dadurch bestimmt, daß absterbende Nervenzellen, im Unterschied zu den Zellen aller anderen Gewebe, nicht durch Zellteilung ersetzt werden. Die SDAT wird durch Ausschluß anderer Ursachen diagnostiziert.

Die *Multiinfarktdemenz*, früher mit *Zerebralsklerose* oder ähnlichen Begriffen sprachlich gefaßt, ist weniger häufig und hat einen schrittweisen Verlauf, der sich nicht auf die Gehirnfunktionen insgesamt, sondern gleichsam auf einzelne Inseln auswirkt. Dieses ist wesentlich für die Therapieansätze. Oft kommt es auch zu Mischungen aus Degeneration und Multiinfarktdemenz. Bildgebende Untersuchungsverfahren wie die Computertomographie geben hierüber Aufschluß.

Tabelle 1. Typen der Demenz und ihre relative
Häufigkeit nach Adams u. Victor (1985, S. 313)

Typ	Relative Häufigkeit [%]
Gehirnatrophie, hauptsächlich Alzheimer-Typ	50
Multiinfarktdemenz (durch Arteriosklerose bedingter Abbau)	10
Alkoholdemenz	5-10
Tumor in der Schädelhöhle	6
Normaldruckhydrozephalus (Wasserkopf)	3
Chorea Huntington (Veitstanz)	3
Chronischer Medikamentenmißbrauch	3
andere Krankheiten (internistisch und neurologisch)	7-10
Nicht diagnostiziert	3
Pseudodemenz	7

Unter *Alkoholdemenz* versteht man eine neurologisch nicht eindeutig typisierte Degeneration des Gehirns nach lange andauerndem Alkoholkonsum in großen Mengen. Früher wurde die Alkoholdemenz nicht klar vom *Korsakow-Syndrom* unterschieden. Unter dem Korsakow-Syndrom oder dem *amnestischen Psychosyndrom* wird aber eine Störung verstanden, die auf Alkoholismus und eine Fehlernährung (Vitamin-B_1-Mangel) zurückzuführen ist und die nur mit dem Verlust der Merkfähigkeit bei sonst erhaltenen kognitiven Funktionen und unbeeinträchtigtem Altzeitgedächtnis einhergeht.

Wesentlich ist noch die *Pseudodemenz*, die am häufigsten bei Depressionen auftritt. Sie zeigt keine organische Substratveränderung und kann reversibel sein. Diese Patienten klagen im Unterschied zu Alzheimer-Kranken über ihr nachlassendes Gedächtnis (vgl. 3.7.1).

Bei Demenzen, die von sonstigen körperlichen und neurologischen Krankheiten ausgehen, besteht z. T. die Chance einer spezifischen Therapie.

Die psychiatrische Klassifikation bezieht sich sowohl auf die Beschreibung von Verhaltenskategorien als auch auf den hirnorganischen Befund.

Nach dem Diagnosenschlüssel der Weltgesundheitsorganisation (ICD) (Degkwitz et al. 1980) unterscheidet man:

- *einfache senile Demenz* (Auftreten nach dem 65. Lebensjahr);
- *präsenile Demenz* (Auftreten vor dem 65. Lebensjahr);
- *senile Demenz mit depressiven und paranoiden Erscheinungen* (s. auch 3.7 und 3.9).
- *senile Demenz mit akutem Verwirrtheitszustand* (s. z. T. 3.10);
- *arteriosklerotische Demenz* (Multiinfarktdemenz);
- *Alkoholdemenz*;
- *Demenz bei an anderer Stelle klassifizierten Krankheitsbildern.*

Demenz kann man auch als chronisches hirnorganisches Psychosyndrom (HOPS) von akuten hirnorganischen Psychosyndromen mit getrübtem Bewußtsein (Delir und Intoxikation) abgrenzen.

3.12 Die Antwort mit körperlichen Symptomen – die psychosomatische Antwort

Im folgenden ist die Gesamtproblematik psychosomatischer Erkrankungen (Radebold 1986; Bergener u. Kark 1985) im Alter angesprochen, die den Rahmen der Gerontopsychiatrie sprengt. Umfassend kann man sich bei von Uexküll (1986) informieren. Gleichwohl möchten wir exemplarisch einige psychosomatische Probleme aufzeigen, die für unsere praktische Arbeit im Alltag relevant sind. Unter der psychosomatischen Antwort verstehen wir im Gegensatz zur somatisierenden Antwort körperliche Funktionsstörungen, die mit seelischen Konflikten einhergehen.

3.12.1 Begegnung

Ein Monat war seit dem Tod des Ehemanns vergangen, als Frau B., 68 Jahre alt, wegen einer Depression in unsere psychiatrische Klinik eingeliefert wurde. Sie war mit dem Tod ihres Manns abrupt konfrontiert worden, sie hatte ihn tot auf der Toilette ihrer Wohnung aufgefunden. Sie berichtet, sie sei anfangs sehr gefaßt gewesen, das habe auch ihre Umwelt bestätigt. Mit der Zeit sei aber ihr Appetit zurückgegangen, und sie habe sich zu nichts mehr „aufrappeln" können. Die letzten 2 Wochen hätte sie kaum noch Schlaf gefunden und besonders nachts starke Angstgefühle gehabt. Wenn sie in ihrem Bett wachgelegen habe, hätte sie immer das Gefühl gehabt, sie sei nicht allein, irgend jemand wäre anwesend. Schließlich, berichtet Frau B. weiter, habe sie auch Probleme mit ihrem Körper bekommen. Seit Tagen schon könne sie kein Wasser mehr lassen, sie sei innerlich schon ganz vergiftet. Dieses stellte sich für uns auf der Station tatsächlich als ein ernsthaftes Problem heraus. Da die Blase von Frau B. erheblich überfüllt war, mußten wir sie katheterisieren. Dann zeigte es sich aber, daß Frau B. auf dem Bettstuhl in ihrem Zimmer keine Probleme mit dem Wasserlassen hatte. Im Gespräch mit ihr ergab sich die Erklärung: Jedesmal, wenn Frau B. auf Toilette gehen mußte, „sah" sie dort wieder ihren toten Mann sitzen. Nach diesem Gespräch verschwand die Harnsperre der Patientin nahezu schlagartig.

Sehr viel anders und tragischer entwickelte sich die Problematik eines 58jährigen Patienten, der alleinstehend war. Wegen einer chronischen Bronchitis war er 2 Jahre vor unserer Kontaktaufnahme frühzeitig berentet worden. Seitdem hatten seine Anfälle von Atemnot, die er als Asthma deutet, zugenommen. Allerdings konnte kein Asthma diagnostiziert werden. Aus den Schilderungen des Patienten wird deutlich, daß seine Atemnot mit Angst und Unruhe einhergeht und daß sich seine Anfälle bei Dunkelheit erheblich verstärken. Unser Patient schob es auf die Einnahme von Medikamenten, wenn er sich appetitlos, abgespannt und zittrig fühlte. In Gesprächen wird er merklich ruhiger, und im Lauf der mehrwöchigen stationären Behandlung schwächen sich auch seine Angstzustände ab. Dennoch fühlt er sich weiterhin schlecht, und es ist ihm auch anzusehen, daß er körperlich hinfälliger wird. Uns bleibt diese Entwicklung des Patienten unerklärlich, bis ein ausgedehntes Speiseröhrenkarzinom entdeckt wird. Wir – aber auch die hinzugezogenen Internisten – hatten uns zu lange mit einer möglichen psychogenen Ursache für das Mißbefinden des Patienten beschäftigt und die sich allmählich entwickelnde körperliche Symptomatik nicht genügend ernst genommen.

Bei einer weiteren Begegnung wird deutlich, daß im Alter Krankheitssymptome psychisch verstärkt werden:

Eine 76jährige Patientin ist völlig gehunfähig, obwohl sie nur unter einer leichten Parkinson-Erkrankung leidet. Auch intensive krankengymnastische Übungen helfen nicht weiter. Als aber während der Behandlung mit der Patientin geklärt wird, daß sie in ein von ihr gewünschtes Heim einziehen kann, ist die über Monate hinweg andauernde drastische Bewegungseinschränkung nahezu vollständig verschwunden.

3.12.2 Symptome

Zahlreiche Symptome, die wir an den von uns betreuten Menschen erkennen können, stehen in Zusammenhang mit ihrer Lebensgeschichte. Bei der psychogenen Harnsperre in unserem 1. Fallbeispiel handelt es sich um ein *Konversionssymptom*. Ein seelischer Konflikt wird auf den Schließmuskel der Harnblase übertragen. Wäre man diesem lediglich medizinisch begegnet, so hätte sich leicht eine Chronifizierung ergeben können. Ein fortwährendes Katheterisieren hätte möglicherweise zu einem Harnwegsinfekt geführt, wodurch eine fortgesetzte urologische Behandlung erforderlich gewesen wäre.

Kehren wir noch einmal zu dem Fall des Patienten mit dem Speiseröhrenkarzinom zurück. Er verdeutlicht, daß mitunter ein Zusammenhang zwischen psychischen Problemen und körperlichen Symptomen geradezu auf der Hand zu liegen scheint. Die nachts sich verstärkenden psychogenen Anfälle von Atemnot hatten uns den Blick auf die Appetitlosigkeit und die körperliche Hinfälligkeit des Patienten versperrt. Gerade wenn psychogene Zusammenhänge zu offensichtlich sind, ist es notwendig, auch nach körperlichen Erkrankungen zu fahnden. Der Zusammenhang zwischen einem schwerwiegenden äußeren Ereignis und einer Krankheit ist dem Betroffenen meist unbewußt und daher auch für uns nicht offensichtlich. Davon ausgenommen sind sog. *traumatische Neurosen*, bei denen eine sehr starke äußere (z. B. schockartige) Einwirkung, wie in unserem ersten Praxisbeispiel, zur Symptomatik führt.

3.12.3 Geschichte und Verlauf

Körperliche Erkrankungen haben meist körperliche Ursachen (Ätiologie), und die Ursachen und Wirkungen können auf der körperlichen Ebene (Pathogenese) untersucht werden. Es besteht jedoch immer die Frage: Warum tritt die Krankheit gerade jetzt auf? Durch was wird der Verlauf beeinflußt etc. (s. 5.2.2, „biographische Anamnese")?

3.12.4 Verstehen der Krankheitsdynamik

Es gibt unterschiedliche Formen der Verlagerung psychischer Konflikte in eine körperliche Symptomatik.

In der 1. Fallbeschreibung spielt sich der Konflikt an der quergestreiften Muskulatur der Harnblase ab. Häufig werden in solchen Symptomen Konflikte unbewußt ausgedrückt. Dieser Konflikt selbst ist nur selten offensichtlich, wie z. B. beim Zittern aufgrund von Kriegserlebnissen (Kriegszittern), also dann, wenn die Konflikte außergewöhnlich stark prägend sind.

Gefühle wie z. B. Angst oder gehemmte Wut drücken sich immer auch körperlich aus. Es sind dann Organe betroffen, die vom vegetativen Nervensystem gesteuert werden (z. B. Herzklopfen, Mundtrockenheit). Wirken diese nervösen Impulse längere Zeit auf die Organe ein, so kommt es aufgrund der Fehlsteuerung zu Organveränderungen. Beispielsweise führt eine dauernde Anspannung der Nackenmuskulatur zu einer Abnutzung der Halswirbelsäule, oder eine erhöhte, durch das vegetative Nervensystem fehlgesteuerte Magensaftproduktion kann zu einer Magenschleimhautentzündung (Gastritis) und schließlich zu einem Magengeschwür führen.

Schließlich ist zu bemerken, daß die meisten Krankheiten des Körpers mit der psychosozialen Problematik eines Menschen in Zusammenhang stehen. Körperliche Erkrankungen lassen sich im nachhinein mit bestimmten biographischen Situationen verbinden (indem man die Frage stellt, warum eine Erkrankung gerade zu einem bestimmten Zeitpunkt aufgetreten ist, warum der Körper gerade dann weniger Widerstandskräfte aktivieren konnte etc.).

Gerade bei neurologischen Störungen wie der Schüttellähmung (Parkinson-Syndrom) können Gefühlshaltungen einen wesentlichen Einfluß auf die Beweglichkeit haben, wie wir es in dem 3. Fall beschrieben haben. Leider sind solche emotional bedingten Besserungen häufig nicht von langer Dauer.

Andersherum haben körperliche Veränderungen auch auf das seelische Befinden einen wesentlichen Einfluß. Wir tun gut daran, weiter zu untersuchen, wenn die Stärke der Symptomatik ganz von seelischen Konflikten abhängig zu sein scheint.

3.12.5 Umgang

Die unterschiedlichen Formen psychosomatischer Symptome sind für Verständnis und Umgang ausschlaggebend. Zu leicht besteht die Gefahr, auch bei sehr starkem Leiden, daß psychogene Zusammenhänge nicht ernst genommen, sondern an die Patienten als Simulationsvorwurf zurückgegeben werden: „Die schwerhörige Patientin stellt sich doch nur an. Die hört nur dann nicht, wenn man etwas von ihr will. Sonst bekommt sie alles sehr gut mit." Solche Vorwürfe sind vielfach ungerecht und für unsere Patienten sehr kränkend. Uns muß bewußt sein, daß die Symptomatik durch die Haltung gegenüber der Krankheit häufig überformt wird. So kann ein sich hoffnungslos fühlender Patient eine schwerere Symptomatik entwickeln, als sie der Erkrankung eigentlich entspricht. Es gilt, mit den Patienten zu sprechen und nicht nur über ihn. Dieses hat auch für Teamsitzungen Bedeutung. Wenn wir uns im Team nur über das Verhalten eines Patienten austauschen und seine eigenen Äußerungen nicht einbeziehen, können wir leicht zu Fehleinschätzungen gelangen. Die Erfahrung im Umgang mit Patienten lehrt, daß sie weniger auf Symptomen „bestehen müssen", wenn sie sich von uns ernst genommen fühlen. Wir dürfen Patienten nicht in eine Situation bringen, in der sie glauben, nur durch eine drastisch geäußerte Symptomatik Aufmerksamkeit erlangen zu können.

3.12.6 Eigene Gefühle

Die Reaktionsformen mit körperlichen Symptomen sind vielfältig, entsprechend weit ist das Spektrum unserer Gefühlsreaktionen gefächert. Eine „kriminalistische" Haltung ist bei der Fahndung nach psychogenen Determinanten körperlicher Krankheitssymptome nicht falsch – wenn wir damit unsere Patienten nicht „ertappen" wollen, sondern den Wunden ihres Seelenlebens nachspüren.

Wenn wir Situationen erleben müssen wie die, die in dem Fallbeispiel des Mannes mit dem Speiseröhrenkarzinom beschrieben worden ist, so ist es um unsere eigenen Gefühle schlecht bestellt. Sie verbinden sich mit Schuld und führen zu Sprachlosigkeit.

3.12.7 Therapie

Eine umfassende Darstellung psychosomatischer Therapie ist, wie vorbemerkt, an dieser Stelle nicht möglich. Wir können aber davon ausgehen, daß eine Entlastung von alltäglichen Konfliktsituationen, das Gespräch, das sich mit Biographischem und mit Lebenseinstellungen befaßt, und ein Angebot neuer Umgangs- und Beschäftigungsmöglichkeiten (Gruppen, Gestaltungstherapie) wesentliche Therapiefaktoren sind.

3.12.8 Psychiatrische und psychopathologische Aspekte

Folgende Formen, wie sich Seelisches in eine körperliche Symptomatik verlagert oder als körperliche Erscheinung in den Vordergrund tritt, können unterschieden werden:

1. Konversionssymptome (s. 3.5),
2. psychovegetative Syndrome,
3. psychosomatische Krankheiten im engeren Sinn,
4. Krankheit und Biographie,
5. psychogene körperliche Beschwerden bei psychischen Erkrankungen (s. 3.8.8).

Zu 1) Unter *Konversion* versteht man (seit Freud) die Verlagerung verdrängter seelischer Wünsche bzw. Triebimpulse in das Bewegungssystem und den Bereich der Sinnesorgane. Die körperliche Symptomatik ist zugleich symbolischer Ausdruck der seelischen Problematik. (Erinnern wir uns an die verheiratete Patientin, die wegen einer Beinlähmung nicht mehr „fremdgehen" konnte; s. 3.5.4.)

Zu 2) Die *psychovegetative Symptomatik* wird je nach Aspekt als mehr seelische oder mehr körperliche Veränderung beschrieben. Angst geht in der Regel mit vegetativen Veränderungen einher (Herzschlag, Speichel, Darmperistaltik betreffend). Bei manchen betroffenen Menschen steht die Angst als Erlebnisqualität im Hintergrund, und nur die vegetativen Beschwerden, die wie Anfälle auftreten können, gestalten das Krankheitsbewußtsein. Da auch chronische Fehlregulationen des vegetativen Nervensystems häufig sind (niedriger Blutdruck etc.) und ein Zusammenhang mit dem seelischen Erleben nicht immer deutlich ist, ist die Frage, ob ein psychisches Problem oder ein körperliches Symptom zunächst im Vordergrund gestanden hat, nicht zu klären. Sicher ist jedenfalls, daß vegetative Fehlsteuerungen auch durch körperliche Einflüsse (Rekonvaleszenz, Medikamentennebenwirkungen) auftreten und einen wesentlichen Einfluß auf das psychische Befinden haben.

Zu 3) Bei einzelnen Erkrankungen, z.B. Asthma, Magenulkus, Colitis ulcerosa und Ekzem, sind psychische Faktoren wesentlich an der Krankheitsgestaltung beteiligt. *Psychosomatische Erkrankungen* scheinen gerade an den Organen zu entstehen, bei denen auch vom Körperlichen her eine Schwäche bzw. Disposition besteht. Spezifische psychische Konflikte ziehen aber nicht Erkrankungen an spezifischen Organen nach sich, wie man eine Zeitlang angenommen hatte. Die psychosomatische Krankheit kann auch als Verdrängung nicht nur vom Bewußten ins Unbewußte, sondern auch vom Unbewußten ins Körperliche gesehen werden. Menschen mit psychosomatischen Erkrankungen sind in bezug auf ihre Gefühle oft sprachlos. Psychotherapie kann, meist in Kombination mit anderen Therapieverfahren, positiv auf den Krankheitsverlauf einwirken. Veranschaulichen wir uns die Krankheitsdynamik am Beispiel von Wirbelsäulensyndromen, die allerdings nicht im engsten Sinn zu den psychosomatischen Erkrankungen zählen. Anspannung und aufgestauter Ärger schlagen sich häufig in einer vermehrten Muskelspannung in Nacken und Rücken nieder – und dieses über eine lange Zeit hinweg. Diese vermehrte und fortgesetzte Muskelspannung führt zu einer schnelleren Abnutzung der Wirbelkörper. Die Zwischenwirbelscheiben (Disci) werden erhöht belastet und degenerieren früher. Damit steigt die Wahrscheinlichkeit, daß Nerven, die aus der Wirbelsäule austreten, gereizt werden und Schmerzsymptome entstehen, die wiederum zu einer gesteigerten Muskelspannung führen, welche erneut die Belastung der Wirbelsäule steigert: Es entsteht ein Teufelskreis.

Zu 4) Ein umfassendes medizinisches Verständnis darf sich nicht nur auf Krankheitssymptome und Laborwerte beschränken. Es muß zugleich danach gefragt werden, in welcher Lebenssituation die Krankheit aufgetreten ist. Es ist die Frage nach *Krankheit und Biographie* zu stellen. Nicht nur der Schnupfen, der mich plagt und meinen Kollegen verschont, verdeutlicht, daß neben der körperlich-biologischen Konstitution die Lebenssituation oder besser das Erleben der Lebenssituation wesentlich für das Auftreten der Krankheit und ihre Entwicklung ist.

Nach Verlusten im Alter treten häufig körperliche Krankheiten auf, die aus der biographischen Situation heraus zu verstehen sind.

3.13 Die verweigernde Antwort und die Krankheit zum Tode

3.13.1 Begegnung

Von Nachbarn ist der in unserer Stadt lebenden Tochter die Nachricht übermittelt worden, ihrem in einer anderen Großstadt wohnenden 82jährigen Vater gehe es schlecht. Sie reist hin und trifft ihren Vater sehr verändert an. Herr B. hatte sich nach dem 1 1/2 Jahre zurückliegenden Tod seiner Frau zurückgezogen. Aber die Tochter wußte, daß der Vater seinen Alltag geordnet gestaltete. Herr B. führte ein genügsames Leben. Häufige Telefongespräche halfen, den Kontakt zwischen Vater und Tochter aufrechtzuerhalten. Jetzt erlebt sie Herrn B. aber körperlich heruntergekommen. Vor allem leidet er so stark unter Vergeßlichkeit, daß er nicht mehr in der Lage ist, weiterhin eigenständig in seiner Wohnung zu leben.

Der Tochter von Herrn B. bleibt nichts anderes übrig, als ihren Vater zu sich zu nehmen und wegen der plötzlichen Verschlechterung seines Gesundheitszustandes eine Untersuchung zu veranlassen. Wir nehmen Herrn B. in unsere Klinik auf.

Er klagt hauptsächlich über trockene Lippen und sagt, es sei ihm unmöglich, etwas zu schlucken. Nur tröpfchenweise kann er Flüssigkeit zu sich nehmen. Daher müssen Infusionen gegeben werden. Zumeist sieht man ihn passiv auf einem Stuhl sitzen, ohne daß er von sich aus Kontakt zu anderen auf der Station aufnimmt. Nur wenn man auf ihn zugeht und ihn anspricht, reagiert er freundlich, vielleicht mit einer Spur Resignation. In der ersten Zeit seines Klinikaufenthaltes berichtet er noch über seine Wohnung. Später verstummen auch diese Berichte. Trotz aller medizinischer Aktivitäten, die um Herrn B. entfaltet werden, wird seine Lebenskraft immer schwächer. Eine HNO-ärztliche Untersuchung, die wir wegen seiner Schluckbeschwerden veranlassen, ergibt den Verdacht auf ein Divertikel in der Speiseröhre. Wir gehen allerdings davon aus, daß ein Gefühl von Zukunftslosigkeit Herrn B. prägt und der Ablehnung von Essen und Trinken ursächlich sein könnte. Gleichwohl wird er aufgrund des genannten Verdachts in eine HNO-Klinik verlegt. Wenige Tage später wird er wieder zu uns zurückgebracht – jetzt ist Herr B. bettlägerig. Eine Untersuchung unter Narkose in der HNO-Klinik ist ohne Befund geblieben.

Unsere Mitarbeiterinnen und Mitarbeiter auf der Station haben den Patienten in ihr Herz geschlossen. Mit viel Fürsorge päppeln sie Herrn B. wieder etwas auf. Dann wird er in ein Pflegeheim verlegt. Wir wünschten ihm alles Gute, fragten uns aber, ob er noch eine Zukunft hat.

Schon kurze Zeit später mußten wir seine Todesanzeige in der örtlichen Zeitung lesen.

Während in der geschilderten „Begegnung" der Tod als einzige Zukunftsmöglichkeit erlebt wird, werden Krankheit, Sterben und Tod oft auch in anderer Weise erfahren.

Frau Z., 85 Jahre alt, lebt schon seit langer Zeit in einem Altenpflegeheim. Sie sieht schlecht, hört schwer und ist durch eine Arthrose der Hüft- und Kniegelenke an ihr Bett bzw. einen Sessel gefesselt. In jüngerer Zeit ist sie nachts immer unruhiger geworden. Psychopharmaka und die Verlegung in ein Einzelzimmer sollen Frau Z. Hilfe bringen. Jetzt fängt die Patientin jedoch an, stundenlang zu schreien. Sie wird in unsere Klinik eingewiesen. Durch Absetzen des Antidepressivums – Antidepressiva können mitunter zu Unruhe und Delirzuständen führen – viel Zuwendung und geeignete Beruhigungsmedikamente wird rasch eine Besserung erreicht. Frau Z. wird in das Pflegeheim zurückverlegt – und leider wiederholt sich alles: Die Patientin ist schon in der ersten Nacht wieder unruhig, und nur kurze Zeit später beginnt sie wieder zu schreien. Frau Z. wird erneut bei uns aufgenommen. Zunächst sehen wir auch dieses Mal den Grund darin, daß sie die falschen Medikamente verordnet bekommen hat. Aber dann wird die Behandlung für uns selbst schwierig. Die Patientin hört nicht auf zu schreien, sie ist meist unruhig. Nur wenn man in Kontakt zu ihr tritt, wird sie zeitweilig ruhiger. Ihre Mitpatientinnen im Dreibettzimmer können die Situation nicht mehr aushalten. Das Zimmer wird für Frau Z. allein reserviert, aber ihr Schreien hallt durch die ganze Station. Ihr körperlicher Befund hat sich nicht wesentlich verschlechtert, sondern ist nur durch die Einnahme der Psychopharmaka beeinträchtigt. Wir sind ratlos.

Durch eine zufällige Beobachtung wird deutlich, was in Frau Z. vorgeht. Eine Schwester, die üblicherweise die besten Kontakte zu alten Patienten hat, fährt sie in einem Rollstuhl durch den kleinen Park der Klinik. Das Schreien von Frau Z ist auch bei intensivster Zuwendung nur kurz zu unterbrechen. Die Schwester spricht beruhigend auf sie ein. Dabei entgleitet ihr die Bemerkung, Frau Z. könne vielleicht auf dem Friedhof zur Ruhe kommen. Aber diese schreit weiter, trotz oder treffender wegen der „beruhigenden" Worte. Diese Episode wird Thema einer Teamsitzung. Dort wird deutlich, daß die Patientin unter Todesangst leidet, daß Todesangst der Grund für ihr Schreien ist. Die Mitarbeiter insgesamt, nicht nur die erwähnte Schwester, hatten den Zustand nicht mehr aushalten können. Der „Tod als Erlöser" konnte als abgewehrte Wut verstanden werden. Als deutlich war, daß solche „schlimmen Gefühle" nicht nur ein individuelles Problem, sondern eine allgemeinere Reaktion sind, führte dieses zu Entlastung. Der Umgang mit der Patientin, die wir nun verstehen konnten, wurde ruhiger, und sie hörte mit dem Schreien auf.

Frau Z. konnte in das Pflegeheim zurückverlegt werden. Vierzehn Tage später verstarb sie an einer Infektionskrankheit.

Oft ist Sterben und Tod auch unerwartet.

Eine 72jährige, Frau A., war wegen einer Depression schon lange Monate im Krankenhaus. Allmählich wurde die Schwere der Depression geringer und auch der Druck, die Entlassung aus dem Krankenhaus vorzubereiten, stieg. Frau A. hatte zuvor lange Jahre mit dem 2. Ehemann in einem Dorf zusammengelebt, bis dieser gestorben war. Sie hatte ein Wohnrecht in seinem Haus, das jedoch seine Kinder aus der ersten Ehe geerbt hatten. Ihr Verhältnis zu diesen Stiefkindern war nicht zu klären. Es sei nicht schlecht. Aber sie kamen nicht zu Besuch, und auch die Patientin wagte sich nicht nach Hause. Darauf angesprochen, verstummte sie. Nur zu ihrer etwas älteren Schwester und ihrem Schwager hatte sie Kontakt.

Allmählich entschied sie sich, nachdem sie jede Rückkehr nach Hause ausschloß, in ein Altenheim zu ziehen. Sie schaute mit Hilfe des Sozialarbeiters mehrere Heime an und entschied sich für eins. Nun mußten die Kosten geklärt werden. Wie telefonisch zuvor verabredet, fuhr die Patientin, begleitet von dem Sozialarbeiter, zur Schwester, wo Sparbücher und sonstige Unterlagen deponiert waren. Die Schwester verhielt sich eigenartig und wollte keinen Einblick in die Unterlagen gewähren, versprach aber, am nächsten Tag Frau A. im Krankenhaus zu besuchen und die Unterlagen mitzubringen. Der Sozialarbeiter hatte den Eindruck, daß irgend etwas mit Geld und Unterlagen nicht stimme.

Bei der Rückfahrt ins Krankenhaus war Frau A. gesprächiger als sonst. Sie verabschiedete sich mit „Bis bald", da nachmittags noch eine gemeinsame Aktivität angesagt war, zu der aber Frau A. nicht erschien.

Die Polizei rief an, nachdem eine Ertrunkene am flußabwärts gelegenen Campingplatz aus dem Wasser gefischt worden war. Wir waren erschüttert – es war Frau A. Wir brauchten lange Zeit, bis wir es glauben konnten.

Die Schwester berichtete am nächsten Tag, Frau A. habe ihr versteckte Zeichen gegeben, die Sparbücher und Unterlagen nicht zu zeigen.

Trauer und Ohnmachtsgefühle blieben zurück. Haben wir uns zu intensiv für die Verlegung ins Heim eingesetzt? Haben wir die alte psychiatrische Erfahrung, daß die Suizidgefährdung am größten ist, wenn die Depression abklingt und der Antrieb wiederkommt, nicht ernst genug genommen?

3.13.2 Symptome

Der Tod ist in der Altersmedizin häufig „anwesend", sei es, daß kein Lebens-
mut mehr besteht und Essen und Trinken mehr oder weniger deutlich verweigert
wird, sei es gar, daß jeglicher Kontakt mit der Umwelt aufgegeben wird und ein
„Totstellreflex" (Depletion) eintritt, was meist in kurzer Zeit zum Tod führt.
  Durch therapeutische Interventionen können manche Arten von Verweigerung
sicherlich durchbrochen werden, besonders wenn z. B. der Wahn dahintersteht, das
Essen sei vergiftet oder unbezahlbar bzw. nicht bezahlt. Aber die Verweigerung
kann auch gleichsam eine Vorwegnahme des Todes bedeuten – dann fehlen ihr
Aspekte von Trotz, wie in unserem 1. Fallbeispiel deutlich wird.
  Häufig wird der Tod aber auch erwartet, ja ersehnt. Menschen, die z. B. unter
Schmerzzuständen leiden, können im Tod eine Erlösung von einem als nicht mehr
ertragbar erfahrenen Leben sehen. Erinnern wir uns an unsere 2. „Begegnung",
so wird deutlich, daß dieser Gedanke auch Betreuer erfassen kann, auch wenn er
von Betroffenen selbst nicht gehegt oder gar mit großer Angst abgewehrt wird.
  Für uns ist von Bedeutung, daß man nicht davon ausgehen kann, daß schwerer
Demente Todeswünsche entwickeln.
  Oft vermitteln die medizinischen Fakten die Nähe des Todes. Besteht hierzu
eine Bereitschaft des Betroffenen, so kann mit ihm behutsam über diesen letzten biographischen Abschnitt gesprochen werden. Suizidversuche werden nach
zahlreichen Untersuchungen (Radebold u. Schlesinger-Kipp 1982) nicht häufiger
durchgeführt, jedoch haben insbesondere bei alten Männern Suizidversuche sehr
häufig einen tödlichen Ausgang. Oft werden „härtere" Methoden als die Einnahme
von Beruhigungsmedikamenten angewandt.

3.13.3 Geschichte und Verlauf

Sterben und Tod haben für ältere Menschen eine andere Bedeutung als für jüngere.
Es ist anzunehmen, daß mit dem Alter die Beschäftigung damit häufiger wird.
Alte Menschen erleben, daß Altersgenossen sterben, daß „ihre Generation immer
weniger wird". Krankheiten treten häufiger auf. Anders als die jüngeren können
alte Menschen die Realität des Todes kaum mehr ausklammern. Möglicherweise
ist jedoch die Tendenz alter Menschen, sich verstärkt mit der eigenen Jugend zu
beschäftigen, auch eine gewisse Negation des Todes. Die *regressive Antwort* (vgl.
3.10) als extreme Rückkehr in frühere Lebensphasen ermöglicht es, die Angst vor
Gegenwart und Zukunft zu bekämpfen. Die klassischen von Kübler-Ross (1969)
herausgearbeiteten Phasen des Sterbens (s. 3.13.7), wie sie beispielsweise bei
Krebskranken beobachtet werden können, treten in der Regel nicht oder nicht so
deutlich auf.
  Wenn Verweigerungsverhalten auftritt, wird dies in der Regel als krankhaft
angesehen, und Psychiater achten dann auf Symptome des Wahns und der Depression. Tendenziell besteht so die Gefahr, Todesbejahung immer als Krankheit
zu interpretieren und freie Willensentscheidung zu negieren. Dieses erhält seine

besondere Relevanz, wenn es um medizinische Interventionen geht. Soll bei einem alten Menschen „alles" unternommen werden, um den Tod hinauszuzögern? Wichtig ist, was die Patienten meinen, soweit sie sich noch äußern können, sowie das Gespräch mit den Angehörigen. Da ca. 60% aller Menschen in der Bundesrepublik im Krankenhaus sterben, ist davon auszugehen, daß meist Hoffnungen auf die Möglichkeiten der Medizin auch die letzte Lebensphase begleiten (Kipp 1988b).

3.13.4 Verstehen der Krankheitsdynamik

Die Einstellungen zu Sterben und Tod sind breit gefächert. Möglicherweise werden sie schon von der Kindheit her mitbestimmt. Hat das Kind nie die Erfahrung machen müssen, ganz verlassen zu sein, ist sein Urvertrauen nicht beschädigt worden, so wird später die Phase des Sterbens vielleicht weniger als Weg ins Alleinsein, ins Nichts erlebt, auch wenn dieses eine Illusion sein könnte. Eine religiöse Einstellung, die – vereinfacht formuliert – beinhaltet, Gott sei immer bei uns, hat eine ähnliche Funktion.

Wie jemand den letzten Abschnitt seines Lebens erlebt, ist nach unserer Auffassung nicht vorhersehbar. Angst vor dem Tod erfaßt einerseits Menschen, bei denen man es so nicht erwartet hätte; andererseits gehen Menschen, die man ganz anders eingeschätzt hatte, ruhig und gefaßt ihrem Tod entgegen. Im Alter, insbesondere wenn eine Demenz besteht, kommt es häufig zu einem Dem-Tod-Entgegendämmern mit manchmal noch recht klaren letzten Stunden.

3.13.5 Umgang

Das Sterben führt nicht nur den Sterbenden an eine Grenze. Auch für diejenigen, die ihm nahe sind, stellt der Tod ein Grenzerlebnis dar. Es ist wichtig, in dieser Situation über die eigenen Gefühle zu sprechen, um mit dem Patienten im Gespräch bleiben zu können, um auch mit ihm in seinem Sterben verstehend umzugehen. Aber das fällt sehr schwer. In der 1. „Begegnung" fühlten wir uns ohnmächtig und waren für das Angebot der HNO- Klinik, etwas zu tun, sehr dankbar. In der 2. „Begegnung" waren wir durch das „ewige" Schreien von Frau Z. so entnervt, daß wir in dem nahenden Tod eine Erlösung sahen und unsere Versuche, der Patientin beizustehen, ihre Todesangst noch vermehrten. Es ist für medizinische Einrichtungen eigentlich typisch, daß dann, wenn keine medizinischen Maßnahmen mehr sinnvoll durchgeführt werden können, der Kontakt zum Patienten seitens der Ärzte und meist auch seitens des anderen Personals reduziert wird. Gut, wenn dann Angehörige da sind. Aber was ist, wenn sie nicht kommen? Wie häufig verhindern wir auch mit medizinischen Gründen solch einen Kontakt? Mit dem verminderten Kontakt wird auch der Umgang sprachloser. Hat Frau Z. uns durch ihr Schreien gezwungen, mit ihr Kontakt zu halten? Auch in diesem Abschnitt gilt: Sprechen ist wichtig, Zuhören, zum Sprechen ermuntern. Gerade bei älteren Patienten erfordert dieses große Geduld. Es ist gleichfalls wichtig, den Patienten Wünsche zu erfüllen, wenn sie diese äußern oder sie uns sonst bekannt sind. In der Nähe des Todes gibt es keine vernünftigen (medizinischen) Gründe, Wünsche auszuschlagen. Wie weit reicht aber nun ein sinnvoller und vertretbarer Einsatz medizinischer Maßnahmen, wie steht es beispielsweise mit der Zwangsernährung? Unsere Position ist, für eine begrenzte Zeit können solche Maßnahmen in Frage kommen, sicher jedoch nicht als verbleibende Lebensperspektive. Die Entscheidung, medizinische Maßnahmen zur Verlängerung des Lebens abzubrechen, fällt allerdings immer schwer. Wenn es möglich ist, so fragen wir den Patienten nach seinen Wünschen, wir sprechen mit den Angehörigen und denken in der Teamsitzung gemeinsam über diese mögliche Entscheidung nach. Also: keine einsamen Entschlüsse von Herren über Leben und Tod.

Eine aktive Verkürzung des Lebens lehnen wir allerdings ab.

Wie gehen wir aber mit den Menschen um, die ihren Tod aktiv herbeiführen? Da das Sprechen über Selbstmordgedanken meist recht schwierig ist, stellt man nach einem Suizid fest, daß man Andeutungen, die Thematik betreffend, nicht verstanden hat. Vielleicht verschließt auch die therapeutische Einstellung, nämlich helfen zu wollen, die Ohren für leise Signale.

3.13.6 Eigene Gefühle

Die Identifikation mit Sterbenden ist ein verbreitetes Erlebnis. [11] Es wird gefördert, wenn Sterbende biographische Daten aufweisen, die sich zur eigenen Person vermitteln lassen (Alter, Beruf, Herkunft etc.). In dieser Identifikation (Kipp 1988b) wird man mit dem eigenen Tod konfrontiert, was häufig Angst auslöst. Indem man sich von dem Todkranken distanziert, Nähe meidet, versucht man, diese Angst zu beherrschen. Man kann sich in unserem Berufsfeld der Nähe zu Sterbenden wohl nur dann aussetzen, wenn man Rückhalt und Nähe bei anderen findet, z. B. bei den Kollegen auf der Station.

Mitunter kommen Gedanken auf, den Tod von Patienten mit dem möglichen oder tatsächlich erfolgten Tod naher Angehöriger zu vergleichen. Dieses kann zu peinigenden Schuldgefühlen führen, die kurzfristig ein Überengagement und folgend einen Rückzug zeigen.

Grenzerfahrungen lösen auch in psychisch stabilen Menschen Gefühlserlebnisse aus, die in der frühen Kindheit vorgeherrscht haben. Diese Gefühlstendenz kann als Spaltung zwischen gut und böse, richtig und falsch, nahe und fern beschrieben werden. Im Umgang mit Todkranken entdecken wir oft bei uns gutes Handeln und kritisieren Angehörige als herzlos. Darauf ist es zurückzuführen, daß Angehörige häufig von uns mit sehr vielen Vorwürfen bedacht werden. Diese Spaltung ist allerdings nicht in dem Sinn konstant, daß wir immer auf der guten und die an-

---

[11] In bezug auf Suizide sei auf das bekannte Werther-Syndrom verwiesen, desgleichen auf die TV- Sendung „Tod eines Schülers", nach der die Suizidrate der dort angesprochenen Gruppe signifikant angestiegen ist.

deren immer auf der bösen Seite sind. Tritt eine Verschlechterung im Zustand des Patienten auf, die vielleicht mit einer von uns durchgeführten oder unterlassenen Maßnahme in Zusammenhang stehen könnte, so treten oft quälende Gewissensskrupel auf.

Insgesamt ist unsere Gefühlshaltung gegenüber Todkranken durch Angst, Unsicherheit und Schuldgefühle sowie Ohnmacht gekennzeichnet. Schuldgefühle werden dann noch verstärkt, wenn wir in uns nicht nur Zuneigung, sondern Abneigung oder gar Ekel spüren; dieses kann beispielsweise schon durch den Geruch eines Kranken erregt werden.

Wesentlich ist, daß uns nicht so sehr der Tod, sondern eher das Sterben schreckt. Der Gedanke an das Sterben mobilisiert Ängste des Verlassenwerdens, die vielleicht am ehesten – wir haben bereits darauf hingewiesen – Ängsten gleichkommen können, die in der frühen Kindheit auftreten. Wieviele Kinder brauchen gerade beim Einschlafen – Schlaf, der kleine Bruder des Todes – die direkte körperliche Zuwendung? Todesvorstellungen sind häufig mit Verlassenheitserlebnissen verbunden.

Der Umgang mit Sterbenden birgt für uns aber auch Möglichkeiten der eigenen Weiterentwicklung. Menschen, die außerhalb eines Krankenhauses oder eines Pflegeheims arbeiten, kommen in der Regel kaum und dann nur für relativ kurze Zeit mit Todkranken oder Sterbenden in Kontakt. In der Identifikation, im Vergleichen des Schicksals kommen auch Gedanken an den eigenen Tod zu Bewußtsein. Wir wissen, der Tod ist im Leben anwesend. Das kann uns eine Orientierung dafür geben, was im Leben wichtig oder nicht so wichtig ist.

Ein gelungener Suizid führt zu sehr starken Ohnmachtsgefühlen. Ganze Teams reagieren so niedergeschlagen, daß sie nur mit Mühe in der Lage sind, weiterzuarbeiten. Alle Reaktionen, wie Vorwurf („daß sie das uns antun mußte"), Schuldsuche („Was hat die Schwester mit dem Ersparten gemacht? "), Selbstanklage („Warum war ich nicht alarmiert? ") treten auf. Dazu kommt noch die Angst, wegen ungenügender Aufsicht beschuldigt zu werden. Wenn ein Suizid passiert, rücken Teams oft viel enger zusammen und haben viel Gesprächskontakt untereinander. Suizidversuche, die keine wesentlichen gesundheitlichen Schäden hinterlassen, lösen nicht soviel Ohmacht, jedoch recht viel Ärger gepaart mit größerer Vorsicht aus.

3.13.7 Therapie

Bei den beschriebenen Krankheiten zum Tode gibt es keine spezifische Therapie. Bei einer Suizidneigung und nach einem Suizidversuch kommen psychotherapeutische Vorgehensweisen einzeln und in der Gruppe in Frage. In der Einzeltherapie gelingt es, über das tabuisierte Thema Tod zu sprechen, die Einsamkeit mit diesen Gedanken aufzubrechen, Trauerprozesse einzuleiten, bei denen der Therapeut Begleiter sein muß.

Gruppen, in die einzelne ältere Menschen nach Suizidversuch integriert werden, können weiterhelfen. Gruppen nur mit alten Patienten nach Suizidversuch laufen jedoch, soweit man nach den ersten Versuchen sehen kann, so schwierig und destruktiv, daß sie wahrscheinlich nicht nützlich sind.

Familiengespräche haben, wenn noch Angehörige vorhanden sind, eine wichtige Bedeutung. Manchmal ist es ein Jahrzehnte alter Ehekonflikt, der zur Suizidhandlung führte, oder Gefühle, zurückgesetzt und abgeschoben zu werden, sind ausschlaggebend und können durchgesprochen werden.

3.13.8 Psychiatrische und psychopathologische Aspekte

Die Themen Umgang mit Sterbenden und Sterbebegleitung sind in den beiden letzten Jahrzehnten häufiger in Publikationen behandelt worden (Schmitz-Scherzer 1984). In bezug auf jüngere Patienten werden charakteristische emotionale Reaktionen herausgearbeitet. Hierbei wird deutlich, daß im Prozeß der Auseinandersetzung mit einer lebensbedrohlichen Erkrankung typische, aber nicht immer gleiche Abfolgen von Reaktionen auftreten (s. Abb. 3.3):

Auf die Altersmedizin sind diese Erkenntnisse jedoch nur z. T. zu übertragen.

Das Problem des Alterssuizids wird an Zahlen aus epidemiologischen Untersuchungen deutlich. Suizidversuche und Suizide sind häufig. Und: Die Suizidraten steigen mit dem Alter an. 1984 gab es bei der männlichen Bevölkerung der Bundesrepublik 49 Suizidfälle auf 100.000 Einwohner im Alter von 65 - 75 Jahren (Durchschnitt 28,5). Noch drastischer fällt die Rate der über 75jährigen aus, hier sind es 75,2 Fälle. Bezogen auf die weibliche Bevölkerung der Bundesrepublik

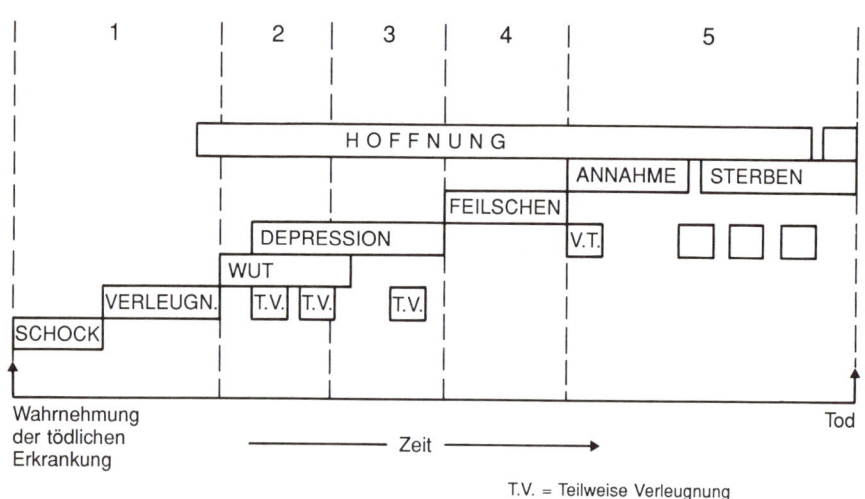

Abb. 3.3 „Stadien" des Sterbens (Nach Kübler-Ross 1969; zit. nach Köhle et al. 1979, S. 821)

lauten die entsprechenden Zahlen: 65 - 75 Jahre 24,7 Fälle, über 75 Jahre 27,4 Fälle (Durchschnitt 13,1) (Bottke 1985). Ist eine Aussage über das Verhältnis zwischen Suizid und Suizidversuch auch schwierig, so wird doch davon ausgegangen, daß im allgemeinen Bevölkerungsdurchschnitt dieses Verhältnis bei 1 : 8 - 10 liegt, für alte Menschen wird aber eine Relation von 1 : 2 vermutet (Bottke 1985). Der Zusammenhang zwischen psychischen Erkrankungen und Suizid im Alter ist nicht so eindeutig (Radebold u. Schlesinger-Kipp 1982). Während in einer Untersuchung häufiger die Diagnose der Schizophrenie als die der Depression gestellt wurde und Alkoholismus ebenfalls häufig zur Suizidalität führte, werden in anderen Untersuchungen zahlenmäßig der depressiven Erkrankung die größte Bedeutung gegeben. Sicher ist, daß neben spezifischen Erkrankungen v. a. die Vereinsamung für Suizidhandlungen ausschlaggebend ist.

3.14 Nachbemerkung: Spezifische Antwort als Krankheitseinheit

In Kap. 3 versuchten wir, spezifische Antworten als Kompensations- oder Adaptationsformen nach Verlusten im Alter herauszuarbeiten. Ob sich die Abgrenzungen der einzelnen Formen bewähren oder ob nicht nach noch weiteren Erfahrungen andere Abgrenzungen sinnvoller wären, wird sich in der Praxis herausstellen. Erst bei der Anwendung unserer eigenen Einteilung ist uns aufgefallen, daß wir eine wichtige Reaktionsform nicht berücksichtigt haben, nämlich die zwanghafte Antwort oder Zwangsneurose. Bei der Reflexion dieses Sachverhaltes stellte sich heraus, daß wir auch kaum Reaktionsformen im Sinne einer zwanghaften Antwort nach Verlusten im Alter beobachtet hatten. Woran mag dies liegen? Wir sehen dafür 3 Faktoren als ausschlaggebend an:

– Bei alten Menschen ohne wesentliche psychische Störung macht man oft die Erfahrung, daß sie sich häufig im Reden wiederholen bzw. recht stereotyp handeln. Dieses fraglich zwanghafte Wiederholen wird, ohne daß es von uns problematisiert wird, als altersentsprechendes Handeln interpretiert. Liegen ihm statt dessen aber möglicherweise Zwangsmechanismen zugrunde?

– Bei depressiven alten Patienten kann man ein ständiges Grübeln, einen Grübelzwang sowie ein fortwährendes Beschäftigen mit Körperfunktionen, besonders die Ausscheidung betreffend, beobachten. Sollten solche „analen" Verhaltensweisen einer zwanghaften Antwort zugeordnet werden?

– Bei alten Menschen mit leichter oder mittelschwerer Demenz treten häufig in ihren Erzählungen Wiederholungen auf. Wir sind geneigt, diese Wiederholungen auf ihre Vergeßlichkeit zurückzuführen, ohne nachzufragen, warum solche Wiederholungen auftreten.

Anhand dieser Fragen möchten wir deutlich machen, daß durch intensives Zuhören und Nachfragen vielleicht noch weitere Reaktions- oder Antwortformen deutlich abgegrenzt werden können, die durch unsere Vorurteile und durch unsere mangelnde Bereitschaft, alte Menschen ernst zu nehmen, bisher verborgen geblieben sind.

Literatur

Adams RE, Victor M (1985) Principles of neurology. McGraw-Hill, New York

Ariès P (1981) Studien zur Geschichte des Todes im Abendland. dtv, München

„arznei-telegramm" (1985) Behandlung von Hirnfunktionsstörungen (II). Heft 11:84-86

Balint M (1970) Therapeutische Aspekte der Regression. Klett, Stuttgart

Battegay R (1983) Angst als Ausdruck neurotischen Erlebens. In: Peters UH (Hrsg) Kindlers Psychologie des 20. Jahrhunderts: Psychiatrie Bd 2. Beltz, Weinheim Basel, S 170-186

Bergener M (1989) Symptomatik, Klinik und Differentialdiagnostik. In: Bergener M (Hrsg) Depressive Syndrome im Alter. Thieme, Stuttgart New York, S 71-79

Bergener M (1989) Depressive Syndrome im Alter, Thieme, Stuttgart New York

Bergener M, Karg B (Hrsg) Psychosomatik in der Geriatrie. Steinkopff, Darmstadt

Bleuler E (1975) Lehrbuch der Psychiatrie, 13. Aufl. Springer, Berlin Heidelberg New York

Blöink M, Husser J (1984) Depressive Erkrankungen. In: Oswald WD, Hermann WM, Kanowski S, Lehr UM, Thomae H (Hrsg) Gerontologie. Kohlhammer, Stuttgart, S 343-349

Böhm E (1988) Verwirrt nicht die Verwirrten. Psychiatrie-Verlag, Bonn

Bottke B (1985) Suizid im Alter - Sachverhalt und sozialwissenschaftliche Erklärungsansätze. Diplomarbeit Universität Köln EZW-Heilpädagogische Fakultät [zit. nach Kuratorium Deutsche Altershilfe (Hrsg) (1987) Presse- und Informationsdienst, Folge 4, S 7-8]

Degkwitz R, Helmchen H, Kockott G, Mombour W (1971) Diagnoseschlüssel und Glossar psychiatrischer Krankheiten (dtsch. Ausg der ICD; 8. Revision). Springer, Berlin Heidelberg New York

Degkwitz R, Helmchen H, Kockott G, Mombour W (1980) Diagnoseschlüssel und Glossar psychiatrischer Krankheiten (dtsch. Ausg der ICD; 9. Revision, Kap. V). Springer, Berlin Heidelberg New York

Feldmann L (1989) Leben mit der Alzheimer-Krankheit. Piper, München Zürich

Freud S (1905) Drei Abhandlungen zur Sexualtheorie. (Gesammelte Werke, Bd 5; Fischer, Frankfurt am Main, 1966 ff.)

Freud S (1915) Trauer und Melancholie, GW Bd 10, S 427-446

Grond E (1984) Die Pflege verwirrter alter Menschen. Lambertus, Freiburg

Haag A (1985) Psychosomatische Aspekte funktioneller Störungen bei der Bewältigung von Verlusten im Alter. In: Bergener M, Karg B (Hrsg) Psychosomatik in der Geriatrie. Steinkopff, Darmstadt, S 25-31

Janzarik W (1973) Über das Kontaktmangelparanoid des höheren Lebensalters und den Syndromcharakter schizophrenen Krankseins. Nervenarzt 44:515-526

Jellinek EM (1960) Disease concept of alcoholism. Hillhouse, New Haven

Joraschky P, Köhle K (1979) Maladaption und Krankheitsmanifestation. Das Streßkonzept in der psychosomatischen Medizin. In: Uexküll T von (Hrsg) Lehrbuch der psychosomatischen Medizin, 1. Aufl., Urban & Schwarzenberg, München Wien Baltimore, S 170-202

Kipp J (1988 a) Psychodynmaik der Somatisierung bei psychischen Alterserkrankungen. In: Kalousek ME (Hrsg) Gerontopsychiatrie 13. Janssen, Neuss, S 31-44

Kipp J (1988 b) Sterbebegleitung - affektive Schwierigkeiten und Möglichkeiten. Die Schwester/Der Pfleger 27:329-332

Kipp J (1991) Imaginäre Lebenswelten - Bewältigungsstrategien bei akuten psychischen Alterserkrankungen. In: Petzold H, Stöckler M (Hrsg) Lebenswelten alter Menschen. Junfermann, Paderborn

Köhle K, Simons C, Urban H (1979) Zum Umgang mit unheilbar Kranken. In: Uexküll T von (Hrsg) Lehrbuch der Psychosomatischen Medizin, 1. Aufl. Urban & Schwarzenberg, München Wien Baltimore, S 811-832

Köhler K, Sass H (Hrsg) (1984) Diagnostisches und statistisches Manual psychiatrischer Störungen DSM III. Beltz, Weinheim Basel

Kübler-Ross E (1969) On death and dying. What the dying have to teach doctors, nurses, clergy and their own families. McMillan, New York

Laplanche J, Pontalis JP (1973) Das Vokabular der Psychoanalyse. Suhrkamp, Frankfurt am Main

Mace NL, Rabins PV (1986) Der 36-Stunden-Tag. Huber, Bern Stuttgart Toronto

Masters WH, Johnson VE (1966) Human sexual response. Little, Brown, Boston

Masters WH, Johnson VE (1970) Human sexual inadaquacy. Little, Brown, Boston

Mitscherlich A, Mitscherlich M (1967) Die Unfähigkeit zu trauern. Piper, München Zürich

Nicol-Verlag (Hrsg) (o. J.) Phasen der Alkoholsucht. Nicol, Kassel

Radebold H (1986) Die psychosomatische Sicht alternder Patienten. In: Uexküll T von (Hrsg) Psychosomatische Medizin, 3. Aufl. Urban & Schwarzenberg, München Wien Baltimore, S 1079-1105

Radebold H (1987) Regression im Altern und Alter unter psychoanalytischen Aspekten. In: Krauß B, Schumacher M, Hirsch RD (Hrsg) Gerontopsychiatrie 11. Janssen, Neuss, S 1-18

Radebold H, Schlesinger-Kipp G (1982) Zur Alterssuizidalität. Literaturergebnisse und psychotherapeutische Behandlungsansätze. In: Reimer C (Hrsg) Suizid. Springer, Berlin Heidelberg New York, S 153-176

Rassek M (1988) Konversionssymptome im Alter. In: Kalousek ME (Hrsg) Gerontopsychiatrie 13. Janssen, Neuss, S 91-102

Riemann F (1975) Grundformen der Angst. Reinhardt, München

Schmitz-Scherzer R (1984) Sterbebegleitung. In: Oswald WD (Hrsg) Gerontologie. Kohlhammer, Stuttgart, S 465-476

Schlesinger-Kipp G, Warsitz P (1984) Der Sog des Schweigens und die unwillkürliche Erinnerung. Fragmente 10:40-93

Schneider HD (1980) Sexualverhalten in der zweiten Lebenshälfte. Kohlhammer, Stuttgart

Schneider K (1957) Klinische Psychopathologie. Thieme, Stuttgart

Schumann HJ von (1980) Erotik und Sexualität in der zweiten Lebenshälfte. Leitfaden für Gesunde und Kranke sowie deren Ärzte und Psychotherapeuten. Hippokrates, Stuttgart

Soeder M (1989) Abhängigkeit und Sucht. In: Platt D, Oesterreich K (Hrsg) Handbuch der Gerontologie, Bd. 5: Neurologie, Psychiatrie. Fischer, Stuttgart New York, S 337-355

Uexküll T von (Hrsg) (1986) Psychosomatische Medizin, 3. Aufl. Urban & Schwarzenberg, München Wien Baltimore

Wächtler C, Lauter H (1981) Die Erkennung von Depressionen und Demenzprozessen bei Patienten der zweiten Lebenshälfte. In: Schütz RM (Hrsg) Praktische Geriatrie 1. Selbstverlag, Lübeck, S 80-115 (zit. nach Bergener 1989)

4 Praxisfelder der Gerontopsychiatrie

4.1 Einleitung

Beschäftigen wir uns mit therapeutischen Methoden, so müssen wir feststellen, daß Therapie immer situationsabhängig ist. Diese Aussage läßt sich an einem Beispiel verdeutlichen: Ein ausgeklügeltes Therapieprogramm in einer Klinik ist oft weniger wirksam als einfache Interventionen zu Hause. Die Struktur der Klinik ist wenig hilfreich bei der Orientierung und bei der Bewältigung von Anforderungen des Alltags. Die eigene Welt der Klinik ist zu weit von diesem Alltag entfernt. Statt dessen kann ein einfaches Orientierungstraining zu Hause viel erfolgversprechender sein. Dort können sich auch Patienten mit schwerer Demenz noch am ehesten orientieren, wenn hilfestellend an das angeknüpft wird, was den Betroffenen durch jahrelange Erfahrung noch bekannt ist.

Entgegen der auf Versorgung hin angelegten Struktur einer Klinik sind die vielfältigen Anforderungen des Alltags, die es zu bewältigen gilt, ein hervorragendes Therapeutikum, wenn ein Therapeut damit umzugehen versteht.

Gegenwärtig stehen allerdings viele therapeutische Maßnahmen noch in dem paradoxen Zusammenhang, daß die institutionelle Unterbringung und Versorgung alten Menschen weitgehend die Möglichkeit zu sinnvoller Beschäftigung einerseits nimmt und andererseits diese Lücke dann mit Beschäftigungstherapie gefüllt werden soll. Dabei ist diese Therapie oft wenig wirksam, wenn es um lebensferne Tätigkeiten geht. Am erfolgreichsten ist sie noch dann, wenn sie sich am eingeübten Lebensrhythmus orientiert und z. B. Kochgruppen oder sonstige Haushaltstätigkeiten initiiert.

Wer alleinwohnende alte Menschen mit schweren Depressionen oder mit beginnender Demenz zu Hause besucht, ist oft über ihre „Verwahrlosung", über Unordnung, Schmutz und fehlende Hygiene erschüttert. Der Helfer meint es sicherlich gut, wenn er versucht, den so Hilflosen einer „optimalen Therapie" oder Betreuung zuzuführen, indem er ihn in eine Klinik oder ein Heim einweisen will. Aber: Institutionelle Therapie führt oft zur Entwurzelung. Menschen, die sich vor einem Krankenhausaufenthalt noch leidlich orientieren können, bei allen genannten Problemen, haben danach die Orientierung oft völlig verloren; die Klinik befördert sie ins Pflegeheim. Lange Klinikaufenthalte zeitigen ein Verhaltenssyndrom, das man in der Fachsprache mit *Hospitalisierung* bezeichnet. Hospitalisierte haben es in aller Regel sehr schwer, wieder ein eigenständiges Leben zu führen. In bezug auf alte Menschen zeigt sich diese Problematik besonders kraß. Neuere Befunde (Kaiser 1988) zeigen wohl, daß man sich mit institutionellen Lebensformen gut abfinden kann, aber was besagt das schon? Soll es mehr ein Sedativ z. B. für Angehörige sein, man brauche sich nicht zu sorgen, der Anverwandte fühle sich doch recht wohl? Daraus ergibt sich auch die weitergehende Frage, wie die Gesellschaft ihren schwächeren Gliedern begegnet, mit der Einweisung in Sondereinrichtungen oder der Integration in ihre allgemeinen Lebenszusammenhänge.

Stellen wir diesen allgemeineren Vorbemerkungen nun noch einige persönlichere zur Seite. Unsere gerontopsychiatrische Erfahrung resultiert v. a. aus der klinischen Praxis in einer psychiatrischen Abteilung, der konsiliarischen Betreuung eines Altenpflegeheims (Warsitz u. Kipp 1985) und ambulanter gemeindpsychiatrischer Arbeit in einem psychosozialen Hilfsverein.[1] Andere gerontopsychiatrische Praxisfelder können wir hingegen nur gleichsam aus zweiter Hand beschreiben. Da wir uns in der vorliegenden Schrift insgesamt um eine erfahrungsnahe und praxisorientierte Darstellung bemühen, wollen wir uns auch in diesem Kapitel weniger mit gerontopsychiatrischen Praxisfeldern im allgemeinen beschäftigen, sondern mehr mit dem, was wir gewissermaßen „vor Ort" an Praxis erleben und mitgestalten. In diesem Sinn sind unsere Aussagen nicht generalisierbar, sondern durch örtliche Gegebenheiten mitbestimmt. Aber dieses meint schließlich auch *Gemeindepsychiatrie*, sozial orientierte Psychiatrie, die versucht, sich in den Lebenszusammenhang einer Gemeinde einzubinden. So unterschiedlich sich Situationen in verschiedenen Gemeinden darstellen, so unterschiedlich wird sich auch gemeindepsychiatrische Arbeit orientieren. Es kann also vom eigenen Selbstverständnis her gar nicht darum gehen, allgemein verbindliche Modelle zu entwerfen. Es geht vielmehr darum, eigene Erfahrung reflektiert darzustellen, um anderen die Gelegenheit zu geben, Anregungen für die eigene Praxis zu bekommen.

---

[1] Das Spektrum der Vereinsarbeit umfaßt eine Psychosoziale Kontakt- und Beratungsstelle, Betreutes Wohnen (Wohngemeinschaften und Einzelwohnende), Treffpunkt- und Freizeitangebote zur Tagesstrukturierung sowie Unterstützung von Selbsthilfegruppen mit einem gerontopsychiatrischen Arbeitsschwerpunkt.

4.2 Psychisch Kranke zu Hause und ihre Betreuung

4.2.1 Alleinwohnende

Begegnung

Herr H., 83 Jahre alt, hat seit 10 Monaten keine Miete mehr bezahlt. Sein großzügiger Vermieter reagiert aber nicht auf die ausstehenden Mietzahlungen, sondern erst, als Herr H. sich immer mehr zurückzieht und er ihm kaum noch einmal begegnet. Als er Herrn H. mehrere Tage hintereinander nicht zu Gesicht bekommt, informiert er den städtischen Sozialdienst. Der entsandte Sozialarbeiter des Dienstes kann zunächst wenig ausrichten. Herr H. öffnet ihm nicht die Tür. Er vermutet eine psychiatrische Erkrankung und benachrichtigt die sozial-psychiatrische Beratungsstelle. Einer ihrer Mitarbeiter, der sich einen Namen im Umgang mit „schwierigen Menschen" erworben hat, läutet an der Tür von Herrn H „richtig", diesmal wird die Tür und der Blick auf eine katastrophale Unordnung geöffnet. Herr H. gibt Auskunft, er liege zumeist im Bett, und berichtet, seine Mutter habe ihn besucht, sie werde bald wiederkommen. Man könne ganz beruhigt sein, es sei alles in Ordnung. Als der Mitarbeiter der Beratungsstelle, sein Fingerspitzengefühl gebrauchend, bemerkt, seine Mutter könne ihn doch geschickt haben, wird Herr H. zugänglicher. Eine Krankenhausbehandlung lehnt er ab, aber er läßt „Essen auf Rädern" für sich organisieren, für dessen Bezahlung eine Regelung gefunden wird. Der Mitarbeiter verzichtet darauf, eine spezifische psychiatrische Behandlung zu arrangieren, kümmert sich aber darum, daß eine Hilfe im Haushalt organisiert wird.

Im Gespräch mit diesem alten Mann werden deutliche Zeichen einer Demenz erkennbar. Perspektivlos alleinlebend, hat er aus seiner Kontaktarmut heraus mit wahnhafter Gewißheit eine Lebensperspektive entwickelt, bei der der zugrunde-liegende Selbstheilungswunsch offensichtlich ist. Was war zu tun? Zunächst war es notwendig, im Namen der Mutter mütterlich vorsorgende Angebote zu unterbreiten. Zudem wäre es notwendig gewesen, mehr Gesprächskontakte anzubieten. Aber wie kann man dabei vorgehen, wenn solche Kontakte abgelehnt werden? Welche Gesprächsmöglichkeiten gibt es für einen Alleinwohnenden überhaupt? Eine psychiatrisch-medikamentöse Behandlung hätte v. a. die zu vermutenden Schlafstörungen bzw. Störungen des Schlaf-Wach- Rhythmus bessern können. Aber wenn keine Krankheitseinsicht und keine Bereitschaft zu dieser Behandlung vorhanden ist, so steht man vor einem weiteren Problem.

Nach ca. 10 Tagen verweigerte Herr H. die Annahme des „Essens auf Rädern". Obwohl er viel Geld angespart hatte, wollte er es nicht mehr bezahlen. Mit dem noch verpackten Menü eilte er hinter dem Auslieferungsfahrer her. Dabei stürzte er die Treppe hinab und zog sich eine Kopfplatzwunde zu. Nach der chirurgischen Versorgung wurde Herr H. zwangsweise in unsere Klinik eingeliefert. Er verleugnete seine Krankheit und zeigte Unruhe sowie Zeichen einer mittelschweren Demenz. Seine Wahnsymptomatik bildete sich zurück, als Perspektive blieb Herrn H. aber nur noch das Pflegeheim.

Situation

Der Einzelfall erschließt natürlich nicht das Gesamtproblem. Aber es ist bekannt, daß der Fall von Herrn H. in ähnlichen Formen häufig vorkommt, vielleicht zumeist weniger spektakulär. Nach statistischen Angaben (Statistisches Bundesamt

1982) kann man davon ausgehen, daß ca. 35% der über 60jährigen in Einpersonenhaushalten wohnen; dies betrifft Frauen mit ca. 48% wesentlich häufiger als Männer mit 13%. Bei den über 75jährigen nehmen die Einpersonenhaushalte zu (ca. 61% der Frauen und 22% der Männer). Für die Einschätzung der Situation ist zu berücksichtigen, daß alte Frauen nur über relativ geringe finanzielle Mittel verfügen.

Alleinleben stellt, wenn es zur Vereinsamung führt, einen Erkrankungsfaktor dar, so daß davon auszugehen ist, daß Alleinwohnende entweder ganz selbständige Menschen sind oder aber Menschen, die in besonderer Not leben und häufig unterstützungsbedürftig sind. Unter letzteren ist die Zahl der psychisch Kranken entsprechend hoch.

4.2.2 Mit Angehörigen Wohnende

Begegnung
Wegen einer Depression wird die 73jährige Frau F. in unsere Klinik aufgenommen; 15 Jahre waren vergangen, seit sie ihre letzten depressiven Phasen erlebte. Auch damals verbrachte sie längere Zeit im Krankenhaus.

In Gesprächen wird die aktuelle Situation der Patientin deutlich: Ihr 80jähriger Ehemann mußte sich einer Prostataoperation unterziehen. Seit langer Zeit war sie erstmals allein. Sie spürte die Depressionen herannahen und flüchtete in die Klinik. Ihre Einstellung hierzu ist zwiespältig. Einerseits sieht sie in ihrem Verhalten ein Versagen, andererseits sieht sie in ihm aber auch eine sinnvolle Suche nach Schutz.

In weiteren Gesprächen wird deutlich, daß sie sich in ihrer Kindheit von ihrem strengen, aber geliebten Vater hat bestimmen lassen, bis hin zum Verzicht auf eigene Positionen. Dieses Verhältnis hat sich in ihrer Beziehung zu ihrem Mann wiederholt.

Unsere Patientin konnte relativ rasch stabilisiert werden. Aber für uns blieb die Frage zurück, was ist, wenn der um 7 Jahre ältere Ehemann stirbt?

Frau D., 78 Jahre alt, wird von ihrer Schwiegertochter zu uns gebracht. Sie bewohnt das Obergeschoß im Haus ihres Sohnes. In den letzten Jahren ist sie immer vergeßlicher geworden. Die berufstätige Schwiegertochter hat sich darauf eingestellt. Morgens und abends kümmert sie sich um Frau D. – Haushalt, Beruf, die Sorge um die Schwiegermutter, mit der Zeit wächst ihr die Belastung über den Kopf. Der Ehemann hat als Sohn zwar ein gutes Verhältnis zu seiner Mutter, „zuständig" ist er aber für Haus und Garten.

Diese Situation weitet sich zu einer Krise aus, als Frau D. anfängt, ihre Schwiegertochter zu beschimpfen und sie beschuldigt, Geld gestohlen zu haben. Die Überlastete greift zu Tabletten, um endlich Ruhe zu bekommen (parasuizidale Handlung). Jetzt intervenieren Ehemann und Hausarzt. Frau D. wird in unsere Klinik „zur Untersuchung" eingeliefert. Erst als sie bei uns ist, begreift sie, daß sie bleiben soll. Zurück nach Hause soll es nicht mehr gehen. Es wird nach einem Platz in einem Pflegeheim gesucht.

Situation
Etwa 44% der über 60jährigen leben (Statistisches Bundesamt 1982) mit den Ehepartnern zusammen, demographisch bedingt, Männer weitaus häufiger (63%) als Frauen (32%). Dieser Anteil sinkt bei den über 75jährigen auf 32%. Leben aus der 1. Gruppe noch 15% mit ihren Kindern zusammen, so sinkt auch dieser Anteil bei der 2. Gruppe auf 6%. Auch schwerst demente alte Menschen wohnen in vielen Fällen noch mit ihren Angehörigen zusammen. Töchter und Schwiegertöchter

müssen bei der gegenwärtig noch vorherrschenden Rollenverteilung zumeist die Betreuung und Pflege übernehmen. Es ist nicht selten, wenn dieser Dienst, wie im Fall von Frau D., mit Undank belohnt wird.

Der Tagesrhythmus muß auf den zu Pflegenden abgestimmt werden, oft ist die Nachtruhe gestört. So verwundert es auch nicht, daß die zumeist weiblichen Pflegenden, die mitunter auch schon im Alter von 50, 60 Jahren sind, häufig unter schweren psychischen Problemen leiden (vgl. 5.4.4 „Angehörigenarbeit und Familientherapie"). In der Klinik erlebt man, daß die Belastung der Pflege eines Angehörigen im eigenen Haushalt erst dann im vollen Ausmaß bewußt wird, wenn die Pflegenden durch einen Krankenhausaufenthalt des von ihnen Betreuten entlastet werden. Handeln Gespräche mit Angehörigen in der ersten Zeit nach der Krankenhausaufnahme noch von der Rückkehr des Patienten nach Hause, so wird im weiteren Verlauf von den Angehörigen in vielen Fällen die Entscheidung für ein Pflegeheim getroffen. Ist der Pflegebedürftige erst einmal in eine Klinik eingewiesen worden, so kommen Entlastungsangebote für pflegende Angehörige, wie z. B. Tagespflege (s. 4.4.3) oder Hilfe zur Pflege zu Hause, oft zu spät. Auch mögliche Therapieerfolge werden dann von den Angehörigen nicht mehr abgewartet. Der *36-Stunden-Tag* (Mace u. Rabins 1988), eine Schilderung der Betreuung von Alzheimer-Patienten, vermittelt diese Problematik eindrucksvoll.

4.2.3 Ambulante allgemeinärztliche Betreuung

Unsere Aussagen über die allgemeinärztliche Betreuung psychisch kranker alter Menschen zu Hause stützen sich auf Untersuchungen (Cooper u. Sosna 1983; Irninger 1986) sowie auf individuelle Aussagen unserer Patienten und ihrer Angehörigen. Etwa 80% aller alten Menschen hatten in den letzten 3 Monaten vor einer Untersuchung in Mannheim Kontakt mit ihrem Hausarzt (Cooper u. Sosna 1983).

Für den Hausarzt sind in vielen Praxen die über 60jährigen die häufigsten Patienten, wobei der Anteil älterer Patienten tendenziell mit dem Lebensalter des Hausarztes steigt (Irninger 1986). Oft ist der Hausarzt die wichtigste Bezugsperson außerhalb der familiären Beziehungen. Alte Menschen suchen ihn in seiner Praxis auf, er kommt inzwischen auch – wieder – häufig zu ihnen nach Hause.

Über die inhaltliche Arbeit wird wenig publiziert und wenn, dann von Hausärzten, die an der Versorgung alter Menschen interessiert sind (Irninger 1986).

Verordnet der Hausarzt Medikamente, so muß er davon ausgehen, daß sie vielfach nicht regelmäßig eingenommen werden. Einfache schriftliche Medikamentenpläne, Kombinationspräparate sowie einfach zu dosierende Medikamente verbessern die Einnahmesicherheit.

Der Hausarzt (Irninger 1986, S. 43 - 44), „der den Patienten genau kennt und bereit ist, ihn über lange Zeit zu betreuen, ist wie keiner prädestiniert, Betagte bis zum Tod zu begleiten. Wir meinen damit den Hausarzt:

– der auch zur Unzeit als primäre Anlaufstelle für die Probleme der Patienten zur Verfügung steht;

– der sich als Verantwortungsträger und Führer im Labyrinth spezieller ärztlicher Dienste fühlt;
– der als menschlicher Anwalt seines Patienten und als Informationsspeicher aller Untersuchungen und Behandlungsdaten fungiert;
– der als Drehscheibe und Koordinationsstelle zwischen ärztlichen und nichtärztlichen Diensten der medizinischen Grundversorgung in Gemeinde oder Quartier wirkt und
– der sich schließlich als Mitmensch oder persönlicher Freund um das Wohlergehen seiner betagten Patienten kümmert."

Realität ist jedoch, daß die Mehrzahl der Hausärzte nur unzureichend an Altersfragen interessiert und fortgebildet ist. Die Alterspsychiatrie ist völlig unbekannt. Arzneimittelvertreter beeinflussen ihr Verordnungsverhalten. Erst in den letzten Jahren nehmen Fortbildungsveranstaltungen mit geriatrischen und gerontopsychiatrischen Themen zu, die natürlich nur von einem Teil der Ärzte besucht werden.
Die Fortbildungsmöglichkeiten sind zudem begrenzt, weil viele praktische Gebiete der Altersmedizin vernachlässigt wurden. Wir versprechen uns nur eine nachhaltige Verbesserung, wenn regional Gerontopsychiatrische Zentren (BMJFFG 1988) oder Zentren für psychosoziale Altersmedizin gegründet werden (vgl. 4.3.6).

4.2.4 Psychiatrische Betreuung

Nervenarzt und Institutsambulanz

Nur ca. 3% der in einer epidemiologischen Untersuchung identifizierten Alterspatienten mit einer psychischen Erkrankung hatten innerhalb von 12 Monaten Kontakt mit einem psychiatrischen Spezialisten (Cooper u. Sosna 1983). Nervenärzte haben für Patienten, die zu Hause wohnen, relativ wenig Bedeutung. Auf Altersprobleme sind sie zudem, den allgemeinmedizinischen Kollegen ähnlich, wenig vorbereitet; es sei denn, sie haben längere Zeit in einer gerontopsychiatrischen Abteilung gearbeitet.
Die uns bekannten allgemeinpsychiatrischen Institutsambulanzen haben, wie die niedergelassenen Nervenärzte, nur einen sehr geringen Anteil alter Patienten. Einzelne Ambulanzen übernehmen jedoch die psychiatrische Betreuung von Pflegeheimen (z. B. die des Psychiatrischen Krankenhauses Merxhausen). Spezialisierte gerontopsychiatrische Ambulanzen sind uns bis auf die Berliner Universitätspoliklinik nicht bekannt. Es sei darauf hingewiesen, daß im Rahmen des Bundesmodellprogramms Psychiatrie in Kassel eine psychotherapeutische Versorgung älterer Menschen im Rahmen einer Institutsambulanz mit Erfolg erprobt wurde (Radebold et al 1987).
Haben wir, von Ausnahmen abgesehen, bislang nur auf mehr oder weniger große Probleme bzw. Defizite bei der ambulanten ärztlichen Betreuung psychisch kranker alter Menschen hinweisen müssen, so können doch Einrichtungen benannt werden, die relevante Aufgaben für die psychiatrische Versorgung dieser Gruppe zu Hause übernehmen.

Sozialpsychiatrischer Dienst

Zunächst sei der *Sozialpsychiatrische Dienst* (kürzen wir ihn dem eigenen Sprachgebrauch folgend und ganz unpolitisch SPD ab) genannt, der in Hessen und in einigen Bundesländern in Trägerschaft der kommunalen Gesundheitsämter steht, in anderen auch von freien Wohlfahrtsverbänden getragen wird. Der SPD arbeitet in der Regel schwerpunktmäßig für jüngere Patienten, ältere zeigen zumeist von sich aus wenig Neigung, einen solchen Dienst aufzusuchen. In Kassel hat dieser Dienst den Namen *Sozialpsychiatrische Beratungsstelle* (SPB) (Poppe 1984) und hat im Rahmen des erwähnten Psychiatriemodellprogramms einen gerontopsychiatrischen Schwerpunkt entwickelt. Diese Stelle wird häufig von Angehörigen, Nachbarn oder sonstigen Bekannten älterer psychisch Kranker in Anspruch genommen. Nur selten geht die Initiative von den Patienten selbst aus. Dieses ist eigentlich nur dann der Fall, wenn sie sich z.B. „bestohlen" oder „bestrahlt" fühlen und von der Polizei an die SPB verwiesen werden. Es handelt sich also um unruhige und demente oder wahnhafte alte Menschen, die, weil sie in ihrer sozialen Umgebung auffällig werden, Patienten in der SPB werden.

Die SPB selbst sieht ihren Auftrag weniger darin, auffällig gewordene Menschen in eine Klinik einzuweisen. Ihr geht es vorrangig um die Aufnahme von Kontakten, die Einleitung einer sinnvollen Therapie und das Knüpfen von Hilfsnetzen (u.a. Nachbarschaftshilfe, „Essen auf Rädern", stundenweise ambulante Betreuung). Daneben bietet sie wöchentliche Gruppen an, in denen die häufig völlig vereinsamten Menschen wieder Kontakt finden und Beziehungen aufbauen können.

Die ersten „diagnostischen" Kontakte werden häufig von Arzt und Sozialarbeiter gemeinsam hergestellt. Die weiteren häuslichen Einzelkontakte sind zumeist Aufgabe des Sozialarbeiters.

Die *SPB* arbeitet außerdem mit einer Gruppe von Honorarkräfte zusammen, die nach dem BSHG finanziert werden und die die tägliche stundenweise Betreuung übernehmen können und die bei eventuellen Konflikten in der *SPB* Rückhalt finden.

Sozialstationen mit psychiatrischer Kompetenz

Die psychiatrische Pflege und Betreuung älterer Menschen kann auch über *Sozialstationen* erfolgen. Dies wird in den letzten Jahren modellhaft erprobt. So werden z.B. in Nordrhein-Westfalen psychiatrische Pflegekräfte in die Teams eingebunden und das Gesamtteam gerontologisch fortgebildet (Kretschmann u. Radebold 1989). In den Kasseler Sozialstationen haben hingegen Sozialarbeiter diese Aufgaben übernommen. Sie streben dabei die folgenden Ziele an (Korte 1987):

- Verbesserung der Betreuung psychisch kranker alter Menschen unter den Patienten der Sozialstationen,
- Bearbeitung psychosozialer Probleme im Zusammenhang mit langfristigen Krankheiten,
- Prävention durch Beratung, Betreuung und gegebenenfalls rechtzeitige Vermittlung angemessener Behandlung, Pflege oder sozialer Hilfen.

Wie in anderen Institutionen auch, gibt es einen Trend, sich um jüngere und „interessantere" Patienten zu kümmern. Abhängig von einzelnen Betreuungspersonen bzw. Teamkonstellationen kommt es aber häufig zu einer sehr intensiven gerontopsychiatrischen Arbeit, durch die Patienten bei kontinuierlicher Betreuung zu Hause stabilisiert werden können.

Psychosoziale Kontakt- und Beratungsstelle

Kontakt- und Beratungsstellen können fachspezifische häusliche Betreuungsaufgaben übernehmen.

Der *Ludwig-Noll-Verein für psychosoziale Hilfe* in Kassel, in dem wir aktiv mitarbeiten, ist Träger einer *Psychosozialen Kontakt- und Beratungsstelle* (PSK), die schwerpunktmäßig ältere psychisch Kranke betreut. Daher haben wir mit diesem Betreuungsangebot besonders intensive Erfahrungen erworben. Der Verein gibt eine eigene kleine Zeitung heraus, das *LNV-Info*. Dort schildert eine Mitarbeiterin des Vereins, eine Altenpflegerin, ihre Betreuungsarbeit (Lau 1988):

„Die sechzigjährige Frau B. lernte ich nach viermonatiger stationärer Behandlung im Ludwig-Noll-Krankenhaus kennen. In den letzten drei Jahren war Frau B. sechs Mal für mehrere Wochen in verschiedene psychiatrische Kliniken eingeliefert worden. Das letzte Mal, weil Frau B. ihren kranken Mann, ihren Haushalt, ihren Hund und schließlich auch sich selbst nicht mehr versorgen konnte. Während ihres Klinikaufenthaltes verstarb ihr Ehemann. Vier Wochen später wurde sie entlassen. Bei meinem ersten Besuch in der Wohnung von Frau B. mußte ich feststellen, daß sie nicht in der Lage war, sich allein ausreichend zu versorgen. Sie kam mit ihren finanziellen Angelegenheiten nicht zurecht, konnte sich einfach nicht aufraffen, etwas einzukaufen, Wäsche zu waschen und zu bügeln und die Wohnung in Ordnung zu bringen. In dieser Zeit besuchte ich Frau B. jeden zweiten Tag. Wir gingen zusammen einkaufen, kochten und brachten die Wohnung auf Vordermann. Schrittweise mußte Frau B. wieder lernen, zur Bank zu gehen, ihre Post durchzulesen und zu beantworten, mit dem Hauswirt zu verhandeln und auch einfach einmal mit einer Nachbarin zu reden. Wenn ich in dieser Zeit zu Frau B. kam, stand sie schon vor der vereinbarten Zeit am Fenster und wartete auf mich.

Jetzt, nach eineinhalb Jahren, ist Frau B. so stabil, daß sie auch ihren Hund, der zwischenzeitlich bei einer Bekannten in Pflege war, wieder selbst versorgen kann, und sie hat auch gelernt, ihre Angelegenheiten wieder weitgehend selbständig zu regeln. Sie wohnt allein zu Haus, aber sie weiß, daß sie nicht alleingelassen ist."

Wenden wir uns noch kurz den Rahmenbedingungen der PSK-Arbeit zu. Die Betreuung umfaßt zeitlich zumeist 1 - 2 Hausbesuche pro Patient pro Woche. In Krisen werden auch tägliche Besuche praktiziert, wenn es die Situation erfordert. Inhaltlich ist die Betreuung komplex. Das Spektrum reicht von beratenden Gesprächen bis hin zu vielfältigen lebenspraktischen Hilfen. Günstig ist es, wenn es gelingt, Betreute in einen sozialen Rahmen, z. B. in einem Verein oder eine Selbsthilfegruppe einzubinden, was allerdings keine Voraussetzung des Betreuungsarrangements ist.

Die Finanzierung einer solchen ambulanten psychiatrischen Arbeit ist häufig schwierig, und die unterschiedlichen Kostenträger sind gern bereit, die Notwendigkeit der Arbeit anzuerkennen, wenn für ihre Finanzierung die anderen zuständig sind.

Betreutes Wohnen

Eine wesentliche Verbesserung der Versorgungsmöglichkeiten psychisch kranker, auch alter Menschen stellen Finanzierungsvereinbarungen, wie z. B. die Vereinbarung des betreuten Wohnens durch den Landeswohlfahrtsverband Hessen dar. Die Betroffenen können in ihrer Wohnung wohnen bleiben – ein Verpflanzen alter Menschen ist nicht notwendig. Sie müssen auch nicht für die Kosten der Betreuung aufkommen, was gerade bei manchen depressiven und wahnhaften Patienten ausschlaggebend ist, sich auf ein solches Betreuungsverhältnis einzulassen. Die Form der Betreuung kann ohne wesentliche Vorschriften auf die individuellen Bedürfnisse ausgerichtet werden. Der Betreuungsrahmen ist jedoch recht karg. Da jede Vollkraft für 12 Betroffene zuständig ist, kommen auf den einzelnen, wenn man Fahrt und Organisationszeiten abzieht, höchstens 2 h wöchentlich.

In der Praxis werden beispielsweise Gespräche geführt, Arztkontakte vereinbart, bei der Beantragung (Sozialhilfe) und beim Kauf von Einrichtungsgegenständen praktisch geholfen, Erlebnisse bei Kontakten mit Verwandten besprochen und bei der konkreten Planung (Kofferpacken) einer Reise unterstützt (Jüngling u. Kipp 1988). In dem Beispiel im letzten Kapitel haben wir die Tätigkeiten ausführlich beschrieben, die von der psychosozialen Kontaktstelle begonnen wurden und inzwischen im Rahmen des betreuten Wohnens weitergeführt werden. Als Betreuungspersonen kommen Sozialarbeiter/innen und Altenpfleger/innen in Frage, die Spaß am Umgang mit alten Menschen haben und die es mit ihrer beruflichen Identität vereinbaren können, praktisch unterstützend Hand anzulegen. Damit eine solche Betreuung nicht in kurzer Zeit scheitert, weil krankheitsbedingte Beziehungskonflikte auftauchen, ist eine gute fachliche Anleitung und eine reflektierte Unterstützung in Krisen notwendig. Wie bei den betreuten Wohngemeinschaften (vgl. 4.2.6) profitieren v. a. Patienten davon, die Kontakt brauchen, aber aufgrund ihrer persönlichen Eigenarten oder ihren krankheitsbezogenen Konflikten ohne eine solche Unterstützung vereinsamen und darüber wieder krank werden.

Andere Betreuungsformen (Hilfe zur Pflege etc.)

Auch andere Einrichtungen oder Maßnahmen haben eine Bedeutung für die Betreuung von psychisch kranken alten Menschen zu Hause. Durch öffentlich finanzierte *Hilfen (der Sozialhilfeträger und der Krankenkassen)* zur *Pflege* können auch kranke Menschen zu Hause noch menschenwürdig leben. Da die Pflegenden in der Regel nicht auf die besonderen Probleme ihrer Klienten vorbereitet sind und häufig auch keine systematische Unterstützung und Fortbildung bekommen, gehen allerdings leider viele Pflege- bzw. Betreuungsabsprachen zu Bruch. So erinnern sich beispielsweise Betroffene nicht an Absprachen, oder sie fühlen sich bestohlen etc. Die Betreuer nehmen dies dann persönlich und können es nicht als krankhafte Symptomatik erkennen. Gerade in diesem wichtigen Bereich der häuslichen Pflege sind eine ganze Reihe von Weiterentwicklungen erforderlich, damit Betreuungsvereinbarungen nicht schon bei den ersten Konflikten scheitern.

Inwieweit das Gesundheitsreformgesetz für die Verbesserung der gerontopsychiatrischen Betreuung eine Bedeutung bekommt, ist nicht absehbar, da der Begriff der Schwerstpflegebedürftigkeit vorwiegend in bezug auf körperliche Defizite näher bestimmt wurde.

4.2.5 Übergangspflege

„Mach dein Bett selber, Oma!", in diesem Satz Erwin Böhms (1988, S. 141), so brüskierend er zunächst auch erscheinen mag, steckt einiges, was wir berücksichtigen sollten. Entgegen vielfach geübter Praxis sollte die Pflege alter Menschen nicht passivierend und entmündigend sein. So manches in der Pflege Gutgemeinte trägt dazu bei, die Situation alter Menschen zu verschlechtern. Die Form aktivierender Übergangspflege, die Böhm eingeführt hat, beinhaltet, daß an frühere Erfahrungen der Patienten angeknüpft wird, um von dort aus Aktivitäten zu entwickeln. Bei der Psychiatriereform in Wien hat Böhms Konzept zu einem Abbau der psychiatrischen Klinikbetten beigetragen.

Es ist wohl so etwas wie eine „ethisch-moralische Gefühlsbremse", die dazu beiträgt, daß mit alten Menschen „schonend" umgegangen wird. Aber diese Bremse zeigt Wirkung: in der Inaktivierung alter Menschen, die dadurch an sich noch vorhandene, mitunter vielleicht verschüttete Fähigkeiten endgültig verlieren. Ohne auf Böhms spezielles Konzept ausführlich einzugehen, scheint uns hierin allein genügend Begründung zu liegen, den risikoreicheren Weg zu gehen, alte Menschen durch Betreuung zu Hause zu unterstützen als den herkömmlichen, der die Pflegenden zwar entlastet, letztlich aber oft die „sichere Pflege zum Tod" ist.

4.2.6 Betreute Wohngemeinschaft

Begegnung

Zwei Bewohner einer betreuten Wohngemeinschaft berichten.

Das Leben im Altenheim gefiel mir (Herr S., 83 Jahre alt) auf die Dauer nicht. Ich konnte kaum eigene Möbel stellen. Das Essen schmeckte mir nicht. Die Atmosphäre war trist, ich verspürte oft Langeweile und fühlte mich völlig nutzlos. In der Wohngemeinschaft kann ich mich um mein Essen selbst kümmern, mich meinen Hobbys widmen, die Platz beanspruchen (Orgelspielen und Filmen), und ich bin dennoch nicht allein. Es ist schön, wenn die Betreuer regelmäßig zu Gesprächen kommen.

Die Einsamkeit in meiner alten Wohnung hat mich krank gemacht führt Frau R. 63, aus. Ich kam allein nicht mehr zurecht. In der Wohngemeinschaft kann ich mich viel besser beschäftigen. Ich gehe mit einer Mitbewohnerin spazieren oder besuche die „Nollis" (Selbsthilfegruppe mit Treffpunkt in der Nähe). Seit ich hier lebe, habe ich die Angst vor dem Alleingelassensein nahezu verloren.

Situation

Das Aufkommen von Wohngemeinschaften (WG) als neue Form des Zusammenlebens ist in der Bundesrepublik eng mit der Studentenbewegung der 70er Jahre verbunden. In der Folge wurden auch in der psychiatrischen Versorgung therapeutische Wohngemeinschaften entwickelt, die eine immer größere Verbreitung gefunden haben. Sie haben sich mittlerweile als wichtiges Glied von Therapie und sozialer Rehabilitation bewährt.

Für Wohngemeinschaften für psychisch Kranke hatten sich bislang zumeist jüngere Menschen interessiert. Bei älteren trafen WG zumeist auf Ablehnung: „Man lebt doch nicht einfach so wild zusammen! " So sind sie zumeist erst dann bereit, in eine WG zu ziehen, wenn die einzig verbleibende Alternative ein Pflegeheim ist. Möglicherweise wird sich das ändern, wenn die Generation in die Jahre kommt, die über früher erworbene WG-Erfahrung verfügt.

Die psychosoziale Betreuung ist in der WG intensiver als im Altenheim. Mit Unterstützung von Gemeindekrankenpflege, „Essen auf Rädern" und anderen ambulanten Diensten können auch relativ stark pflegebedürftige Menschen in Wohngemeinschaften betreut werden. Besonders geeignet sind WG für Menschen, die aufgrund von Depressionen oder anderen Erkrankungen zu vereinsamen drohen. Zum regelmäßigen Betreuungsprogramm gehört, so als Beispiel die Praxis des Ludwig-Noll-Vereins, ein wöchentliches Gruppengespräch, in dem organisatorische Fragen, aber auch Konflikte besprochen werden. Zudem führen die Betreuer (Sozialarbeiter/in, Altenpflegerin) wöchentlich Einzelgespräche. Der Kontakt zu Angehörigen wird unterstützt, und die Zusammenarbeit mit den behandelnden Ärzten wird gesucht. An sonstigen gemeinsamen WG-Aktivitäten sind zu nennen:

– gemeinsame Einkäufe,
– gemeinsames Kochen und Backen,
– Kaffeetrinken in der WG-Runde,
– Spaziergänge,
– Spiele u. a.

Die Finanzierung der WG-Betreuung erfolgt meist durch den überörtlichen Sozialhilfeträger, in Hessen durch den Landeswohlfahrtsverband. Für 12 WG-Plätze werden pauschal die Kosten für einen Betreuer sowie die Verwaltungs- und Regiekosten übernommen. Viele WG-Bewohner sind mit dieser Wohn- und Betreuungsform zufrieden, was sich ja auch in den eingangs aufgeführten Aussagen von Betroffenen zeigt. In einzelnen Fällen gibt es Eingewöhnungsprobleme. Wenn sich WG aus vorbereitenden Gesprächsgruppen bilden, die sich über einen längeren Zeitraum hinweg getroffen haben, können solche Startprobleme verringert werden. Die WG-Interessenten lernen sich dann besser kennen. Sie können ihre Wünsche, ihre Hoffnungen und Erwartungen in der Gruppe genauso äußern wie ihre Ängste. Mit der Zeit kristallisiert sich dann heraus, wer zu wem paßt. In der mittlerweile mehrjährigen WG-Arbeit des Ludwig-Noll-Vereins hat sich gezeigt, daß die Zahl und die Länge der Aufenthalte der WG-Bewohner in einer psychiatrischen Klinik eindeutig zurückgegangen sind.

WG für jüngere psychisch Kranke werden sinnvoller Weise von Maßnahmen zur beruflichen Rehabilitation begleitet. Dieses kommt bei „Rentner-WG" natürlich nicht in Frage. Statt dessen sollte die Einbindung in andere soziale Zusammenhänge gesucht werden. Bei uns in Kassel hat sich die Integration in eine professionell gestützte Selbsthilfegruppe bewährt.

4.2.7 Selbsthilfegruppe

Begegnung

Frau F., Ende 60, ist seit über 3 Jahren Mitglied der Selbsthilfegruppe „die Nollis", die seit 1984 im Rahmen des Ludwig-Noll-Vereins für psychosoziale Hilfe in Kassel arbeitet. Der „harte Kern" der Gruppe besteht aus 35 älteren Frauen und Männern, die von unterschiedlichen psychischen Erkrankungen betroffen waren bzw. sind. Der weitere Kreis umfaßt etwa 60 Mitglieder, einzelne schlossen sich der Gruppe nicht wegen psychischer Erkrankung, sondern wegen Vereinsamung an.

Begleiten wir Frau F. durch eine „Nolli-Woche". Montags geht sie bereits vormittags in die Alte Agathofschule, ein Bürgerhaus in Kassel. Sie gehört zu einer 5- bis 6köpfigen Kochgruppe, die eine entsprechend ausgestattete Küchenzeile im gruppeneigenen Raum nutzt, um Gruppenmitgliedern ein selbst zubereitetes Mittagessen anzubieten. Nun geht es daran, gemeinsam Kartoffeln zu schälen, Gemüse zu putzen, Würstchen zu braten und das Dessert vorzubereiten – je nachdem, welchen Menüplan die Gruppe zuvor beschlossen hat. Wenn man Gelegenheit hat, mittags Gast der „Nollis" zu sein, dieses sei nur angemerkt, fühlt man sich an Zeiten erinnert, zu denen man bei den Großeltern zum Essen eingeladen war – zumindest zeitweilig ein wohltuendes Kontrastprogramm zu dem, was man „modern" so zu sich nimmt. Wenden wir unsere Aufmerksamkeit aber wieder Frau F. zu, die mit ihren Mitköchinnen – mitunter auch -köchen – mittlerweile ein gutes Stück vorangekommen ist. Keineswegs zu zeitig. Denn schon treffen die ersten hungrigen „Nollis" ein, um beim Tischdecken zu helfen. Hektisch ist es allerdings selten, gilt es doch bei aller Arbeit auch, Erlebnisse des vergangenen Wochenendes auszutauschen. Gegen 13 Uhr sind dann die dampfenden Schüsseln auf dem Tisch, und in der Regel finden sich zwischen 12 - 15 Gruppenmmitglieder zum Essen in beinahe familiärer Atmosphäre ein. Sieht die Kochgruppe, daß ihr Mittagsgericht wieder ankommt, so motiviert das für die weitere Arbeit, denn auch mittwochs und freitags sind Kochgruppe und gemeinsames Mittagessen angesagt. Nach dem Essen läßt es sich Frau F. nicht nehmen, sich auch am Abwasch zu beteiligen. Es sei denn, andere Mitglieder der Selbsthilfegruppe entwickeln manifest das Gefühl, jetzt seien sie auch einmal an der Reihe. Danach ist der Gruppenmontag aber noch nicht zu Ende. Es folgt von 14.00 - 17.30 Uhr der „Nolli-Treff", zu dem sich zuweilen über 30 Mitglieder einfinden. Der Nachmittag ist dem geselligen Beisammensein vorbehalten. Frau F. singt gern, und auch beim Basteln macht sie mit. Manchmal stehen Spiele auf dem Programm, oder es ergibt sich bei Kaffee und Kuchen einfach die Gelegenheit zu einem Schwätzchen.

Am Mittwoch kann Frau F. die „Informationsgruppe" der „Nollis" besuchen (14.30 - 16.00 Uhr). Ein Gruppenmitglied hat diesen Nachmittag in der Regel thematisch vorbereitet, und es wird besprochen, was für die Gruppe oder einzelne ihrer Mitglieder besonders wichtig ist.

Der Donnerstag ist Gesprächsgruppentag. Hier können „Nollis" persönliche Probleme vorbringen. Sie finden dabei nicht nur ein offenes Ohr und gute Ratschläge, sondern auch tatkräftige Hilfe. Vielleicht fühlt sich Frau M., eine gute Freundin von Frau F., im Moment nicht so gut, und sie braucht jemanden, der ihr etwas im Haushalt hilft.

Freitags ist wieder von 14.00 - 17.30 Uhr „Nolli-Treff". Auch heute ist Frau F. dabei, mal sehen, was sich so ergibt. Und schon sind wir beim Wochenende angelangt. Frau F. überlegt, ob sie an Samstag an einem Ausflug teilnehmen soll. Seitdem der Ludwig-Noll-Verein einen eigenen VW-Bus hat, sind die Unternehmungen der Wandergruppe noch interessanter geworden; man kann wieder zu Orten ausfliegen, die man vielleicht viele Jahre lang nicht mehr gesehen hatte. Diesen Samstag aber lieber nicht. Frau F. denkt sich, daß doch immer mehr mitfahren wollen als in dem Bus Platz haben, und schließlich ist da ja auch noch das „Waldcafè" in der Klinik unter der Regie der „Nollis". Dort treffen sich sonntäglich von 14.30 - 16.30 Uhr Patienten, Angehörige und Mitarbeiter. Das bringt nicht nur Abwechslung in den Klinikalltag, sondern führt auch dazu, daß das Interesse an den „Nollis" nicht nachläßt. Frau F. meint, man solle nicht nur sich selbst helfen, auch für andere müsse etwas getan werden, und sie erinnert sich dabei an die Zeit, in der es noch keine Selbsthilfegruppe für sie gab. Ist der Sonntagabend gekommen, hat sie das Bewußtsein, daß in der Woche wieder einiges gelaufen ist. Allzu lange denkt sie aber nicht darüber nach: Morgen um 11.00 Uhr ist wieder Kochgruppe.

Neben diesen gleichsam alltäglichen Aktivitäten der „Nollis" gibt es noch die „high-lights", die auch für Frau F. eine besondere Bedeutung haben. Sei es das Sommerfest im gruppeneigenen Schrebergarten, der einigen Gruppenmitgliedern nicht nur Ort der Freizeitgestaltung ist, sondern ihnen auch ein reiches Betätigungsfeld bietet, seien es die halbjährlichen Ausflüge der Gesamtgruppe in einem Reisebus, immer gilt es, sich an der Planung zu beteiligen und bei der Organisation mit anzupacken. Bei den Geburtstagen steht jedes Gruppenmitglied einmal im Mittelpunkt des Gruppenlebens. Auch für Frau F. ist es ein besonderer Moment, wenn sie an der gedeckten und blumengeschmückten Kaffeetafel ein kleines Präsent der Gruppe bekommt, begleitet von einem „Zum Geburtstag viel Glück". Für einen Teil der „Nollis" waren vor ihrer Gruppenmitgliedschaft die Dezemberfeiertage immer ein großes Problem, v. a. dann, wenn sie über keine familiären Bindungen mehr verfügen. Nikolaus, Heiligabend und Silvester sind mittlerweile aber feste Daten im Kalender der Selbsthilfegruppe geworden. Für Frau F. und die Kochgruppe insgesamt sind diese Tage immer eine Herausforderung, gilt es doch, etwas besonders auf den Tisch zu zaubern, was bei den zumeist geringen finanziellen Möglichkeiten der Mitglieder der Selbsthilfegruppe einige Phantasie und einen umsichtigen Einkauf erfordert.

Abschließend soll darauf hingewiesen werden, daß Frau F. und die anderen „Nollis" damit überfordert wären, das nahezu die gesamte Woche umfassende Selbsthilfeprogramm allein zu organisieren. Krankheitsbedingte Behinderungen und das z. T. recht hohe Alter der Gruppenmitglieder erfordern einen Fahrdienst und die praktische Unterstützung bei organisatorischen Angelegenheiten. Zudem bedarf es professioneller Unterstützung der Selbsthilfearbeit, um Krisen einzelner Gruppenmitglieder rechtzeitig aufzufangen. Frau F. ist aber nicht nur froh darüber, daß sie professionelle Hilfsangebote in Anspruch nehmen kann. Wenn es ihr einmal nicht gut geht, reicht oft schon ein Gespräch mit einem anderen Gruppenmitglied aus, das sich auch außerhalb des „offiziellen" Programms entwickeln kann. Als besonders hilfreich hat sich hierbei eine Telefonkette der „Nollis" bewährt.

Konzept

Das Besondere der Selbsthilfegruppe, deren Mitglieder zumeist mehr oder weniger lange Klinikaufenthalte hinter sich gebracht haben, ist, daß sie ihre psychischen Probleme als Krankheit akzeptieren. Dadurch ist die Voraussetzung dafür geschaffen, daß sie in der Gruppe offen mit ihren Schwierigkeiten umgehen können. Der *Ludwig Noll-Verein* hat als Trägerverein der Selbsthilfegruppe 3 Treffpunkte organisiert (Jüngling 1988):

- Treffpunkt in einem eigenen Domizil im Rahmen eines Bürgerhauses,
- Treffpunkt Garten in einem Schrebergartengelände unweit des genannten Gruppenraums,
- Treffpunkt „Cafè Waldhaus" in der psychiatrischen Klinik, die eng mit dem Ludwig-Noll-Verein zusammenarbeitet.

Die Gruppenmitglieder, die sich fest in die Gruppe einbinden, sind zumeist alleinstehend. Viele von ihnen leben von Minirenten oder Sozialhilfe. Zum Teil ist ihr Befinden durch schwerere chronische psychische und teilweise auch körperliche Erkrankungen beeinträchtigt.

Bei allem genuinen Anspruch an Selbsthilfearbeit ist die professionelle Unterstützung solcher Selbsthilfegruppen durch professionelle Kräfte (Psychologe, Sozialarbeiter, Altenpfleger) unverzichtbar. Sie ist erforderlich bei

- dem Aufbau von Gruppenstrukturen,
- Krisen und Konflikten einzelner Gruppenmitglieder untereinander (es muß verhindert werden, daß diese sich möglicherweise gekränkt zurückziehen),

– der praktischen Durchführung des Gruppenprogramms (z. B. Unterstützung der
  Kochgruppe),
– Hol- und Bringediensten für z. T. desorientierte oder körperlich gehandikapte
  Gruppenmitglieder.

Es gibt unterschiedliche Möglichkeiten der Finanzierung dieser professionellen Arbeit. In Kassel beispielsweise findet sie im Rahmen einer psychosozialen Kontakt-
und Beratungsstelle statt.

4.3 Krankenhausversorgung

4.3.1 Einleitung

Psychisch kranke alte Menschen werden häufig im Krankenhaus aufgenommen, jedoch relativ selten in der Psychiatrie. Viele von ihnen werden in internistischen Abteilungen betreut; das betrifft insbesondere depressive Patienten. Erst wenn die Erkrankung in der „normalen Krankenhauswelt" als störend empfunden wird oder Selbst- bzw. Fremdgefährdung auftreten, wird eine Verlegung in ein psychiatrisches Krankenhaus erwogen. Für die Verbesserung von Diagnostik und Therapie ist daher ein psychiatrisch-psychotherapeutischer Konsiliardienst im Allgemeinkrankenhaus notwendig (s. 4.3.5).

Psychiatrische Krankenhäuser mit in der Regel mehreren hundert Betten sind in einzelne Bereiche untergliedert, für die je ein leitender Bereichsarzt medizinisch verantwortlich ist. Gerontopsychiatrie bzw. Psychogeriatrie sind solche selbständigen Bereiche, die ihrerseits wieder in Stationen untergliedert sind. Die Mehrzahl der Stationen ist für Akutpatienten zuständig, einzelne betreuen chronisch psychisch Kranke. Auf diesen letztgenannten Stationen findet sich eine Vielzahl sehr schwer gestörter Patienten.

In *psychiatrische Abteilungen* mit in der Regel etwa 100 Betten ist eine solche differenzierte Unterbringung meistens nicht möglich. Junge und alte, akute und chronische Patienten werden auf den Stationen gemeinsam betreut. Läßt dieses zunächst einige Probleme vermuten, so hat die Erfahrung gezeigt, daß in dieser gleichsam gemischten Betreuung die Stärke der psychiatrischen Abteilungen liegt. Die Mitarbeiter haben mehr Freude daran, mit unterschiedlichen Patientengruppen zu arbeiten. Die Patienten können sich gegenseitig unterstützen, und der Stationsalltag ist nicht einseitig durch nur eine Patientengruppe geprägt (Kipp, in Vorbereitung). Unsere praktischen Erfahrungen mit Patienten stammen vorwiegend aus dieser Form der Arbeit psychiatrischer Abteilungen am Allgemeinkrankenhaus, die anschließend beschrieben wird (4.3.2). Auf die tagesklinische Arbeit (4.3.3) und auf spezielle Formen der gerontopsychiatrischen Versorgung wie „assessement unit" (4.3.3) und gerontopsychiatrisches Zentrum (4.3.6) werden wir ebenfalls eingehen.

4.3.2 Vollstationäre Versorgung in der psychiatrischen Abteilung

Indikationen zur Aufnahme

Im juristischen Sinne kommen die meisten Patienten zwar freiwillig in eine stationäre psychiatrische Behandlung, subjektiv aber aus dem Zwang heraus, daß rasch etwas geschehen muß. In extremeren Fällen ist der Aufnahme ein Suizidversuch vorausgegangen. Mitunter haben Kinder bei einem Besuch ein Elternteil in einem völlig verwahrlosten Zustand angetroffen und eine Einweisung veranlaßt.

Manche Patienten kommen in der Hoffnung, „nur" untersucht zu werden, einige mit der Zusage, sie müßten lediglich 2 - 3 Tage im Krankenhaus bleiben. Daneben gibt es allerdings auch Zwangseinweisungen.[2] Zwangseingewiesene Patienten waren nicht zu bewegen, ihre Wohnung zu verlassen, z. T. fürchteten sie sich vor der Psychiatrie. So kommt es auch vor, daß Patienten das Krankenhaus nicht als solches anerkennen; Äußerungen man sei in einem Lager oder gar in einem KZ klingen an. Ganz sicher wirkt sich die Aufnahme in ein psychiatrisches Krankenhaus bzw. in eine psychiatrische Abteilung nicht positiv auf das Selbstbewußtsein aus. Eine sehr interessante Schilderung, wie ein psychiatrisches Krankenhaus von einem Patient erlebt werden kann, findet man bei Döll (1987), der in einer 3monatigen Behandlung war. Ein großer Teil des Umgangs muß in der ersten Woche dafür eingesetzt werden, Vorurteile abzubauen und für eine Betreuung zu werben. Über die therapeutischen Möglichkeiten berichten wir im 5. Kapitel.

Für die Aufnahme in eine stationäre Behandlung ist weniger die spezifische Krankheitsproblematik als die Störung der Umwelt oder die Selbstgefährdung ausschlaggebend. Vor einer Einweisung sollte daher immer geprüft werden, ob eine angemessene Diagnostik und Therapie nicht auch ambulant oder teilstationär durchgeführt werden können. Man darf sich nicht darüber hinwegtäuschen, daß es bei vielen Einweisungen nur darum geht, kurzfristig eine Unterbringmöglichkeit zu schaffen. Dabei hat die Aufnahme in ein Krankenhaus entscheidende Nebenwirkungen:

- Entwurzelung alter Patienten,
- Entmutigung durch Etikettierung als psychiatrische Patienten,
- Verlernen von Alltagskompetenzen durch die institutionelle Unterbringung (Patienten dürfen z. B. in einem Krankenhaus keine Küchenarbeiten verrichten).

Bei all den geschilderten Problemen stellt das psychiatrische Krankenhaus bzw. die psychiatrische Abteilung aber doch eine große Chance dar. Patienten, die beispielsweise im Allgemeinkrankenhaus dekompensiert sind, stabilisieren sich durch eine umfassende Therapie oft recht gut. Depressive Patienten, die nicht mehr für sich selbst sorgen können, müssen nicht wegen der Erkrankung in ein Heim verlegt werden, sondern behalten ihre Wohnung. Nach dem Abklingen der depressiven Phase können sie wieder in ihre gewohnte Umgebung entlassen werden.

Organisation der psychiatrischen Abteilung

Psychiatrische Abteilungen am Allgemeinkrankenhaus sind organisatorisch wie andere Fachkliniken strukturiert. Teilweise sind sie im gleichen Gebäude wie die anderen Abteilungen des Krankenhauses untergebracht, teilweise sind sie – wie auch in Kassel – baulich separat. Für Diagnostik und Therapie stehen die gesamten Einrichtungen des Allgemeinkrankenhauses zur Verfügung.

Im Unterschied zu Kliniken anderer Fachrichtungen kommt es darauf an, daß soziale und psychologische Faktoren architektonisch und strukturell viel mehr berücksichtigt werden. Wie kann man es bewerkstelligen, daß verwirrte Patienten nicht weglaufen? Wie kann Orientierung und Geborgenheit erzielt werden? Welche

---

[2] In Kassel liegt die Quote zwischen 5 - 10%.

zusätzlichen Betreuungs- und Unterstützungsmaßnahmen sind notwendig, damit alte psychisch Kranke einen differenzierten und anstrengenden Untersuchungsprozeß durchhalten? Diese Fragen und viele Fragen mehr müssen beantwortet werden, wenn man eine angemessene stationäre Versorgung für die alten Patienten erreichen will. Und dabei gibt es ein weiteres Problem. Die Pflegesätze psychiatrischer Abteilungen liegen in der Regel unter den allgemeinen Pflegesätzen des Krankenhauses. Da für sie wesentlich die Personalkosten ausschlaggebend sind, geht dieses zu Lasten der Betreuung - hier besteht ein großer Nachholbedarf.

Stationen

Die Gestaltung der Stationen kann als ein Kompromiß angesehen werden, als ein Kompromiß zwischen den Interessen der Mitarbeiter an einem funktionellen Krankenhausbau und den Bedürfnissen der Patienten. Dies kann direkt am Krankenhausbett veranschaulicht werden. Für das Personal ist es vorteilhaft, wenn das Bett zur Durchführung der Pflege möglichst hoch ist, das erleichtert die Arbeit. Alte Patienten brauchen hingegen ein möglichst niedriges Bett, um sicher aufstehen zu können, man denke nur an die Gefahr von Schenkelhalsbrüchen. In dieser Interessenkollision setzt sich in der Regel das Personal durch – es sei denn, höhenverstellbare Betten können beschafft werden. So hat die Funktionalität der Station ein Leitmotiv: Das Personal ist aktiv, während die Patienten passiv sind. In diesem Sinn verhindern auch bauliche Gegebenheiten die Aktivierung und Selbsthilfe von Patienten. Dagegen müßte die Architektur gerontopsychiatrischer Stationen die Bedürfnisse alter Patienten nach Wohnlichkeit und Übersichtlichkeit berücksichtigen. Gestaltungs- und Aktivitätsmöglichkeiten müßten vorhanden sein. Aber auch im traditionellen Krankenhausbau können kleine Maßnahmen dieser Zielsetzung schon nahekommen. Wir wollen diese Möglichkeiten beschreiben.

Die Zimmer eines herkömmlichen Krankenhausbaus sind an einem langen Flur angeordnet. Eine erweiterte Flurzone bietet Platz für einen Tisch und einige Stühle. Dort sitzen meist einige Patienten, die dem Treiben auf dem Stationsflur zuschauen. Ein anheimelnder Wohnbereich, von dem aus man das Geschehen auf der Station überblicken könnte, wäre allerdings sicherlich günstiger. An den farbigen Türen sind große Ziffern oder Symbole in Augenhöhe angebracht; sie dienen zur besseren Orientierung. Der Tages- und Speiseraum mit gepolsterten Stühlen wird relativ wenig genutzt. Vermehrt wird er nur zum abendlichen Fernsehen aufgesucht. Frequentierter ist der Raucherraum, der allerdings fest in der Hand der jüngeren Patienten ist. Ein Ventilator sorgt dafür, daß die Luft dort einigermaßen erträglich bleibt. Hier werden Karten u. ä. gespielt, und es kommen viele Kontakte zustande.

Die Stationsküche ist den Patienten zugänglich, abgesehen von den kurzen Zeiten, in denen der Hausdienst tätig ist. Sie können dort selbst Tee oder Kaffee kochen, sich zwischendurch ein belegtes Brot zubereiten oder auch mal etwas gemeinsam kochen oder backen. Diese Öffnung der Küche ist v. a. in den späten Abendstunden notwendig, weil durch die institutionellen Gegebenheiten Abendessen und Frühstück zeitlich so weit auseinanderliegen. Eine Küchenzeile im Tagesraum ist als „Wohnküche" bei den älteren Patienten besonders beliebt.

Die Patientenzimmer bieten kaum genügend Platz, um persönliche Gegenstände mitbringen und aufstellen zu können. Damit es den Patienten möglich ist, Bilder bzw. Photographien aufzuhängen, sollte über jedem Bett ein großes Pinnbrett angebracht werden – woran sollten ältere Patienten, die vergeßlich geworden sind, ihr Bett sonst erkennen? Bequeme Sessel werden von den Patienten gern angenommen, auch zu einem Nickerchen im Sitzen.

Das Schwesternzimmer ist auf manchen Stationen ein beliebter Treffpunkt. Viele Patienten halten sich in seiner Nähe auf. Wir sollten diesen Ort als „Informationszentrum" nutzen: Ein Tages- oder Wochenplan, eine Anschlagtafel für Neuigkeiten, eine große Wanduhr u. a. m. finden in der Nähe des Schwesternzimmers ihren Platz.

Bei den sanitären Einrichtungen sind die Behinderungen alter Menschen zu berücksichtigen. Bei uns sind diese Einrichtungen viel zu alt und eng. Je moderner ein Krankenhaus jedoch ist, desto moderner sind dort auch die Badeinrichtungen. Moderne Bäder sind z. B. mit einem Hebekran versehen. Diese Modernität ist kritisch zu hinterfragen. Es muß die Frage gestellt werden, um welche Funktionalität es geht. Ein möglichst reibungsloser Krankenhausablauf darf unser erstes Ziel nicht auf die Plätze verweisen. Wenn wir unsere alten Patienten wieder nach Hause entlassen wollen, muß beispielsweise ihre Kraft und Geschicklichkeit beim Baden und Duschen erhalten und gefördert werden. Ein Zuviel an Pflegetechnologie erreicht dabei das Gegenteil.

Leider muß in einer psychiatrischen Klinik der Stationstür Aufmerksamkeit geschenkt werden. Bei Akutpatienten, bei Patienten mit Suizidtendenzen (Selbsttötungsabsichten), ist es sicher manchmal erforderlich, diese Tür geschlossen zu halten. Zu oft wird sie aber wegen verwirrten und unruhigen Alterspatienten verschlossen, damit diese nicht weglaufen. Das wäre leicht zu vermeiden. Wenn sich ein Mitarbeiter immer in der Nähe der Stationstür aufhalten würde, so könnte er aufpassen, daß niemand die Station verläßt, der sie nicht verlassen soll. Von Mitarbeitern hört man mitunter den Einwand, das sei zu arbeitsaufwendig. Bedenkt man jedoch, daß viele Patienten die Station verlassen dürfen und daß tagsüber ein Kommen und Gehen von Besuchern herrscht, so bedeutet die geschlossene Tür ein ständiges Auf- und Zuschließen, was sicherlich auch zeitaufwendig und „nervig" dazu ist.

Betreuungs- und Therapiekonzept

Es ist an dieser Stelle nicht möglich, ein umfassendes Konzept zu Betreuung und Therapie darzulegen, da dies den Rahmen sprengen würde. Statt dessen sollen einige Aspekte eines solchen Konzeptes exemplarisch erwähnt werden. Das therapeutische Programm kann unterteilt werden in

– spezifische, krankheitsbezogene Therapien, wie die integrierte therapeutische Gruppenarbeit mit Dementen (s. S. 167 –170) und die Gesprächsgruppe (s. S. 180 f) und

– allgemeine soziotherapeutische Aktivitäten, die aus dem Gemeinschaftsleben der Station heraus organisiert werden. Diese Aktivitäten sprechen die gesunden und ungestörten Seiten der Patienten an. Sie werden (vgl. 5.3.6 - 5.3.9) dazu motiviert, sich wieder aktiv mit sich und ihrer Umwelt auseinanderzusetzen und auch Mitpatienten zu helfen.

Auf der Basis solch eines Konzeptes ist es nicht erforderlich, alte Menschen auf einer Altersstation unterzubringen. Spezifische Therapieangebote können stationsübergreifend erfolgen.

Jedem Patient ist ein Arzt (teils auch ein Psychologe – ein Arzt ist dann für die körperlich-medizinischen Aufgaben zuständig) und eine Kontaktperson aus dem Pflegedienst zugeordnet. Während der Arzt für Diagnostik und Therapie verantwortlich ist, hat der andere Mitarbeiter vorrangig die Aufgabe, täglichen Kontakt mit dem Patienten zu halten. Er unterstützt ihn und leistet ihm bei Problemen Beistand. Die Kontaktperson wird in die Therapeutengespräche einbezogen. Dadurch soll sie den Patienten in seiner Lebensgeschichte kennenlernen, um auf dieser Grundlage verstehend handeln zu können.

Zur diagnostischen und therapeutischen Arbeit tragen aber auch andere Berufsgruppen bei, was wir später in bezug auf das Konzept des „therapeutischen Raums" näher erläutern werden (vgl. 5.3.1). Dieses Konzept, in dem Beziehungen, Maßnahmen und Aktivitäten im Einzelfall im Rahmen der Teambesprechung aufeinander abgestimmt werden, hat sich, darauf sei schon jetzt hingewiesen, bewährt. Wesentlich ist, daß die Organisation der Station so strukturiert ist, daß feste Therapietermine mit therapiefreien Zeiten wechseln. Dann sollen die Patienten selbständig Möglichkeiten zu Eigeninitiative und sozialer Erprobung entwickeln können.

Tagesablauf und Wochenplan

Bleiben wir auch hier bei dem eingeschlagenen Weg einer exemplarischen Beschreibung und orientieren uns an der von uns erfahrenen Praxis. Nachdem die Frühschicht des Pflegepersonals eingetroffen ist, findet kurz nach 6.00 Uhr die „Übergabe" statt. Da einige Patienten bereits wach sind, fallen auch schon die ersten Pflegearbeiten an. Um 6.45 Uhr werden die übrigen Patienten geweckt. Etwa ein Drittel von ihnen braucht beim Waschen und Anziehen Hilfe. Gegen 7.30 Uhr sind alle Patienten für den Tag gerichtet. Auf das Waschen durch die Nachtwachen kann glücklicherweise verzichtet werden.

Nach dem Frühstück, das möglichst alle Patienten im Tages- und Speiseraum einnehmen, ist an 3 Tagen in der Woche um 8.15 Uhr Visite, an 2 Tagen Stationsgruppe (s. S. 172). Danach folgt die Zeit mit den meisten Aktivitäten: Suchtpatienten gehen in die tägliche Suchtgruppe, chronisch psychotische Patienten nehmen an der Arbeitstherapie teil, und die verwirrten Patienten finden in der Gerontogruppe zusammen. Neu aufgenommene Patienten werden erst nach der Diagnostik in die Gruppen einbezogen. Bei alten Patienten, um die es uns hier geht, gibt es natürlich auch immer welche, die so schwer krank sind, daß sie im Bett liegen müssen. Das setzt den Aktivierungsmöglichkeiten Grenzen. Dem

Montag	Dienstag	Mittwoch	Donnerstag	Freitag
7.30 Frühstück	Frühstück	7.00 Wiegen Frühstück	7.00 Blutdruckmessen Frühstück	Frühstück
8.15 Visite 9.30 Bewegungsbad	Stationsgruppe Maltherapie	Visite Hockergymnastik 10.30 "Gemeinschaft- liches Wohnen"	Stationsgruppe Bewegungs- therapie	Visite Bewegungsbad
9.15– 11.30 Arbeitstherapie	Arbeitstherapie	Arbeitstherapie	Arbeitstherapie	Arbeitstherapie
9.30– 11.30 Gerontogruppe	Gerontogruppe	Gerontogruppe	Gerontogruppe	Gerontogruppe
10.00– 11.30 Intensivgruppe	Intensivgruppe	Intensivgruppe	Intensivgruppe	Intensivgruppe
10.00– 11.30 Suchtgruppe	Suchtgruppe	Suchtgruppe	Suchtgruppe	Suchtgruppe
11.45 Mittagessen 14.00 Kaffeetrinken	Mittagessen Kaffeetrinken	Mittagessen Kaffeetrinken	Mittagessen Kaffeetrinken	Mittagessen Kaffeetrinken
14.30– 16.00 Plastizieren	14.00– 15.00 Bücherei Backgruppe (Zeit nach Absprache)	12.30– 13.30 Gesprächs- gruppe	14.30– Ausflug 15.00 Betten be– ziehen 15.00 "Die Nollis"	12.00 Einkaufen 14.30– 15.15 Hockergymnastik
17.30 Abendessen	19.19 Abendessen AQUA–Pub	Abendessen 18.00– 19.00 Tanztee	Abendessen 19.00– 22.00 Sozialtherapie	Abendessen 18.15 Freundeskreis 19.15 Baunatal

Abb. 4.1 Beispiel für einen strukturierten Therapieplan. Am frühen Morgen und ab Mittagszeit durchgeführt, d. h. Patienten unterschiedlicher Diagnosen nehmen an den Gruppen teil; in der Zeit von 9.00 - 11.30 Uhr finden stationsübergreifende spezielle Therapieveranstaltungen statt, die auf die spezifischen Krankheiten ausgerichtet, d. h. auf die Indikation bezogen sind.

Mittagessen (um 11.45 Uhr) folgt bis etwa 14.00 Uhr eine Ruhezeit. Diese Zeit wird von den Mitarbeitern zur Teambesprechung genutzt. Nach dem Kaffeetrinken am Nachmittag können die Patienten wieder aktiv werden: Ausflüge, Kegeln, Einkaufen, Plastizieren und vieles andere mehr. Eine größere Zahl von Patienten nimmt diese Angebote allerdings nicht wahr.

Das Abendessen findet um 18.00 Uhr statt (in vielen Kliniken allerdings noch früher). Danach zieht es viele ältere Patienten schon ins Bett. Das Pflegepersonal, das mit seiner Arbeit pünktlich zum Schichtende um 20.00 Uhr fertig sein möchte, ist mit diesem viel zu frühen Zubettgehen eher einverstanden. Als negative Folge zeigt sich dann ein hoher Schlaf- bzw. Beruhigungsmittelverbrauch.

Einen zusammenfassenden Überblick bietet der Therapieplan einer Station (s. Abb. 4.1).

Team

Die Mitarbeiter sind froh darüber, daß sie alte und junge Patienten haben.

Für jeweils 8 - 10 Patienten steht ein Arzt oder ein Psychologe zur Verfügung. Der Arzt bzw. der Psychologe (in Zusammenarbeit mit einem Arzt) ist für Aufnahme, Diagnostik, Therapie und Entlassung zuständig. Für jeweils 2 Patienten ist rechnerisch eine Pflegekraft vorhanden. Auf einer Station mit 20 Patienten arbeiten pro Schicht 3 - 5 Schwestern oder Pfleger. Nur durch die Mitarbeit von Zivildienstleistenden, Schülern, Praktikanten und ABM-Kräften ist es möglich, individuell auf die Patienten einzugehen. Nur durch diese weiteren Mitarbeiter kann nach dem erwähnten Prinzip der Kontaktperson gearbeitet werden.

Das Team kommt 4mal in der Woche zu einer jeweils ca. 1stündigen Teamsitzung zusammen. Es werden Fälle besprochen, um ein gemeinsames Bild von den einzelnen Patienten zu bekommen. Eigene Gefühle Patienten gegenüber werden geäußert, und um ein Verstehen der Krankheitsproblematik wird gerungen. Die bewußten und unbewußten Beziehungselemente werden reflektiert, um Konflikte aufeinander abzustimmen. Nur wenn es uns gelingt, uns zum Wohl des Patienten zu einigen, können wir insbesondere bei schwierigen Patienten Fortschritte erwarten. Komplettiert wird die Teamarbeit mit einer Teamsupervision durch einen externen Supervisor, also jemandem, der nicht in die Hierarchie der Klinik eingebunden ist. Auch in der Supervision stehen die Patienten bzw. das gemeinsame Ringen um ihr Verständnis im Mittelpunkt.

4.3.3 „Assessment unit"

In der Psychiatrieenquete (Deutscher Bundestag 1975) wird erstmals ein spezielles stationäres Konzept, ursprünglich in Großbritannien entwickelt, für die gerontopsychiatrische Versorgung vorgeschlagen, die „assessment unit"; „assessment" hat die Bedeutung von *(Ein)schätzung*. Unter „assessment unit" wird eine Aufnahmestation für ältere psychisch Kranke verstanden, die medizinische, psychische und soziale Faktoren der Erkrankung möglichst schnell diagnostizieren bzw. einschätzen soll, um eine möglichst rasche adäquate Weiterversorgung einleiten zu können. Hierbei sollen die vorhandenen Familienstrukturen und die zur Verfügung stehenden sozialen Hilfsnetze in die Überlegungen einbezogen werden. Ziel ist eine kurzfristige Behandlung, die der Entwurzelungsproblematik und der Hospitalisierung entgegenwirken soll. Fehlplazierungen sollen vermieden werden. Bedenkt man z. B., daß ein kleiner Teil der Pflegeheimbewohner mit relativ wenig Hilfe in einer anderen, eigenständigeren sozialen Situation leben könnte, so ist offensichtlich, wie wichtig eine sorgfältig begründete Entscheidung ist.

Eine „assessment unit" wäre sicherlich für die psychiatrische Versorgung sehr interessant, schon allein wegen des vorgeschlagenen guten Personalschlüssels. Unseres Wissens ist sie bislang in der Bundesrepublik allerdings bislang noch Papier geblieben, uns ist keine realisierte Einrichtung dieser Art bekannt. Der Anspruch, der hinter dem Konzept der „assessment unit" steht, ist allerdings in unsere Versorgungsvorstellungen eingegangen. Er erweist sich auch als sinnvoll für die Arbeit einer Tagesklinik, auf die wir anschließend eingehen.

4.3.4 Tagesklinik

Bislang gibt es in der Bundesrepublik nur ca. 8 gerontopsychiatrische und unseres Wissens gar nur 2 geriatrische Tageskliniken (Frankfurt-Höchst und Lübeck). Psychiatrische Tageskliniken, die nicht auf ältere Patienten spezialisiert sind, können dieser Gruppe zumeist kein angemessenes Therapieangebot bieten. In ihrem Milieu finden sich ältere Patienten zudem nur schwer zurecht.

Tageskliniken sind nur werktags geöffnet. Für einen Teil der älteren Patienten muß ein Fahrdienst organisiert werden. Diese Hol- und Bringemöglichkeiten sind Voraussetzung dafür, daß auch schwerer gestörte Patienten, insbesondere solche mit einer Demenz, das Angebot Tagesklinik überhaupt wahrnehmen können.

Der Kliniktag (Böker 1982) beginnt mit einer Morgenrunde, evtl. mit einem zweiten Frühstück und der Medikamenteneinnahme. Danach findet Gruppenarbeit bzw. Gruppentherapie in unterschiedlichen Formen statt – der vollstationären Arbeit vergleichbar. Die Vormittagsstunden sind daneben individuellen ärztlichen Untersuchungen, soweit diese erforderlich sind, vorbehalten. Nach dem Mittagessen – aus therapeutischen Gründen kann auch zuvor gemeinsames Kochen angesagt gewesen sein – besteht für die Patienten die Möglichkeit, eine Mittagsruhe zu halten. Das ist die Zeit, in der die Mitarbeiter sich zur Teambesprechung zusammenfinden. Nachmittags finden einzelne soziale Aktivitäten oder Gruppentherapien statt. Gegen 16.00 Uhr kommen Patienten und Teammitglieder meist noch zu einer den Tagesklinikstag beschließenden Teerunde zusammen.

In gerontopsychiatrischen Tageskliniken muß auf eine anheimelnde Atmosphäre geachtet werden. Wir müssen uns hierbei vergegenwärtigen, daß sich die Patienten trotz Depressionen und krankheitsbedingten Rückzugstendenzen jeden Tag dazu „aufrappeln" müssen, die Tagesklinik aufzusuchen. Gleichfalls muß uns bewußt sein, daß Konflikte in der Klinik zu einem Rückzug der Patienten führen können.

Einzelne Tageskliniken bieten Patienten die Möglichkeit, auch an weniger als 5 Tagen in der Woche zu kommen. Zu Hause haben die Patienten Anspruch auf ambulante ärztliche Behandlung. Bei Krisen besteht zumeist auch die Möglichkeit zur Übernahme in eine vollstationäre Behandlung in der dazugehörigen Klinik.

Gerontopsychiatrische Tageskliniken können sowohl in Krankenhausbauten als auch in Wohnhäusern untergebracht werden, soweit sie bestimmten baulichen Anforderungen entsprechen. Die Einrichtung sollte gepflegt sein und sich möglichst an dem Geschmack älterer Menschen orientieren. Zum Team einer solchen Klinik gehören Pflegekräfte, Sozialarbeiter und Psychiater sowie Sondertherapeuten, z. B. Beschäftigungs-, Gestaltungs-, Bewegungs- und Musiktherapeuten.

Die Tagesklinik wird, wie die herkömmliche Klinik, mit Tagessätzen von 100 - 180 DM von den Krankenkassen finanziert. Da sie zumeist recht kleine Einrichtungen mit 10 - 20 Plätzen sind, ist die Zahl ihrer Mitarbeiter entsprechend gering.

4.3.5 Konsiliardienst

Im Allgemeinkrankenhaus sind die Betten in 30 - 50% der Fälle mit Patienten belegt, die über 60 Jahre alt sind. Vergegenwärtigt man sich die durchschnittliche Morbiditätsrate, daß nämlich ungefähr jeder vierte über 65jährige an einer psychischen Erkrankung leidet (Cooper u. Sosna 1983), so wird die auch quantitative Bedeutung der psychiatrischen bzw. genauer gerontopsychiatrischen Beratung im Allgemeinkrankenhaus deutlich. Auch bei älteren Patienten wird dieser Konsiliardienst nur in Anspruch genommen, wenn störende Symptome vorliegen, wenn Patienten irrational handeln oder von Suizid sprechen. Ganz offensichtlich wird der Psychiater als dafür zuständig angesehen, unerwünschtes Verhalten durch Psychopharmaka zu unterdrücken oder das Allgemeinkrankenhaus durch eine Verlegung in die Psychiatrie zu entlasten.

Ein psychiatrischer Konsiliararzt lernt andere Patienten als in einem psychiatrischen Krankenhaus kennen: Patienten mit beginnender neurotischer Symptomatik, die körperlich erlebt wird, Trauerzustände, die als Herzkrankheit imponieren und schwerst depressive Patienten, die als dement eingeschätzt werden, werden vorgestellt. Man begegnet häufig Patienten mit Schmerzzuständen ungeklärter Genese, die psychiatrisch als somatisierte Depression diagnostiziert werden. Will man als Psychiater nicht zum Pillenverschreiber degradiert werden, so muß man oft mit viel Mühe die äußeren Umstände für eine Gesprächssituation schaffen. Wir versuchen, möglichst viele Patienten in das Zimmer des Konsiliararztes einzubestellen, das wohnlich ist und viel Ruhe bietet. Auf den Stationen ist es hingegen nur schwer möglich, tatsächlich in ein Gespräch mit den Patienten zu kommen. Gelingt es, eine gute Gesprächssituation herzustellen, so kommt es – meist nach einem durch Mißtrauen geprägten Anfang – zu einer offenen und für die meisten Patienten sehr entlastenden Aussprache, in der Konflikte und Schwierigkeiten offen artikuliert werden können. Hierbei ist eine psychotherapeutische Gesprächseinstellung wie in einem Erstinterview (vgl. 5.2.3) notwendig. Dazu gehört, daß die Gesprächssituation wenig strukturiert wird und genügend Zeit vorhanden ist.

Wesentlich für eine erfolgreiche Konsiliararbeit ist eine Rückvermittlung der Gesprächsergebnisse; d. h. auch die diagnostischen und therapeutischen Überlegungen sollten der Station, auf der man konsiliarisch tätig ist, mitgeteilt werden. Dies sollte in der Regel mündlich *und* schriftlich geschehen. Aus unserer Sicht ist es wichtig, daß nicht nur die Stationsärzte fachliche Mitteilungen bekommen, sondern daß auch mit dem Pflegepersonal über den betreffenden Patienten gesprochen wird. Schließlich hat es sehr viel mehr Kontakt zu ihm.

In Kassel haben wir im Rahmen des Konsiliardienstes eine Altensprechstunde eingerichtet, auf die durch ein Informationsblatt auf den Stationen hingewiesen wird. Durch dieses öffentliche Angebot finden ältere Patienten auch von sich aus zu uns, um über ihre psychosozialen Probleme zu sprechen.

Es ist von Vorteil, wenn Psychologen (für diagnostische Fragestellungen) und Sozialarbeiter (für soziale Unterstützungsmaßnahmen) mit dem Konsiliararzt eng zusammenarbeiten. Dadurch wird es leichter möglich, verschiedene psychosoziale Angebote und Nachbetreuungsvorschläge miteinander zu koordinieren.

4.3.6 Gerontopsychiatrisches Zentrum

Ähnlich der Psychiatrieenquete (Deutscher Bundestag 1975) hat die „Experten-kommission der Bundesregierung zur Reform der psychiatrischen Versorgung" Ende 1988 Empfehlungen veröffentlicht (BMJFFG 1988), die die Bildung neuer Institutionen beinhalten. Einer dieser Vorschläge ist die Einrichtung *gerontopsy-chiatrischer Zentren*. Nach dem Rat der Expertenkommission soll jede Planungs-einheit (Region) ein solches Zentrum erhalten, das sich aus den folgenden Ele-menten zusammensetzt:

– Tagesklinik (vgl. 4.3.4);
– ambulanter Dienst zur diagnostischen und therapeutischen Beratung der nieder-gelassenen Ärzte, der Allgemeinkrankenhäuser und (als psychiatrischer Kon-siliardienst) der Heime; der ambulante Dienst soll außerdem Hausbesuche durchführen, um zu klären, welche Hilfen erforderlich sind (ambulantes „assess-ment"); schließlich soll er zudem Lücken im ambulanten Therapieangebot schließen;
– Altenberatungssprechstunden mit dem Ziel, älteren Menschen und ihren An-gehörigen barrierefrei Informationen über die regionalen Möglichkeiten der Diagnostik, Therapie und Hilfen bei bestehenden psychischen und sozialen Pro-blemsituationen zu vermitteln.

In Kassel wird von uns ein *Zentrum für psychosoziale Altersmedizin* an den Städtischen Kliniken geplant, das körperlich und psychisch kranken alten Men-schen gleichermaßen helfen soll (Kipp 1986). Die Namensgebung trägt dem Pro-blem Rechnung, daß alte Menschen nicht durch eine psychiatrische Institution als psychiatrische Patienten diskriminiert werden sollen. Aber auch von der Sache her ist sie berechtigt. Zahlreiche körperliche Erkrankungen gehen mit psychischen Krisen einher, und Krankenhausaufenthalte stellen häufig selbst seelische Bela-stungen dar.

Wir hoffen, daß der aktuelle Expertenvorschlag für die gerontopsychiatrische Versorgung häufiger als die „assessment unit" der Psychiatrieenquete von 1975 Praxis wird.

4.4 Betreuung in Heim und Tagesstätte

4.4.1 Einleitung

Es gibt 3 unterschiedliche Typen von Heimen für ältere Menschen:

- Altenwohnheim,
- Altenheim und
- (Alten)pflegeheim (Robel 1980).

Außerdem gibt es noch 2 Formen der Tagesbetreuung, nämlich *Tagespflege* und *Tagesstätte*, die ebenfalls mit Pflegesätzen von der Sozialhilfe, soweit das eigene Geld nicht ausreicht, finanziert werden.

Altenwohnheime verfügen über separate altengerechte Wohnungen. Sie bieten ihren Bewohnern gewisse Dienstleistungen an, z. B. was das Essen betrifft. Uns ist allerdings kein Altenwohnheim bekannt, das konzeptionell auf die Betreuung psychisch Kranker hin ausgelegt ist. In der Regel gibt es keine professionelle Betreuung. Ansätze zu Selbsthilfearbeit werden gemeinhin nicht konzeptualisiert.

In *Altenheimen* gibt es in der Regel möblierte bzw. teilmöblierte Zimmer, die häufig noch von 2 Bewohnern geteilt werden müssen. Nur ganz begrenzt können Einrichtungsgegenstände aus der früheren Wohnung aufgestellt werden. Das Altenheim nimmt mit umfassenden Dienstleistungen seinen Bewohnern in der Regel die meisten Aufgaben des Alltags ab. Formen von Betreuung finden in unterschiedlicher Intensität statt. Auch Altenheime sind nicht auf die spezifischen Bedürfnisse psychisch Kranker ausgerichtet. Betroffene werden deshalb in Krisen häufig in ein Pflegeheim verlegt.

Das *Pflegeheim* ist eine Einrichtung für ältere Menschen, die längerfristig oder auf Dauer pflegebedürftig sind. Viele werden nach einem Krankenhausaufenthalt aufgenommen. Das „Ambiente" eines Pflegeheims erinnert zumeist an eine Klinik, da auch im Heim die medizinische Betreuung und die allgemeine Pflege im Vordergrund stehen. Seinen sinnfälligen Ausdruck findet dieses in dem, was Innenarchitektur zu nennen, oft schwerfällt.

Unsere unmittelbaren Kenntnisse der psychiatrischen Versorgung von Patienten in einem Pflegeheim basieren auf einer mittlerweile über 10jährigen Kooperationsbeziehung (Warsitz u. Kipp 1985) unserer Klinik mit einem Pflegeheim, die wir im folgenden exemplarisch beschreiben.

4.4.2 Pflegeheim

Indikationen zur Aufnahme

Der Weg in ein Pflegeheim führt für die meisten Betroffenen über die Zwischenstation Krankenhaus. Ausschlaggebend ist zumeist nicht ihr wirklich freier Wille, sondern das Fehlen von Alternativen, wenn der gesundheitliche Zustand eine

Rückkehr in ein weitgehend eigenständiges Leben nicht mehr möglich erscheinen läßt. Die Entscheidung für ein Pflegeheim wird in der Zeit der Krankenhausbehandlung oft völlig unabhängig vom Therapieverlauf getroffen. Sie wird bestimmt, neben der Schwere der Erkrankung, durch

- kumulative Belastungen (z. B. psychische Störungen *und* Verwahrlosung),
- die angenommene weitere Verschlechterung des Zustands (negative Prognose) und
- familiäre Konflikte.

Der Weg der Einweisung in ein Pflegeheim wird besonders erleichtert, wenn Experten ihn mit ihrem Rat weisen. Zumeist haben Angehörige gegenüber Pflegeheimen eine ambivalente Einstellung. Der Expertenrat bedeutet für sie vielfach eine Gewissensentlastung.

Natürlich entscheiden auch die Anbieter mit über die Aufnahme in ein Pflegeheim. Bei unzureichendem Pflegeangebot ist die Chance geringer, psychisch kranke alte Menschen dort unterzubringen, da pflegeleichtere Bewohner aus naheliegenden Gründen vorgezogen werden. Es sollte deshalb mit der Heimleitung verbindlich geklärt werden, mit welchen Wartezeiten ggf. gerechnet werden muß. Bei zu hohen Platzkapazitäten besteht andererseits die Gefahr der Fehlplazierung, d. h. Betroffene, die mit weniger Pflege auskommen könnten, werden in ein Pflegeheim aufgenommen.

Sieht man von den genannten Einschränkungen ab, so erfolgt die Entscheidung für ein Pflegeheim häufig im juristischen Sinn freiwillig, sonst ist es erforderlich, eine Pflegschaft mit Aufenthaltsbestimmungsrecht einzurichten. Der Trend zu juristisch sattelfesten Entscheidungen bei freiheitsentziehenden Maßnahmen (vgl. 5.5) hat dazu beigetragen, daß die Zahl dieser Pflegschaften immer mehr anwächst. Vielfach sind auch Vermögenspflegschaften notwendig, um die Finanzierung des Heimes zu regeln.

Im Durchschnitt sind die Pflegeheimbewohner über 80 Jahre alt (Warsitz u. Kipp 1985). Manche Pflegeheime nehmen auch jüngere geistig und psychisch Behinderte auf. In das Pflegeheim, mit dem wir zusammenarbeiten, versuchen wir auch schwerst depressive und psychotische Alterspatienten, deren Altersdurchschnitt bei etwa 70 Jahren liegt, zu verlegen.

Pflegeheimorganisation

Die Organisation eines Pflegeheims hängt von der Struktur seines Trägers einerseits und von vielfältigen lokalen Bestimmungsgrößen andererseits ab. „Unser" Pflegeheim arbeitete beispielsweise lange Zeit ohne eine Oberschwester. An ihre Stelle war eine Abteilungsleiterkonferenz getreten, die sich aus Vertretern aller Stationen und Bereiche zusammensetzte (vgl. Abb 4.2). Dieses wurde möglich, weil die Heimleiterin selbst über eine Pflegeausbildung mit Zusatzqualifikationen verfügte.

Die ärztliche Versorgung erfolgt durch niedergelassene Ärzte. Hierbei werden die meisten Heimbewohner von 2 Ärzten betreut, die ihre Praxen in der Nähe des Heims haben. Die psychiatrische Versorgung wird seit über 10 Jahren durch

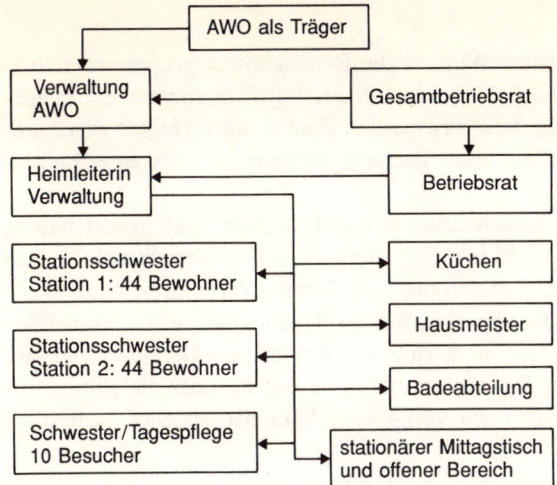

Abb. 4.2 Organisationsstruktur eines Altenzentrums

unsere Klinik sichergestellt. Es besteht zwischen dem Heimträger und uns ein Vertrag, in dem wir uns zu dem folgenden Angebot verpflichten:

- regelmäßige Sprechstunden (Untersuchung und Behandlung von Patienten, aber auch Beratung der Mitarbeiter des Heims), ca. 4 Wochenstunden;
- regelmäßige Teambesprechungen mit Beratungs- bzw. Supervisionsfunktionen, ca. 2 Wochenstunden;
- Durchführung einer Psychotherapiegruppe, ca. 1 Wochenstunde;
- psychiatrische Betreuung des Tagespflegeheims, ca. 2 Wochenstunden;
- Supervision für Angehörigengruppen.

Daneben besteht die Verpflichtung zu Notfallkonsultationen, die ca. 1- bis 2mal im Monat in Anspruch genommen werden.

Solche Konsiliardienste können zum einen durch kassenärztlich abzurechnende Leistungen, zum anderen durch pauschale monatliche Zahlungen aus dem Pflegesatz finanziert werden.

Von großer Bedeutung für die psychiatrische Betreuung ist die Kooperation mit den behandelnden Hausärzten. Hierbei muß klar sein,

- daß der Psychiater in der Regel für die Verordnung von Psychopharmaka und Schlafmitteln zuständig ist,
- daß seine Entscheidungen ausführlich und systematisch dokumentiert und begründet werden und
- daß er seine Anordnungen mit der vorgegebenen Medikation der Hausärzte abstimmt.

Mit einer solchen Absprache ist es für den Hausarzt unproblematisch, Patienten zu überweisen.

Stationen

Die Flure der Station bilden einen Winkel. Die Bettenzimmer gruppieren sich je zur Hälfte links und rechts vom Schwesternzimmer. Tagsüber sitzen viele Pflegeheimbewohner in den Fluren, z. T. in erweiterten Zonen; sie verfolgen den Stationsalltag. Ein Tagesraum, Wohnzimmer genannt, ist vom Flur aus zu erreichen, wird jedoch kaum genutzt.

Es fällt auf, daß sich die Bewohnerinnen und Bewohner fraktioniert haben; die aktiveren, die weniger Aufsicht und Betreuung brauchen, versammeln sich in einem Flurteil, von den gebrechlicheren und verwirrteren Abstand haltend.

Je 2 Zweibettzimmer verfügen über das, was im Architektendeutsch „Naßzelle" heißt. Es ist nicht möglich, in den Zimmern einen persönlichen Bereich gleichsam abzustecken. Bei bettlägerigen Bewohnern bleibt häufig tagsüber die Zimmertür geöffnet, gleich einer Luke, um nicht völlig vom Stationsgeschehen isoliert zu sein.

Betreuungs- und Therapiekonzept

Die Stationen des Heims sind nach medizinischen und funktional-pflegerischen Kriterien konzipiert worden. Der Anspruch, das Heim solle eine Wohnwelt für ältere Menschen sein, ist damit kaum zu vereinbaren. Dieser Anspruch ist zwar nicht schriftlich in einem Konzept fixiert worden, aber die Mitarbeiter versuchen, soweit es ihnen möglich ist, die vorhandenen Stationen an die Bedürfnisse ihrer Bewohner anzupassen. So wurde im Umgang mit den Bewohnern offensichtlich, daß diese sich gerne in der Küche aufhielten und betätigten, was architektonisch nicht antizipiert worden war. Auf Initiative des Personals wurden kleine bauliche Veränderungen durchgeführt. Jetzt ist es möglich, daß (auch demente) Patienten hier eine ihnen bekannte und sinnvolle Betätigung finden können.

Tagesablauf

Der Tagesablauf ist wie in einem Krankenhaus organisiert, wenngleich die Personalzahlen wesentlich geringer als in entsprechenden gerontologischen Kliniken sind.

Die Nachtwachen haben nicht mehr die Aufgabe, die Patienten zu waschen. Die Aufgabe in den ersten 2 Stunden der Frühschicht sind den „medizinischhygienischen Grundverrichtungen" gewidmet: Die Bewohner werden gewaschen, angekleidet und frisiert, bzw. darin unterstützt, dies selbst zu tun. Dann werden die Betten gerichtet. Zum Frühstück um 8.00 Uhr gehört die erste Medikamentengabe. Aber die medizinische Sorge begleitet auch Kaffee und Brötchen: Die Schwestern beobachten Eß- und Trinkverhalten der Heimbewohner und setzen damit eine Aufgabe fort, die sie schon beim Waschen und Ankleiden hatten, auf körperliche Symptome und seelische Auffälligkeiten zu achten. Dieser so geschärfte Blick wird die Heimbewohner über ihren ganzen Stationsalltag hinweg nicht verlassen. Gilt es, einen geordneten Stationsablauf aufrechtzuerhalten, so müssen Krankheitserscheinungen, die ihn gefährden, rechtzeitig bemerkt werden.

Dem zweiten Frühstück folgt das Mittagessen um 11.45 Uhr, zu dem wieder Medikamente gehören. Haben die Bewohner ihre mittägliche Bettruhe verbracht, so werden sie von der Nachmittagsschicht empfangen. Dem Kaffeetrinken um kurz nach 14.00 Uhr folgt in rascher Folge gegen 17.15 Uhr das Abendessen mit Medikamentengabe, es sei denn, es ist medizinisch angesagt, die Präparate zu einem späteren Zeitpunkt zu verabreichen. Wenn die Nachtschwestern ihren Dienst antreten, sind die meisten Patienten bereits zu Bett gegangen – gegen 19.00 Uhr. Nur die wenigen noch relativ rüstigen und eigenständigen Heimbewohner schaffen sich abends noch Freiräume, z. B. zum Ausgehen oder Fernsehen.

Diese knappe Skizze eines Tagesablaufs umfaßt dessen medizinisches Styling allerdings noch nicht umfassend. Je nach Problemstellung erfahren die Patienten noch die unterschiedlichsten Sondermaßnahmen, z. B. bei Inkontinenz. Zugegeben, diese Skizze eines Tagesablaufs auf einer Pflegestation ist polemisch. Sie unterschlägt, daß Stationsmitarbeiter, Angehörige und andere Helfer darum bemüht sind, mit den Pflegeheimbewohnern in Beziehung zu treten und daß sich im Laufe der Zeit zahlreiche Beziehungen, ja Freundschaften entwickeln. Aber die Polemik hat ihre Vorteile. Sie kann verdeutlichen, daß die medizinische Rationalität Pflegeheime zu einer Sondereinrichtung werden läßt, die auch den banalsten Dingen des Alltags den ihr eigenen Stempel aufdrückt.

Team

Über einen längeren Zeitraum hinweg hat sich ein Kernteam herausgebildet. Es wird ergänzt durch Kräfte, die, wie in der Altenpflege üblich, häufiger den Arbeitsplatz wechseln.

Von dem Pflegepersonal der Stationen sind 27 weiblich und 2 männlich. Ihren Ausbildungsstand, der in diesem Heim besonders gut ist, vermittelt ein kurzer Überblick:

Altenpflege (2jährig)	17;
Krankenpflege (2jährig)	2;
Krankenpflegehilfe (1jährig)	2;
keine formale Ausbildung	8.

Daneben werden Altenpflegeschüler und Zivildienstleistende eingesetzt. Außerdem arbeitet eine Beschäftigungstherapeutin im Altenzentrum.

Die Arbeitssituation wird an folgendem Beispiel deutlich:

Der Versuch eines 14tägigen freiwilligen Mitarbeiteraustauschs zwischen Klinik und Pflegeheim mußte abgebrochen werden, da die Mitarbeiter der Klinik die Arbeit im Pflegeheim als zu belastend empfunden hatten.

4.4.3 Tagespflegeheim

Begegnung

Frau P., 78 Jahre alt, kommt seit einem 3/4 Jahr regelmäßig 5 Tage pro Woche ins Tagespflegeheim.

In der Sprechstunde begegnete sie mir als eine freundliche, grauhaarige, ältere Dame, die sich gleich anfangs dafür entschuldigt, daß sie manchmal etwas vergeßlich sei und deshalb hin und wieder nachfragen müsse. Sie fragt mich dann gleich noch einmal nach meinem Namen und wo ich denn herkäme. Auf meine Antwort hin fragt sie dann weiter nach, ob ich Herrn Dr. Soundso kenne – wie sich später herausstellt, ist dieser vor ca. 25 - 30 Jahren Chefarzt in einem Kasseler Krankenhaus gewesen.

Als sie jemand aus der Runde korrigiert, lacht sie etwas verschämt und antwortet nur: „Daß ich daran nicht gedacht habe". Als kurze Zeit darauf darüber gesprochen wird, daß jemand aus der Gruppe momentan krank sei, äußert sie ihr Bedauern und fragt gleich danach, ob sie denjenigen denn kennen würde.

Die Erklärungen aus der Gruppe verwirren sie sichtlich, bis dann jemand auf den leeren Stuhl zeigt und erklärt, daß derjenige immer dort sitze. Jetzt scheint sich Frau P. wieder etwas zurechtzufinden, da sie nachfragt, ob dies die Frau sei, die auch aus Oberzwehren käme. Kurze Zeit später jedoch beginnt dasselbe Frage- und Antwortspiel wieder von vorne. Sichtbar zu erkennen scheint sie nur die Betreuerin und die Frau, die immer neben ihr sitzt und mit der sie sich im Verlauf der ca. 3/4stündigen Sprechstunde auch sehr angeregt unterhält (diese leidet unter einer mittelgradig ausgeprägten Demenz). Auffällig ist dabei, daß beide direkten Nachfragen aus dem Weg gehen und eher eine Kaffeetischkonversation betreiben. Beide drücken sich eher sehr gewählt aus, schütteln auch beide einige Male etwas entrüstet den Kopf, als ein anderer Teilnehmer der Gruppe eine etwas derbere Ausdrucksweise gebraucht. Frau P. äußert dann auch, daß man so doch nicht reden dürfe.

Später ist von den Mitarbeitern zu erfahren, daß Frau P. morgens oft nur schwer dazu zu bewegen ist, ihre Wohnung zu verlassen. Betreut wird Frau P., die alleine wohnt, von einer Nachbarin, die ihr morgens beim Frühstückmachen hilft sowie auch am Wochenende nach ihr sieht. Fast jeden Morgen reagiert Frau P. anfangs entweder sehr ängstlich, befürchtet z. B., daß man in die Wohnung einbrechen könne und sie bestehlen werde, oder wütend und aufgebracht, wobei sie sehr ausfallend werden kann.

Übereinstimmend wird berichtet, daß sie sich jedes Mal fast sofort wieder beruhige, sobald sie im Tagespflegeheim sei.

Konzept

An vielen Orten würde die Möglichkeit bestehen, Tagespflegeheime einzurichten (Großjohann 1989). Gute Voraussetzungen hierfür sind insbesondere dann vorhanden, wenn bereits herkömmliche Alten- und Pflegeheimstrukturen existieren. Aber diese institutionelle Versorgungsform ist noch relativ neu und entsprechend wenig verbreitet. Dieses trägt auch dazu bei, daß bereits vorhandene Tagesheimplätze anfangs nur zögerlich in Anspruch genommen werden, obwohl der objektive Bedarf an ihnen als hoch einzuschätzen ist.

In einer Tagespflege (8 - 10 Plätze) kann bei einem Pflegesatz von 50 - 88 DM pro Tag ein hauptamtlicher Mitarbeiter beschäftigt werden, der durch Teilzeit- bzw. Honorarkräfte Unterstützung erfährt. Wesentlich für die Funktionsfähigkeit eines Tagespflegeheims ist ein Hol- und Bringedienst. In der Kasseler Einrichtung wird dieses mit einem eigenen Bus erledigt, der von einem Zivildienstleistenden gefahren wird. Dadurch lassen sich die täglichen Fahrtkosten auf 5 DM begrenzen. Ein Krankentransportdienst kostet für die gleiche Leistung 10 - 20 DM pro Tag. Aufnahmevoraussetzung in ein Tagespflegeheim ist eine körperliche oder psychische Behinderung, die Pflege bzw. Betreuung erfordert. Zugleich müssen in der Wohnung der Betreuten hinreichende Hilfs- und Unterstützungsmöglichkeiten für die Zeiten vorhanden sein, an denen das Tagespflegeheim seine Dienste nicht anbietet.

Das Tagespflegeheim entlastet in vielen Fällen Angehörige und ermöglicht ihnen, berufstätig zu sein. Ältere Menschen, die pflegebedürftig werden, können länger in ihrer Wohnung bleiben und die Einweisung in ein Pflegeheim vermeiden.

Das *Programm* eines Tagespflegeheims kann im Sinne einer integrierten therapeutischen Gruppenarbeit mit Dementen (vgl. S. 168ff) strukturiert werden. Die Betreuten, Besucher genannt, nehmen ein zweites Frühstück ein, bei dem sie über ihre Erlebnisse und ihr Befinden berichten können. Dem Frühstück folgen unterschiedliche Aktivitäten wie z. B. Gymnastik, Singen oder Beschäftigungstherapie. Je mehr diese Aktivitäten lebenspraktischen Anforderungen nahekommen, desto größer wird das Engagement der Besucher, auch wenn sie zuvor über viele Jahre hinweg ganz zurückgezogen gelebt haben.

Erfahrungsgemäß sind Projekte, die sich um Kochen und Essen drehen, besonders beliebt. Die Zeit nach dem gemeinsamen Mittagessen ist der Ruhe vorbehalten, sei es, daß die Besucher sich hinlegen oder sei es, daß sie sich nur in einen bequemen Sessel zurückziehen. Nachmittags können Ausflüge mit einem Bus unternommen werden, man kann spazierengehen, sich in Singgruppen treffen und vieles mehr – die Phantasie der Beteiligten findet hier ein reiches Betätigungsfeld. Die Angehörigen werden in die Arbeit des Tagespflegeheims einbezogen. Es findet ein monatliches Treffen statt, bei dem Erfahrungen ausgetauscht werden können. An diesem Tag begleiten die Angehörigen die Betreuten selbst nach Hause. Bei der Programmplanung wird darauf geachtet, daß Leistungsanforderungen nie zu lang andauern und Pausen hinreichend Raum gegeben wird.

Für Minieinrichtungen wie Tagespflegeheime ist es wichtig, daß das *Personal* das Leben gestaltet; entsprechend kompetent müssen die Mitarbeiter sein. Ein fachlich noch so qualifizierter Altenpfleger oder Sozialarbeiter wird große Schwierigkeiten haben, wenn es ihm nicht gelingt, die Betreuten auch emotional anzusprechen. Es ist ein hartes Stück Arbeit, was nach außen hin natürlich nicht so aussieht, die Besucher dazu zu motivieren, jeden Tag die Tagespflege aufzusuchen.

Die *ärztliche Betreuung* der Patienten eines Tagesheims erfolgt durch den Hausarzt. Zusätzlich kann, wie in Kassel, ein psychiatrischer Konsiliardienst, mit einer wöchentlichen Sprechstunde, eingerichtet werden. Diese Sprechstunde ist dann besonders effektiv, wenn psychiatrische Befunde mit dem Personal der Einrichtung besprochen werden. Die Mitarbeiter werden so in die Lage versetzt, angemessen – und das heißt hier verstehend – mit den betreuten Menschen umzugehen.

Ein grundlegender *Konflikt* von Tagespflegeheimen liegt darin, daß sie zugleich demente und körperbehinderte alte Menschen betreuen. Da die dementen Klienten in der Mehrzahl sind, orientiert sich das Programm des Heims überwiegend an ihnen, was zu Lasten der Interessen der anderen Gruppe geht.

4.4.4 Tagesstätte

Die Tagesstätte dient wie die Tagespflege der Betreuung von älteren psychisch Kranken, die zu Hause wohnen, und verfolgt keine eigentlichen rehabilitativen Ziele. Auch sie wird zumeist nach dem Bundessozialhilfegesetz finanziert.[3] Hinsichtlich Diagnose und Leistungsfähigkeit wird von beiden Einrichtungen dieselbe Klientel angesprochen. Es wird sich in der weiteren Entwicklung herausstellen, ob die psychiatrische Tagesstätte mit der psychiatrischen Tagespflege letztlich identisch ist.

Die gerontopsychiatrische Tagesstätte in Bielefeld (Träger sind die Bodelschwinghschen Anstalten Bethel) hat die Tagesstättenarbeit erprobt und ausführlich dargestellt (Gerontopsychiatrische Tagesstätte 1989).

16 Patienten, *Besucher* genannt, werden morgens zur werktäglichen Betreuung abgeholt. Der Tag in der Tagesstätte beginnt mit einem zweiten Frühstück. Der sich anschließenden Gymnastik folgt eine Morgenrunde. Dann finden Gruppenaktivitäten statt. Einige Besucher beteiligen sich auch an den praktischen Vorbereitungen für das Mittagessen. Nach einer Mittagsruhe werden die Leistungsanforderungen geringer gehalten; Spiele und Kaffeetrinken (1mal pro Woche gemeinsam mit Angehörigen) sind angesagt. Die Abfahrt nach Hause beendet den Tagesstättentag.

Die Leitideen dieser Tagesstätte lassen sich in 3 Aussagen zusammenfassen:
- In der gerontopsychiatrischen Tagesstätte ist ein Milieu zu gestalten, das alten Menschen Sicherheit, Geborgenheit und Orientierung gibt.
- Individuell gestaltete „aktivierende Pflege" ist eine geeignete Arbeitsweise, um den Besuchern eine Teilnahme am alltäglichen Leben für einen längeren Zeitraum zu erhalten.
- Die Kenntnis der individuellen Biographie ist Voraussetzung dafür, den einzelnen Besuchern und ihren Familien ein ihren Bedürfnissen weitgehend angemessenes Betreuungsangebot machen zu können (Gerontopsychiatrische Tagesstätte 1989, S. 5).

Die gerontopsychiatrische Tagesstätte in Bielefeld hat derzeit einen Pflegesatz von ca. 70 DM / Tag und arbeitet mit einem interdisziplinären Team.

---

[3] In Baden-Württemberg bekommen Altentagesstätten pauschale Zuschüsse von den Krankenkassen. Fallbezogene Zuschüsse nach dem GRG für die Pflege Schwerstpflegebedürftiger sollen in anderen Tagesstätten in den Tagessatz einbezogen werden.

Literatur

Böhm E (1988) Verwirrt nicht die Verwirrten. Psychiatrie-Verlag, Bonn

Böker K (1982) Tagesklinische Behandlung in der Gerontopsychiatrie. Psychiatr Prax 9:67-75

Bundesministerium für Jugend, Familie, Frauen u. Gesundheit (BMJFFG) (Hrsg) (1988) Empfehlungen der Expertenkommission der Bundesregierung zur Reform der psychiatrischen Versorgung im psychiatrischen und psychotherapeutisch/psychosomatischen Bereich. Bonn

Cooper B, Sosna U (1983) Psychische Erkrankungen in der Altenbevölkerung. Nervenarzt 54:239-249

Deutscher Bundestag (Hrsg) (1975) Bericht über die Lage der Psychiatrie in der Bundesrepublik Deutschland - Zur psychiatrischen und psychotherapeutisch/psychosomatischen Versorgung der Bevölkerung -, BTD 7/4200. Heger, Bonn

Döll HKA (1987) Philosoph im Krankenhaus. Syndikat, Frankfurt am Main

Gerontopsychiatrische Tagesstätte (1989) 2. Arbeitsbericht, 01.04., Bielefeld

Grohjohann K (1989) Tagespflege in der Bundesrepublik Deutschland. Kohlhammer, Stuttgart

Irninger W (1986) Probleme im Umgang mit betagten Patienten in der täglichen Praxis. In: Kielholz P, Adams C (Hrsg) Der alte Mensch als Patient. Deutscher Ärzteverlag, Köln, S 31-44

Jüngling G (1988) Magen und Seele sind befriedigt. Eine Senioren- Selbsthilfegruppe hatte eine gute Idee. Frankfurter Rundschau 16.01.88 S M 10

Jüngling G, Kipp J (1988) Wie werden alte Menschen wohnen? Psychosozial 11:74-84

Kaiser HJ (1988) Handlungs- und Lebensorientierung alter Menschen, Teil I: Erlebte Subjektrolle und ihre Konsequenzen für die Gestaltung der Lebensumwelt Älterer. Z Gerontopsychol Gerontopsychiatr 1:243-255

Kipp J (1986) Gestaltung ambulanter Hilfen. Altenpflege 11/6:378- 387

Kipp J (in Vorbereitung) Therapeutische Konzepte psychiatrischer Abteilungen. In: Wolpert E, Kipp J (Hrsg) Die therapeutische Arbeit psychiatrischer Abteilungen. Rheinland, Bonn

Korte W (1987) Die mühselige Professionalisierung. Sozialarbeit und Pflege in der ambulanten Gerontopsychiatrie. Kuratorium Deutsche Altershilfe, Köln

Kretschmann R, Radebold H (1989) Versorgung psychisch Alterskranker durch Sozialstationen – Ergebnisse eines Modellversuchs. In: Kretschmar C (Hrsg) Gerontopsychiatrie 15: Möglichkeiten und Modelle der Versorgung psychisch Alterskranker. Janssen, Neuss, S 151-161

Lau I (1988) Zu Hause leben und trotzdem nicht alleingelassen sein. Betreutes Einzelwohnen im LNV. LNV-Info 2/2: 1-6

Mace NL, Rabins PV (1988) Der 36-Stunden-Tag: die Pflege der verwirrten älteren Menschen, speziell der Alzheimer- Kranken. 2. Aufl., Huber, Bern Stuttgart Toronto

Poppe HG (1984) Bedeutung und Konsequenzen des psychoanalytischen Zugangs für ältere Patienten in einer Sozialpsychiatrischen Beratungsstelle. Fragmente 10:141- 147

Radebold H, Rassek M, Schlesinger-Kipp G, Teising M (1987) Zur psychotherapeutischen Behandlung älterer Menschen. Lambertus, Freiburg

Robel B (1980) „Zu meinen Kindern ziehe ich nicht." Zur Wohnsituation älterer Menschen. In: Borchert M, Derichs- Kunstmann K, Hamann M (Hrsg) Un-Ruhestand. Rowohlt, Reinbek, S 151-176

Statistisches Bundesamt (Hrsg) (1982) Statistisches Jahrbuch 1982 für die Bundesrepublik Deutschland. Kohlhammer, Stuttgart

Warsitz P, Kipp J (1985) „Aus der Not eine Tugend machen" – Fünf Jahre Kooperation einer psychiatrischen Abteilung mit einem Altenzentrum bzw. Altenpflegeheim. Psychiatr Prax 12:33-42

5 Zur diagnostischen und therapeutischen Arbeit

5.1 Einleitung

Obwohl inzwischen relativ viel über diagnostisches Vorgehen und therapeutische Einstellungen publiziert wurde, sind uns keine praxisnahen umfassenderen Darstellungen zur Gerontopsychiatrie bekannt. Auch unsere Ausführungen sind begrenzt, da sie hauptsächlich auf praktischen klinischen Erfahrungen beruhen.

In vielen Fällen wäre es am günstigsten, gerade ältere Patienten in ihrer gewohnten Umgebung kennenzulernen und zu diagnostizieren. Wir begegnen ihnen aber – institutionell bedingt – zumeist erst nach der Aufnahme in die Klinik.

Der erste Kontakt ist dann geprägt von Urteilen über die Psychiatrie, die oft nur die in der Gesellschaft transportierten Vorurteile sind. So ganz unbegründet sind diese freilich nicht: Viele ältere Patienten haben noch erlebt, wie eine pervertierte Psychiatrie im Nationalsozialismus psychische Erkrankungen mit „lebensunwert" gleichgesetzt hatte. Auch deshalb ist es erklärlich, wenn viele Patienten es vorziehen, in einem Allgemeinkrankenhaus behandelt zu werden, selbst wenn dort falsch diagnostiziert und einseitig behandelt wird. Alte Menschen haben aber leider noch einen weiteren Grund, die psychiatrische Klinik zu meiden. Obwohl sie häufiger als jüngere von psychiatrischen Erkrankungen betroffen werden, besteht in den gerontopsychiatrischen Abteilungen meist ein schlechterer Personalschlüssel. Hier ist Abhilfe dringend geboten.

Die Angst vor der Psychiatrie gestaltet den Kontakt mit den Patienten mit. Schon bei der ambulanten Untersuchung versuchen alte Menschen, sich möglichst „normal und unauffällig" darzustellen. So scheinen Depressionen zu Beginn der Untersuchung nicht so schlimm zu sein; alle Konzentration wird aufgeboten, um das Ausmaß einer Demenz nicht zum Vorschein kommen zu lassen, Angst wird bagatellisiert (Dissimulation). Der Wunsch, ein „normaler, vollwertiger Mensch" zu sein, steht im Vordergrund. Nur bei einer längeren Untersuchung, die es älteren Patienten ermöglicht, sich auf den Kontakt einzulassen, wird das tatsächliche Ausmaß der Symptomatik erkennbar. In diesem Zusammenhang ist auch von Bedeutung, daß die Ermüdung bei längeren Untersuchungen gleichfalls zur Reduktion der Dissimulation beiträgt.

Obwohl eine sinnvolle Therapie von einer richtigen, d. h. umfassenden Diagnose abhängt, wird sie häufig nicht als Hilfe, sondern als Bedrohung erlebt. Angemerkt sei, daß auch Angehörige in diese Bedrohungssituation eingebunden sein können. So ist z. B. die Erblichkeitsdiskussion bei der Alzheimer-Demenz auch Laien bekannt, und eine entsprechende Diagnose kann sich auch auf Angehörige unmittelbar belastend auswirken.

Trotz alledem erscheint uns eine umfassende körperliche und psychosoziale Diagnostik notwendig zu sein, wenn die medikamentösen, sozio- und psychotherapeutischen Hilfsmöglichkeiten der Gerontopsychiatrie wirksam eingesetzt werden sollen (Kipp 1988).

Auch unsere Ausführungen über die therapeutischen Möglichkeiten sind keineswegs vollständig. Auch sie leben von den Erfahrungen in der Klinik. Zudem befinden sich viele therapeutische Methoden noch in Entwicklung. Gleichwohl hoffen wir, Anregungen geben zu können – auch dadurch, daß „bewährte" Vorgehensweisen kritisch hinterfragt werden.

5.2 Diagnostik

5.2.1 Einleitung

Krankheiten im Alter sind nicht nur körperlich bedingt. Auch Erlebnisse, die als Verluste aufgefaßt werden, sind für Auslösung, Verlauf und Ausgestaltung von Krankheiten wesentlich. Daher muß eine umfassende Diagnostik von der Biographie des Patienten ausgehen; es muß den körperlichen, sozialen und psychischen Dimensionen der Erkrankung nachgespürt werden. Hierbei sollten auch Bewältigungsmöglichkeiten (Coping) reflektiert werden. Bei dieser Spurensuche trifft man meist nicht nur auf eine durch mehrere gleichzeitig bestehende Krankheiten (Multimorbidität) bedingte lange Krankengeschichte, sondern auch auf eine sie begleitende Ärztestory eigener Art. Symptome sind vielfältig interpretiert worden, erinnern wir uns an die Angst als Schwindel bei Durchblutungsstörungen aus dem Kap. 3.3, Medikamente wurden zahlreich verordnet und überformen durch Wirkungen und Nebenwirkungen den gesamten Zustand des Patienten. Einige Kliniken tendieren mittlerweile deshalb dazu, in den ersten 3 Tagen des stationären Aufenthaltes sämtliche Medikamente wegzulassen, um das eigentliche Befinden des Patienten überhaupt wahrnehmen zu können.

Bei Hochbetagten und Schwerstkranken tritt immer wieder die Frage auf: Wieviel Diagnostik ist sinnvoll, wenn die therapeutischen Möglichkeiten klinisch als gering einzuschätzen sind? Eine Diagnostik, die die Grenzen der Therapie aus dem Blick verliert, wird zur diagnostischen Mühle, die Patienten unnötig quält. Wir bemühen uns in solchen Fällen, die früheren ärztlichen Befunde, die oft nicht leicht zugänglich sind, rasch zu sammeln, um sie mit unseren aktuell erhobenen klinischen Befunden gemeinsam diagnostisch auszuwerten. Selbstverständlich sollten die Wünsche von Patienten und Angehörigen berücksichtigt werden, wie umfassend diagnostische Maßnahmen durchgeführt werden sollen.

5.2.2 Anamneseerhebung

Eine traditionelle Erfragung der Krankengeschichte – von den Kinderkrankheiten bis zur aktuellen Erkrankung – ist nicht hinreichend. Ein solcher Bericht wird allerdings oft von Patienten selbst angeboten, haben sie doch durch frühere Arztkontakte ein entsprechendes Nachfragen verinnerlicht. Wir sollten aber mit unseren Patienten einen Schritt weiter gehen und eine biographische Anamnese erarbeiten. Wir sollten eine Krankheits- bzw. Gesundheitsgeschichte so nachzeichnen, wie das insbesondere in der psychosomatischen Medizin entwickelt worden ist (Adler 1986).

Bei alten Menschen sollte man sich bei der Anamneseerhebung viel Zeit lassen. Wir sollten versuchen, so etwas wie eine Interviewsituation herbeizuführen, in der der Patient empfinden kann, im Mittelpunkt des Interesses zu stehen. Wichtig ist hierbei auch, daß man auf die Rahmenbedingungen des Kontaktes achtet. In unserer Klinik haben beispielsweise die Arztzimmer eher einen Wohnzimmercharakter – abgesehen von den unvermeidlichen Schreibtischen. Auch auf vermeintliche Kleinigkeiten sollte Wert gelegt werden: Wie bequem sind z. B. die Stühle? Bei der Anamnese eines bettlägerigen Patienten sorgen wir dafür, daß sie ungestört verläuft, z. B. daß kein Mitpatient anwesend ist. Ob es günstig für die Gesprächssituation ist, daß in unserer Klinik in der Regel neben dem Therapeuten noch eine Kontaktperson aus dem Pflegepersonal anwesend ist, mag dahingestellt sein.

Die biographische Anamnese ist eine Kombination zwischen einem durch den Patienten gestalteten Gespräch und Nachfragen. Unser Anamneseprotokollschema (vgl. folgende Übersicht) dient nur dazu, die Informationen aus dem Anamnesegespräch nachträglich zu ordnen, und ist eine Grundlage für die Nachfragen, soll aber keineswegs abgespult werden. Gerade bei Patienten, die durch ihre Demenz in ihren Leistungsmöglichkeiten eingeschränkt sind, muß diese Leistungsgrenze berücksichtigt werden, damit sie nicht durch gehäufte Versagenserlebnisse völlig entmutigt werden.

Beispiel für ein Protokollschema der Anamnese

1. Personaldaten: ...

2. Gründe und Art des Kommens:
Überweisung von; angemeldet oder Notfall. Zur Diagnostik, Therapie, Rehabilitation. Wegen Neuerkrankung, Verschlimmerung; Besondere Umstände des Kommens (Zwangseinweisung etc.?).

3. Derzeitige Probleme, Beschwerden und Symptome und ihre Geschichte:
Möglichst in wörtlicher Rede die Selbstschilderung des Patienten bringen. Beschwerden auf den verschiedenen Ebenen schildern (körperliche, seelische, interaktionelle und soziale Ebene). Wann und in welcher biographischen Situation haben die Beschwerden begonnen? Wann lagen früher ähnliche Probleme und Beschwerden vor? Welche therapeutischen Hilfen sind in Anspruch genommen worden?

4. Sonstige medizinische Anamnese:
Durchgemachte Krankheiten und Unfälle; Behandlungen und Kuren; frühere Medikamente?

5. Vegetative Anamnese und Biorhythmen: (soweit nicht in 3.)
Schlafen: Einschlaf- und Durchschlafstörungen, Schlafdauer;
Traum: Häufigkeit, Wirkung auf das weitere Erleben, Beispiel eines Traums;
Appetit (evtl. frühere Eßstörungen erwähnen);
Durst (auch warum Einschränkung der Trinkmenge);
Stuhlgang (Regelmäßigkeit, welche Abführmittel);
Miktion (Harnlassen);
Alkohol;
Rauchen;
Drogen;
Medikamente;
Schweißneigung;
Allergien;
Sonstiges?

6. Familienkonstellation:
Beziehungen in der Kindheit und heute:
- zu Großeltern, soweit auffällig,
- zu Mutter   - welche Besonderheiten (Beruf),
                      - auffällige Erinnerungen,
                      - besondere Krankheiten der Mutter, wann?
- zu Vater   - desgleichen,
- zu Geschwistern   - desgleichen,
Geschwisterfolge berücksichtigen, Geburtsdatum der Geschwister oder Jahre, wieviel sie älter oder jünger sind, aufschreiben,
- zu Partner   - desgleichen,
- zu Kinder   - desgleichen.

7. Beziehung und Sexualität: (soweit noch nicht unter 3.):
Körperliche Entwicklung der Sexualität:
Pubertät, Regel, Menopause
Psychische Entwicklung der Sexualität: Aufklärung (wie ?);
Einstellung zur Sexualität;
Schwierigkeiten? Potenz?
Beziehung zum Partner: Konflikte;
Sexuelle Beziehungen (Homo-/Heterosexualität);
Geburten und Geburtenkontrolle: Geburten wie? Fehl- und Frühgeburten?
Geburtenkontrolle: Unterbrechung? Pille? Sterilisation?
Schwangerschaftsabbruch;
Scheidung, Trennung, Verwitwung: Reaktionen und Schwierigkeiten.

8. Geburt, Kindheit und Schule:
Schwangerschaft der Mutter (ehelich/nichtehelich - erwünscht/nicht erwünscht);
Situation in der Kindheit (eigenes Bett, Schlafen bei den Eltern, Kindergarten, Freunde, Außenseiter, Puppenspielen, Geschlechtsidentität);
Schulalter: Schule (Leistung, soziale Stellung in der Klasse, Schulabschluß).

9. Beruf und Arbeit, finanzielle Situation:
Berufsausbildung, Arbeitsplatz, Ausscheiden aus dem Beruf;
Konflikte;
Verdienst, Rente (wenig/viel).

10. Soziales Umfeld, Einstellung und Interesse in der letzten Zeit:
Soziale Kontakte;
Wohnung (Miete, eigenes Haus);
Religiöse Einstellungen, Werthaltungen;
Interessen und Hobbies.

Es liegt bei älteren Patienten nahe, im Gespräch auf die Geschichte unseres Jahrhunderts einzugehen. Ihre Spiegelung im Schicksal der Patienten kann wichtige Anhaltspunkte geben. Gerade bei depressiven und ängstlichen Patienten ist ein sorgsames Erstgespräch bereits ein wesentlicher Einstieg in die Therapie.

Häufig ist zur Ergänzung der Eigenanamnese eine Fremdanamnese erforderlich. Vielfach wird eine schwierige häusliche Situation verschwiegen oder die Unfähigkeit, den Haushalt zu führen, verleugnet. Angaben von Angehörigen können dann ein wichtiges Korrektiv sein, wenn man sich dabei bewußt ist, daß auch sie nicht objektiv, sondern interessengeleitet sind, wenn es z. B. um die weitere Versorgung des Patienten geht.

Bei der Fremdanamnese ergibt sich eine konfliktträchtige Frage: Soll sie im Beisein des Patienten durchgeführt werden? Zahlreiche Angehörige haben das

Bedürfnis, ihre Auffassung dem Arzt allein mitzuteilen, weil sie den Patienten nicht aufregen oder kränken wollen. In dieser Situation entwickeln Alterskranke häufig – und mit Recht – das Gefühl, „daß etwas hinter ihrem Rücken gemacht werden solle". Ein Familiengespräch, in dem auch unterschiedliche Ansichten über die Krankheitsgeschichte ausgetauscht werden können, scheint uns am günstigsten zu sein (Kipp 1982). Dabei müssen wir taktvoll vorgehen.

5.2.3 Untersuchung des Körpers, apparative Untersuchung und Labordiagnose

Die Methoden der Untersuchung hängen vom Stand der medizinischen Diagnostik insgesamt ab. Grundlage ist eine *körperliche Untersuchung* mit einem internistischen Schwerpunkt. Für unsere Problemstellungen sind außerdem neurologische Befunde erforderlich. Neben den Reflexen sind v. a. Muskelspannung (Parkinson?) und Koordinationsvermögen wichtig. Hirnwerkzeugstörungen (Aphasie, Apraxie etc.) (vgl. 3.11) sind festzustellen. Hierzu müssen auch die Sinnesorgane untersucht werden. Einschränkungen des Sehens und Hörens sind bedeutsam für die Interpretation neurologischer Befunde und gestalten psychische Erkrankungen wesentlich mit.

Bei jüngeren Patienten mag es noch gerechtfertigt erscheinen, gegen jede Krankheit bzw. jedes Krankheitssymptom sogleich ein Medikament einzusetzen, bei den älteren sollte erst eine Gesamtdiagnose, in die die vielen einzelnen Befunde einzuordnen sind, abgewartet werden. Dieses ist besonders wichtig, wenn mehrere Ärzte verschiedener Fachrichtungen sich um einen Patienten bemühen, denn es besteht leider der Trend, Medikamente zu verordnen, ohne Krankheitsbefunde von Kollegen zu berücksichtigen. Für die medizinische Versorgung ist daher ein ärztliches Beratungssystem (Konsiliararzt) erforderlich. Das unvermittelte Nebeneinanderherbehandeln eines Patienten durch Ärzte mit unterschiedlichen Qualifikationen ist bestenfalls wenig effektiv, schlimmstenfalls gefährlich. Der Schwerpunkt der spezialisierten geriatrischen und gerontopsychiatrischen Arbeit sollte u. E. in der Zusammenschau aller Befunde und in der aus ihr zu entwickelnden Planung von Therapie, Rehabilitation und Pflege liegen.

Bei den *Laboruntersuchungen* gibt es keine Besonderheiten in der Altersmedizin. Wesentlich für die Beurteilung der Blutbefunde ist, ob eine Exsikkose (Austrocknung des Organismus) vorliegt. Ist dieses der Fall, so müssen Verlaufskontrollen durchgeführt werden. Die Behebung der Exsikkose geht häufig mit einer klinischen Zustandsbesserung einher. Andere Laborbefunde und ihre Normalisierung durch Therapie haben häufig leider nur wenig Einfluß auf das allgemeine, insbesondere psychische Befinden.

Apparative Untersuchungen gehören zum diagnostischen Konzert. Hierbei spielt das EKG eine erste Stimme. Thoraxröntgen (Röntgen von Herz und Lunge) ist hingegen nur bei bestimmten Problemstellungen sinnvoll zu beteiligen. Da es von zahlreichen älteren Patienten als Qual oder große Anstrengung empfunden wird, muß auch das EEG nicht regelmäßig durchgeführt werden. Das Computertomogramm ist nur bei spezifischen Fällen hilfreich (bei plötzlichem Verwirrtheitszustand, hirnlokalen Einschränkungen etc.). Es hat den Nachteil, daß die Patienten durch die Untersuchungsprozedur sehr geängstigt werden. Bei klinisch hörbaren Gefäßgeräuschen am Hals (Karotis) und bei allgemeinen Arteriosklerosezeichen ist eine Doppler-Sonographie sinnvoll. Pathologische Befunde haben jedoch im höheren Lebensalter leider kaum therapeutische Auswirkungen, da operative Eingriffe die Prognose nicht verbessern.

5.2.4 Psychiatrische und psychologische Befunderhebung

Bei der psychiatrischen Aufgabe, einen psychopathologischen Befund zu erheben, geht es darum, äußere (Handeln) und innere Normabweichungen des Verhaltens (Denken, Fühlen, Wollen) festzustellen. Der Normbegriff wird in der Praxis unklar definiert und meint zumeist eher eine Idealnorm als eine statistische Norm. In der Alterspsychiatrie gilt es, vorrangig festzustellen, welche Abweichungen von der früheren Individualnorm eingetreten sind. Es steht also nicht die Frage im Vordergrund, wie alte Menschen sich verhalten sollten, sondern wie sich ihr Verhalten verändert hat.

Überprüft man Orientierung, Gedächtnis und Leistungsverhalten alter Menschen mit Prüfungsfragen, so hat dieses oft eine ausgesprochen entmutigende Auswirkung. Die Erhebung der biographischen Anamnese gibt hinreichend Aufschlüsse über das innere und äußere Verhalten eines Patienten und läßt die notwendige psychopathologische Fragestellung beantworten (psychischer Befund), ohne daß auf Prüfungsfragen zurückgegriffen werden muß (vgl. Übersicht).

Protokollschema für die Erhebung des psychischen Befundes

Verhalten und psychischer Befund:
(Hier soll das Verhalten und die Interaktion während des Aufnahmegesprächs beschrieben und hinsichtlich psychopathologischer Kriterien ausgewertet werden.)

1. Aussehen, Verhalten, erster Eindruck:
(In freier Form ausführlich das Verhalten beschreiben.)

2. Gesprächsverhalten:
Freies Erzählen, Frage-Antwort-Spiel, Antrieb, Konfabulation (auf Erinnerungstäuschung beruhender Bericht über vermeintlich erlebte Vorgänge), Perseveration (Hängenbleiben an einem Gedanken oder einer sprachlichen Äußerung).

3. Aussagen:
Wenig aussagend – normal – übergenau, die Mitteilungen sind eindeutig oder nur symbolisch verständlich; Denkstörungen;
allgemeine Begabung, Intelligenz (Hinweis: Bei Unklarheit oder spezieller Fragestellung hier psychologische Leistungstests anfordern).

4. Erinnerungen:
An das frühere Leben: gut/gering;
Erinnerung an kurz zurückliegende Sachverhalte: gut/gering;
Altgedächtnis, Merkfähigkeit, Konzentration.

5. Wissen um die eigene Situation:
Bewußtsein (wach, schläfrig, schlafend, komatös), Orientierung (Zeit, Ort, Alter, Person), Wahrnehmung der Situation (Wahnwahrnehmungen, Illusionen).

6. Gefühle:
Offen-normal-verschlossen,
wechselnd (hoch-tief oder nah-fern),
Gefühle stimmen mit dem vermittelten Inhalt überein.

7. Eigene Gefühle und Eindrücke im Gespräch:
Bitte ausführlich beschreiben.

Durch psychologische Untersuchungen, die teils Prüfungscharakter haben, können psychopathologische Befunde mit standardisierten Testverfahren abgesichert werden. In unserer Praxis haben sich die folgenden Testuntersuchungen bewährt:

1) Der *Benton-Test* (Benton 1986), bei dem einfache geometrische Figuren nachgezeichnet oder erkannt werden müssen, ist allerdings vom Intelligenzquotienten abhängig und überprüft die visuelle Merkfähigkeit, die bei erworbenen hirnorganischen Störungen besonders deutlich gestört ist. Dieser Test kann zur Diagnostik leichter Störungen herangezogen werden.

2) Bei schweren hirnorganischen Störungen hat sich Mini Mental State nach Folstein bewährt (Folstein et al. 1975); 30 Leistungs- und Gedächtnisprüfungsfragen werden standardisiert gestellt. Die Durchführung und Auswertung ist wenig zeitaufwendig. Schweregrad- und Verlaufsuntersuchungen sind möglich.

3) Während der Mini Mental State nur auf die Demenzsymptomatik ausgerichtet ist, wird es mit dem kurzen *psychogeriatrischen Screeningverfahren nach Bickel* (1988) möglich, depressive und dementielle Erkrankungen zu erkennen und zu unterscheiden. Als Beispiel für solche Erhebungsbogen sind die beiden Skalen dieses Verfahrens hier aufgenommen.

4) Es gibt natürlich eine Vielzahl weiterer Tests. Wir haben hier nur auf Testverfahren hingewiesen, die einerseits nicht zu komplex, andererseits aussagekräftig für den klinischen Alltag sind.

Das *psychotherapeutische Erstinterview* dient weniger dazu, „objektive" Befunde zu erheben. Es geht vielmehr darum, den Patienten aus der aufgenommenen Beziehung heraus einzuschätzen: Wie stellt sich die Konfliktstruktur dar, wie entwickelt sind Einsichts- und Reflektionsvermögen?

Skala für kognitive Störungen (nach Bickel 1988)

Item	falsch/richtig

1. Wie alt sind Sie, Herr/Frau ...?
2. An welchem Tag sind Sie ins Krankenhaus gekommen?
3. Sagen Sie mir bitte, welchen Wochentag wir heute haben?
4. Welchen Monat haben wir?
5. Und welches Jahr schreiben wir?
6. Wissen Sie, welche Nummer Ihr Krankenzimmer hat?
7. Wiederholen Sie bitte die Zahlen 8 7 2 !
8. Sagen Sie nun diese Zahlen rückwärts auf!
   Serielle Subtraktion
9. 100 weniger 7 ist ... ?
10. (93) weniger 7 ist ... ?
11. (86) weniger 7 ist ... ?
12. (79) weniger 7 ist ... ?

Skala für affektive (depressive) Störungen (nach Bickel 1988)

Item	stark/mäßig/gar nicht

Leiden Sie unter ...

1. ... Schlaflosigkeit?
2. ... Mattigkeit?
3. ... Schwindelgefühl?
4. ... innerer Unruhe?
5. ... Reizbarkeit?
6. ... Grübelei?
7. ... Angstgefühlen?
8. ... Nacken- oder Schulterschmerzen?
9. ... Herzklopfen oder Herzrasen?
10. ... Konzentrationsschwäche?
11. Haben Sie das Gefühl, eigentlich ganz glücklich zu sein?
12. Sehen Sie voller Hoffnung in die Zukunft?
13. Würden Sie sagen, daß Ihr Leben ziemlich ausgefüllt ist?
14. Finden Sie, daß das Leben sehr anstrengend ist?
15. Sind Sie häufig nervös und unruhig?
16. Müssen Sie sich sehr dazu antreiben, etwas zu tun?
17. Können Sie so klar denken wie immer?
18. Haben Sie sich in letzter Zeit große Sorgen gemacht?
19. Regt Sie in letzter Zeit jede Kleinigkeit auf?
20. Fühlen Sie sich niedergeschlagen und schwermütig?
21. Fühlen Sie sich innerlich gespannt und verkrampft?
22. Haben Sie das Gefühl, mit Ihren Schwierigkeiten fertig werden zu können?

Das Erstgespräch braucht Zeit (1 - 2 Stunden) und kann auch auf mehrere Sitzungen verteilt werden. Ist es dabei möglich, den

- frühkindlichen Konflikt und die
- jetzige Konfliktsituation, die zur Symptomatik geführt hatte, sowie den
- Beziehungskonflikt im Gespräch

in einem inhaltlichen Zusammenhang (zentraler Beziehungskonflikt) zu sehen (Luborsky 1988), so besteht meist eine sinnvolle Therapiemöglichkeit, insbesondere, wenn dieser Zusammenhang im Sinne einer Probedeutung angesprochen werden kann.

Für die Struktur des Erstinterviews ist wichtig, daß der Interviewer zuhört und die Gesprächssituation nicht oder kaum strukturiert. Die Gesprächsgestaltung sollte dem Patienten überlassen bleiben. Über das Erzählen seiner Geschichte und die Gestaltung der Situation, in der sich wiederholende Verhaltensweisen zum Ausdruck kommen (Wiederholungszwang), stellt sich der zentrale Beziehungskonflikt dar.

5.2.5 Soziale Diagnostik – Beurteilung der sozialen Situation

Wenn Patienten in ein Krankenhaus (oder in ein Heim) aufgenommen werden, ergibt sich häufig ein falsches Bild von ihrer häuslichen Situation, von ihren Beziehungen zu Angehörigen und ihren finanziellen Möglichkeiten. Dies hängt u. a. damit zusammen, daß die Mitarbeiter sich gefühlsmäßig oft in die Position von Kindern versetzen und in eine Art Konkurrenz zu den tatsächlichen Kindern der Patienten treten. Während bei Mitarbeitern oft der Gedanke laut wird, die Angehörigen seien nur hinter dem Geld her, revanchieren diese sich, indem sie das Personal kritisieren. Solche Konflikte können sich sehr zuspitzen.

Schwierigkeiten entstehen auch bei der Beurteilung der sozialen Handlungsfähigkeiten. Manche Angehörige sehen sich verpflichtet, alles für ihre Eltern oder Schwiegereltern zu regeln. Die Folge ist, daß sie sich überlastet fühlen. In der Fremdanamnese kann man dann hören, die Patienten bekämen gar nichts mehr geregelt.

Versuchen wir doch, mit unseren Patienten gemeinsam ihr Zuhause zu besuchen. Wenn wir dabei aufmerksam ihr Verhalten beobachten, können wir wichtige Aufschlüsse über ihre Situation gewinnen, insbesondere dann, wenn wir genug Zeit haben, einige Hausarbeiten gemeinsam zu verrichten.

Soziale Diagnostik, die über eine Anamnese hinausgeht, umfaßt die Beobachtung des sozialen Verhaltens, der Beziehungen und der Umgebung des Patienten. Wenn man sich mit den Patienten gemeinsam in ihrer natürlichen Lebensumwelt aufhält, kann man begründeter darüber entscheiden, ob eine Verlegung in ein Heim unumgänglich oder ein Verbleib in der häuslichen Umgebung – ggf. mit sozialer und pflegerischer Unterstützung – weiterhin möglich ist. Kennt man Patienten nur in dem Kontext Klinik, so sind Fehleinschätzungen ihrer tatsächlichen Fähigkeiten leicht möglich.

5.2.6 Handlungsanleitende Diagnose

Die weitere Versorgung alter Patienten mit psychischen Krankheiten hängt, insbesondere wenn eine Demenz vorliegt, wesentlich von der Diagnose ab. Herkömmlicherweise wird sie jedoch nur dem weiterbehandelnden Arzt mitgeteilt. Betreuende, die Aufgaben der aktivierenden Pflege und Versorgung oder auch Krankengymnastik übernehmen sollen, erfahren wenig bis nichts über die erhobenen Befunde und die sich daraus ergebenden Konsequenzen. Mit einem Patentrezept, wie dieses Problem zu lösen wäre, können wir leider auch nicht aufwarten; wir meinen jedoch, daß unsere Befunde und Diagnosen den Betreuern handlungsanleitend weitergegeben werden müssen. Eine Möglichkeit hierzu stellt der folgende Befundbogen dar, der in unserer Klinik Verwendung findet.

Handlungsanleitender Befundbogen für Betreuung und Pflege

Herr/Frau
(Patientenaufkleber)

Ruhen und Schlafen:
O schläft durch von ... bis ... Uhr
O bekommt zum Schlafen Medikamente
O hat Einschlafprobleme
O hat Durchschlafstörungen
O sollte nachts zur Toilette um ... Uhr
O Sicherheitsvorkehrungen notwendig
O braucht Ruhepausen am Tag (um ... Uhr)

Körperliche Mobilität:
O ist gehfähig
O braucht zur Mobilität folgende Hilfen: ...

Waschen und Kleiden:
O wäscht und kleidet sich selbständig
O braucht zum Waschen folgende Hilfen: ...

Essen und Trinken:
O ißt und trinkt selbständig
O braucht folgende Hilfen: ...

Medikamente:
O holt und nimmt ohne Probleme
O Einnahme muß kontrolliert werden
O braucht Hilfe zur Einnahme
O täuscht Einnahme vor

Toilettenbenutzung:
O ohne Probleme
O Toilettentraining erforderlich
O braucht folgende Hilfen: ...

Orientierung:
O ist orientiert
O ist zeitweise/dauernd desorientiert
O ist weglaufgefährdet
O braucht folgende Orientierungshilfen: ...

Beschäftigung:
O kann sich selbst beschäftigen
O kann sich mit Unterstützung durch Betreuer beschäftigen
O übt folgende Tätigkeiten aus: ...

Kommunikation:
O ist von sich aus kontaktfreudig
O ist auf Ansprache angewiesen
O braucht ständig Unterstützung
O hat Probleme durch Sprachstörung/Hörstörung/Sehstörung
O hat Probleme durch körperliche Behinderung

Bemerkungen: ...

Verhalten:
O kann Absprachen einhalten
O Sonstiges: ...

Behinderungen/Prothesen
O hat Zahnprothese/Brille/Hörgerät/
Herzschrittmacher/Stock/Gehhilfe/
Rollstuhl/Sonstiges

Bemerkungen: ...

Bisherige notwendige pflegerische Maßnahmen:
O Inhalation
O Injektionen
O Einlauf/Klistier
O Blasenkatheder, Wechsel am
.... (Datum) notwendig
O Diät
O Stützverbände
O Verbandwechsel
O Wickel/Einreiben
O Blutkontrolle
O Bewegungstherpie

Aufgetretene bzw. mögliche Komplikationen: ...

Vorschläge: ...

5.3 Therapie und Therapieplanung

5.3.1 Einleitung

Einfache Therapiemodelle sind in Geriatrie und Gerontopsychiatrie zumeist nicht nützlich, da nicht von der Vorstellung ausgegangen werden kann, ein Symptom oder eine Krankheit sei bei einem sonst intakten Organismus zu bekämpfen. Bei alten Menschen - bei psychisch Kranken im Alter gehäuft – liegen meist mehrere Krankheiten vor (Multimorbidität), die sich wechselseitig beeinflussen. Besonders bei der medikamentösen Therapie wird deutlich, daß ein Medikament bei der einen Erkrankung sinnvoll Anwendung finden kann, während es bei einer zugleich bestehenden anderen eine Verschlechterung des Befindens zur Folge hat. Diese Problematik muß besonders berücksichtigt werden, weil bei alten Menschen bereits im physiologischen (und nicht erst im krankhaften) Bereich die Wahrscheinlichkeit von Nebenwirkungen wesentlich ansteigt.

Bei der bisherigen Organisation der medizinischen Versorgung, bei der in vielen Fällen Ärzte unterschiedlicher Fachrichtungen zugleich einen Patienten behandeln und unabgesprochen unterschiedlichste Medikamente verordnen, besteht die Gefahr, daß gerade alte Patienten viel zu viele Medikamente einnehmen, die einzeln verordnet zwar sinnvoll sein mögen, in ihrer Summe aber oft mehr schaden als nützen. Bei über 60jährigen liegt die Zahl der Nebenreaktionen 2,5mal höher als bei einer Vergleichsgruppe jüngerer Menschen (Platt 1988a). Während bei der Einnahme von bis zu 5 Medikamenten in 3,4% der Fälle Nebenreaktionen auftraten, lag die Nebenwirkungsrate bei 6 und mehr Medikamenten bei etwa 25%.

Andere therapeutische Maßnahmen als die Medikamentenverordnung werden dagegen oft gar nicht in Betracht gezogen – abgesehen vielleicht von der physikalischen Therapie.

Im vorigen Abschnitt wurde dargelegt, daß eine sinnvolle Therapie nur aus einer umfassenden Diagnose hergeleitet werden kann. Zu dieser gehören – erinnern wir uns – :

– körperliche,
– soziale und
– psychische Aspekte.

Diese Aspektvielfalt kann nur in einer Zusammenarbeit verschiedener Berufsgruppen erfaßt werden. Wir versuchen, in Aufnahmebesprechungen bei den fast täglich stattfindenden Treffen der multiprofessionellen Teams die genannten Gesichtspunkte fallzentriert zu bearbeiten, diagnostische Fragestellungen weiterzuentwickeln und therapeutisches Handeln abzustimmen. Wie man nicht einfach mehrere Medikamente unabgestimmt addieren kann, so kann man auch weitere therapeutische Maßnahmen nicht einfach nebeneinander ansetzen. Hierbei hat sich eine Abstimmung mit Festlegung von Prioritäten bewährt. Hält man es z.B. für wichtiger, einem depressiven Patienten eine Infusion mit Antidepressiva zu verabreichen, oder sollte er lieber in dieser Zeit in einer Gestaltungstherapiegruppe mitarbeiten? Hier muß das Für und Wider sorgfältig gegeneinander abgewogen werden. Da für beide Therapiemaßnahmen Zeit vorhanden sein muß, schließt sich die Durchführung beider Aktivitäten am selben Tag oft aus. Aber nicht nur diese alltagspraktischen Zwänge sprechen gegen eine unüberlegte Anhäufung therapeutischer Maßnahmen. Wir müssen uns bewußt sein, daß ein therapeutisches Übermaß die alten Patienten auch überfordern würde.

Um einzelne Therapien aufeinander abstimmen zu können, hat sich für uns die Vorstellung vom *therapeutischen Raum* bewährt (Pohlen et al. 1984). Wir differenzieren nach

– medikamentös-somatischer,
– soziotherapeutischer und
- psychotherapeutischer Dimension.

Diese Dimensionen des therapeutischen Raums werden meist von den verschiedenen Berufsgruppen vertreten und in den Teambesprechungen aufeinander bezogen. Dabei handelt es sich nicht um eine einfache Addition, sondern um eine relativ komplexe Abstimmung im Einzelfall.

In unseren weiteren Ausführungen werden wir die verschiedenen therapeutischen Möglichkeiten und praktischen Methoden sowie deren Probleme beschreiben. Hierbei wird sich die aktivierende Pflege mit soziotherapeutischen Methoden überschneiden. Die physikalische Therapie wird sowohl als somatisches wie auch soziotherapeutisches Verfahren aufgefaßt.

Nach einer intensiven Therapie im Krankenhaus gilt es, Weiterbetreuung und Rehabilitation zu planen, wobei die soziale Situation des Patienten nach der Entlassung zu berücksichtigen ist.

5.3.2 Medikamentöse Therapie

Hier kann und soll keine umfassende Darstellung der medikamentösen Therapie in der Gerontopsychiatrie erfolgen. Es sollen hierzu vielmehr einige grundlegende Überlegungen angestellt und Verordnungstendenzen verdeutlicht werden. Bei zahlreichen Schriften zu diesem Thema fehlen solche Akzentsetzungen; sie sind zwar in aller Regel in sich richtig, jedoch wenig praxisrelevant. Bei unserer Darstellung besteht die Gefahr einer gewissen praxisnahen Einseitigkeit, die fachwissenschaftliche Zusammenhänge verkürzt. In bezug auf die Zielsetzung der vorliegenden Schrift müssen wir dieses in Kauf nehmen.

Die Verordnung von Medikamenten ist Aufgabe des Arztes. Die Einnahmerate der zahlreich verordneten Medikamente im Alter (Compliance) ist relativ gering und wird von der sozialen Umgebung beeinflußt. Bei auftretenden Unverträglichkeiten werden Medikamente häufig weggelassen. Bei der Anamneseerhebung kann man z. B. erfahren, daß Digitalispräparate nur bei Herzschmerzen eingenommen werden. Dadurch werden sie seltener überdosiert, als es den Verordnungen entsprechen würde. Die fehlende Compliance hat sicherlich therapeutische

Nachteile, sie führt jedoch auch dazu, daß medikamentenbedingte Schädigungen in geringerem Maße auftreten.

Um eine verläßliche Einnahme von Medikamenten zu erreichen, ist eine ausführliche Aufklärung und ein Training der Medikamenteneinnahme notwendig. Hilfsmittel – wie Wochendosetts und andere Hilfen bei der Medikamenteneinnahme – verbessern die Compliance. In Institutionen (z. B. Pflegeheimen) wird die Einnahme von Medikamenten durch das Pflegepersonal überwacht. Dadurch steigt die Einnahmezuverlässigkeit, aber die Gefahr der Medikamentennebenwirkungen steigt ebenfalls. Gerade bei alten Patienten ist das Pflegepersonal häufig ein Mittler zwischen Patient und Arzt („Frau X. ist fortwährend unruhig." „Frau Y muß häufig auf die Toilette."), da oft in der durch mangelnde Zeit bestimmten Visitensituation ein ausführlicher Dialog nicht geführt werden kann. So beeinflussen die Angaben des Pflegepersonals zum Verlauf der Erkrankung und der Symptomatik die weitere Verordnung von Präparaten. Deshalb muß es in die Verantwortung für die medikamentöse Therapie einbezogen werden. Das erfordert, daß auch die nichtärztlichen Mitarbeiter eine gründliche Kenntnis von den Arzneimittelwirkungen bzw. -nebenwirkungen haben. Von einem Medikament sollen die folgenden Faktoren bekannt sein:

a) Wirkungsziel:
– symptomatische Therapie, d. h. nur die Symptome werden beeinflußt, z. B. durch Psychopharmaka;
– krankheitsorientierte Therapie, d. h. Ursachen bzw. Wirkungszusammenhänge werden durch die Therapie beeinflußt, z. B. durch Antibiotika, etc.

b) Dosierung:
Zahlreiche Medikamente müssen im Alter niedriger dosiert werden, da sie schlechter in der Leber abgebaut bzw. schwerer in der Niere ausgeschieden werden. Bei der Dosierung sind große Erfahrung und flexible Verordnungsweisen notwendig.

c) Halbwertszeit (HWZ):
Die HWZ ist die Zeit, in der ein Medikament bis zur Hälfte abgebaut bzw. aus dem Körper ausgeschieden ist. Die Halbwertszeit ist im Alter häufig verlängert. Um ein gleiches Wirkungsziel zu erreichen, muß deshalb bei alten Patienten niedriger dosiert werden. Zur Messung wird die Konzentration eines Stoffes im Blutserum bestimmt. Manche Beruhigungsmittel wie Valium haben eine lange HWZ und wirken deshalb noch an den der Einnahme folgenden Tagen. Medikamente mit kurzer HWZ, die einen dauerhaften Wirkungsspiegel haben sollen, müssen hingegen mehrmals täglich gegeben werden.

Eine HWZ von weniger als 8 h bezeichnen wir als kurz, unter einer mittleren Länge verstehen wir einen Zeitraum von 8 - 20 h und alles, was darüber zeitlich hinausreicht, ist eine lange HWZ. Die Zeitangaben betreffen die durchschnittliche HWZ jüngerer Menschen. Bei alten Menschen muß häufig diese Zeit mit dem Faktor 2 - 3 multipliziert werden.

d) Nebenwirkungen:
Jedes Medikament hat neben seinen Hauptwirkungen auch ungünstige Nebenwirkungen. Insbesondere dann, wenn mehrere Krankheiten vorliegen, kann es sein, daß ein Medikament, das für eine Krankheit sinnvoll angewendet werden kann (z. B. Antidepressiva bei Depression), sich ungünstig auf andere Krankheiten auswirkt (z. B. Herzinsuffizienz). Dabei sind die Arzneimittelwechselwirkungen noch nicht berücksichtigt. Psychopharmaka haben oft recht viele Nebenwirkungen, die von Patienten als unangenehm empfunden werden. Dieses Problem sollte deshalb mit ihnen zu Beginn einer Therapie besprochen werden. Natürlich sollte auch das Pflegepersonal, worauf bereits hingewiesen worden ist, über diese Nebenwirkungen informiert sein.

Folgende Medikamentengruppen werden im Alter häufig eingesetzt:

I.   Neuroleptika (Antipsychotika),
II.   Antidepressiva,
III. Tranquilizer,
IV.   Schlaf- und Beruhigungsmittel,
V.   „durchblutungsfördernde Mittel" oder „Nootropika",
VI.   Anti-Parkinson-Mittel,
VII. Herz-Kreislauf-Mittel.

Wenden wir uns den Gruppen im einzelnen zu.

Zu I. Neuroleptika (Antipsychotika)

Neuroleptika sind symptomatische Mittel und werden nach unterschiedlichen Zielsymptomen bzw. nach unterschiedlichem Wirkungen/Nebenwirkungen unterteilt.

1) Schwachpotente Neuroleptika:
Ziel: Beruhigung und Angstdämpfung,
Dosierung: abhängig von der Symptomatik,
HWZ: relativ lang (insbesondere im Alter),
Nebenwirkungen: schlafanstoßend, schwere Steuerbarkeit durch mittlere bis lange HWZ, Blutdruckabfall im Stehen im Sinne der orthostatischen Dysregulation. Diese Nebenwirkungen sind so ungünstig, daß wir schwachpotente Neuroleptika bei alten Menschen nicht einsetzen.

Beispiele:
Levopromazin (Neurocil), HWZ 24 h, Tbl. 25 mg, 100 mg, Tropffl.;
Thioridazin (Melleril), HWZ 16 - 24 h, Tbl. 25 mg, 100 mg; 200 mg;
Chlorprothixen (z.B. Truxal), HWZ 8 - 12 h, Tbl. 15 mg, 50 mg, Saft, Trpf.

2) Mittelpotente Neuroleptika:
Ziel: weniger beruhigend, jedoch gut angstdämpfend und deutlicher antipsychotisch,
Dosierung: abhängig von der Symptomatik,
HWZ: teils kurz, teils mittel bis lang,
Nebenwirkungen: insgesamt geringer, jedoch grundsätzlich ähnliche Nebenwirkungen wie bei schwachpotenten und hochpotenten Neuroleptika, Steuerbarkeit abhängig von der HWZ.

Diese Medikamente eignen sich besonders zur Behandlung von unruhigen, schlaf-
gestörten und verwirrten Patienten. Bei der Dosierung sollte der Tag-Nacht-
Rhythmus berücksichtigt werden. Vorschlag: Bei Alterspatienten mit nächtlicher
Unruhe der Nachtwache immer eine Bedarfsmedikation aus dieser Medikamen-
tengruppe mit kurzer HWZ angeben.

Beispiele:
Pipamperon (Dipiperon), HWZ 3 h, Tbl. 40 mg, Saft;
Fluanison (Sedalande), HWZ ca. 4 h, Tropffl.;
Melperon (Eunerpan), HWZ 3 - 4 h, Dragees (Drg.) 25, 100 mg, Saft;
Zuclopenthixol (Sedanxol), HWZ 14 - 18 h, Drg. 2, 10 mg, Tropffl.;
Perazin (Taxilan), HWZ ca. 35 h, Drg. 25, 100 mg, Tropffl., Amp.

3) Hochpotente Neuroleptika:
Ziel: antipsychotisch, beruhigend, angstlösend,
Dosierung: variabel, Einstellung nach Zielsymptomen und Nebenwirkungen,
HWZ: mittel - lang, im Alter verlängert,
Nebenwirkungen: Parkinson-Syndrom mit Tonuserhöhung der Muskulatur, Zittern,
manchmal Unruhe (bei diesen Nebenwirkungen: Akineton), andere Nebenwirkun-
gen, insbesondere bei höherer Dosierung, sind nicht auszuschließen; schlechte
Steuerung durch mittlere bis lange HWZ.

Beispiele:
Haloperidol (z. B. Haldol), HWZ 14 - 21 h, u. a. Drg. 1 mg, Tropffl., Amp.;
Fluphenacin (z. B. Lyogen), HWZ ca. 16 h, u. a. Drg. 3, 4 mg, Tropffl., Amp.;
Bromperidol (Impromen), HWZ 26 h, Tropffl.

4) Depotneuroleptika:
Durch Bindung der Stoffe in der Regel mit Decansäure und Lösung meist in Se-
samöl wird die Wirksubstanz nach intramuskulärer Injektion langsam abgegeben;
nur *Fluspirilen* hat eine stoffeigene lange HWZ.

Ziel: wie die Grundsubstanz, meist hochpotentes Neuroleptikum,
Dosierung: meist 1 ml im angegebenen Dosierungsintervall (1 - 4 Wochen),
HWZ: durch die besondere Zubereitungsform verlängert,
Nebenwirkungen: wie bei der Grundsubstanz, jedoch meist weniger auffallend, da
verlangsamte Wirkstoffgabe.

Beispiele:
Wöchentliche Gabe: *Fluspirilen (Imap)*,
2wöchentlich: *Flupentixol (Fluanxol-Dep.)*,
3wöchentlich: *Fluphenazin (z. B. Lyogen-Dep.)*,
4wöchentlich: *Haloperidol (Haldol-Decanoat)*.

Zu II. Antidepressiva

1) Antidepressiva im engeren Sinn:
Nach dem in allen Psychopharmakalehrbüchern angegebenen Kielholz- Schema
haben Antidepressiva 3 Wirkungstendenzen:

– Stimmungsaufhellung,
– Antriebssteigerung und
– Angstlösung.

Wissenschaftlich ist nur eine Unterscheidung nach primär sedierender Wirkung einerseits und Nebenwirkungen andererseits möglich. Neuerdings wird herausgestellt, daß die verschiedenen Antidepressiva spezifisch wirken würden, weil sie auf den Stoffwechsel unterschiedlicher Übertragungsstoffe (Transmitter) im Gehirn Einfluß haben.

Die spezifisch antidepressive Wirkung entfaltet sich erst nach 7 - 10 Tagen. Falls ein Antidepressivum keine Wirkung entfaltet, ist es notwendig, es nach 20 - 30 Tagen abzusetzen oder zu wechseln. Trotz der möglicherweise besseren Wirkung geben wir wegen Nebenwirkungen und infusionsbedingten Immobilisierung alter Menschen keine Antidepressivinfusionen.

Ziel: antidepressive Behandlung mit möglichst wenig Nebenwirkungen. Bei ca. 70% der Patienten erreicht man mit allen Präparaten eine Stimmungsaufhellung, eine Steigerung des Antriebs und eine Reduktion der Angst.

Dosierung: Die Dosierung von Antidepressiva soll im Alter nur die Hälfte bzw. bei den über 70jährigen nur ein Drittel der Standarddosierung betragen, da sich durch die altersbedingt verzögerte Ausscheidung sonst eine Wirkstoffanhäufung ergeben würde. Eine einschleichende Dosierung ist empfohlen.

HWZ: Ein Teil der Antidepressiva hat eine sehr lange Halbwertszeit (20 - 50 h). Die Angaben hierzu sind unterschiedlich (s. unten). Im Alter verdoppelt bzw. verdreifacht sich die HWZ; Kumulationsgefahr!

Nebenwirkungen: Nach der chemischen Struktur werden trizyklische von nichttrizyklischen Antidepressiva unterschieden. Die erstgenannten haben v. a. Nebenwirkungen vegetativer Art (Sedierung, Schwindel, Unruhe, Mundtrockenheit, Erregungsleitungsstörungen im Herzen, Muskelzittern, sehr selten Blutbildveränderungen etc.). Bei Engwinkelglaukom dürfen diese Präparate nicht eingesetzt werden.

Beispiele:
trizyklisch: Amitryptilin (z. B. Saroten); HWZ 10 - 25 (bzw. 45) h, Drg. 25, 75 mg, Amp., Tagesdosis (25 -) 50 mg.
Amitryptilinoxid (Equilibrin), HWZ über 10 h, Drg. 30,60 mg;
nichttrizyklisch: Maprotilin (Ludiomil), HWZ 50 h, Drg. 25, 50 mg;
Mianserin (Tolvin), HWZ 17 h, Drg. 10, 30 mg (Bewertung schwierig, subjektiv gut verträglich, nach unseren Erfahrungen in der Alterspsychiatrie teilweise gut wirksam);
Trazodon (Thombran), HWZ 10 - 12 h, Kps. 25, Tbl. 100 mg, Amp. (dieses Präparat wird bei uns nur bei Patienten mit Engwinkelglaukom und Herzrhythmusstörungen eingesetzt).

2) Medikamentöse Depressionsprophylaxe:

Lithiumpräparate (*Quilonum retard, Hypnorex* und *Lithium duriles*) vermindern bei phasisch auftretenden Manien und Depressionen mit einer gewissen Wahrscheinlichkeit erneute Krankheitsphasen. Bei einer Lithiumtherapie sind Lithiumblutspiegelkontrollen notwendig. Die Blutentnahme soll genau 12 h nach der letzten Tabletteneinnahme erfolgen. Eine Schilddrüsenschwellung und Beeinträchtigungen der Nierenfunktion sind als Nebenwirkungen häufig. Im höheren Lebensalter ist bei der meist vorhandenen Nierenschädigung eine Lithiumtherapie problematisch.

Zu III. Tranquilizer

In diesem Abschnitt werden nur Benzoediazepine besprochen. Auch Neuroleptika können in niederer Dosierung als Tranquilizer eingesetzt werden.

Ziel: Tranquilizer wirken beruhigend, (muskel)entspannend und angstdämpfend. Damit verbunden ist eine mehr oder weniger stark schlafanstoßende Wirkung. Je schneller die Wirkung eintritt, desto stärker ist der Schlafanstoß. Wegen der Gewöhnungsgefahr eignen sich Tranquilizer nicht zur Dauermedikation.

Dosierung: deutlich niedriger als bei jüngeren Patienten, da die Halbwertszeiten im Alter länger sind.

HWZ: bei Valium 12 - 50 h, bei älteren Patienten 70 - 150 h. Außerdem sind psychisch wirksame Abbaustufen noch lange Zeit im Blut vorhanden. Andere Benzodiazepine (z. B. Oxazepam, Lorazepam) werden direkt abgebaut bzw. ausgeschieden und haben eine kürzere HWZ.

Nebenwirkungen: bei subjektiv meist angenehmer Empfindung:
- Herabsetzung der Aufmerksamkeit (bis zu einer kurzwirkenden Bewußtseinsstörung, insbesondere bei Tranquilizern mit kurzer HWZ),
- im Alter manchmal Wirkungsumkehr (Erregung),
- Kumulation, d. h. Überdosierung aufgrund der langen HWZ,
- Abhängigkeitsgefahr (Es wird zwischen Low-dose- und High-dose-Abhängigkeit unterschieden. Bei der Low-dose-Form werden Tranquilizer über Jahre und Jahrzehnte hinweg ohne Dosissteigerung genommen),
- Schlafstörungen beim Absetzen (Reboundphänomen),
- bei langfristigem Gebrauch unterschiedliche Syndrome, manchmal Jammerdepression.

Insgesamt sind bei älteren Patienten nur Tranquilizer mit mittlerer Wirkungszeit indiziert. In der Regel sollen sie nicht für eine Dauertherapie verwendet werden.

Beispiele:
Oxazepam (z. B. Adumbran), HWZ 5 - 18 h, Tbl. 10, 50 mg, Dosis in der Gerontopsychiatrie ab 2,5 mg;
Lorazepam (z. B. *Tavor*), HWZ 8 - 18 h, Tbl. 0,5, 1, 2,5 mg, Tabs, Amp.:
Bromazepam (z. B. *Lexotanil*), HWZ 12 - 24 h, Tabs 6 mg;
Diazepam (z. B. *Valium*) und *Flunitrazepam (Rohypnol)* wird bei uns wegen langer HWZ und psychoaktiven Abbauprodukten nicht angewendet.

Zu IV. Schlafmittel

Ziel: Über Schlafstörungen wird im Alter häufig geklagt. Ältere Menschen gehen oft schon sehr früh zu Bett, werden entsprechend bereits in den frühen Morgenstunden munter und können dann nicht mehr einschlafen. Solche Schlafstörungen stellen keine Indikation für die Gabe von Schlafmitteln dar. Von Bedeutung ist weiterhin, daß der Schlaf im Alter zumeist oberflächlicher wird, d. h. ältere Menschen erreichen seltener die erholsamen Tiefschlafphasen, die zudem verkürzt sind. Daneben treten manchmal Schlafstörungen in den 2- bis 3mal pro Nacht auftretenden Traumphasen auf. Führt der Traum zum Erwachen, ist das Wiedereinschlafen oft schwierig.

Grundsätzlich wird zwischen

– Einschlafstörungen und
– Durchschlafstörungen

unterschieden. Bei Einschlafstörungen sollte darauf geachtet werden, daß nachmittags bzw. abends kein Kaffee oder schwarzer Tee mehr getrunken wird. Statt dessen sollte ein Beruhigungstee getrunken, ein Bad genommen oder ein sonstiges Hausmittel angewandt werden. Erst wenn dieses alles nicht ausreicht, ist die Einnahme von Schlafmitteln sinnvoll. Bei Durchschlafstörungen mit nächtlicher Unruhe sollten schlaffördernde Mittel jedoch nicht am Abend, sondern erst nach dem Wiederaufwachen – auch noch um 3.00 oder 4.00 Uhr morgens – eingenommen werden. Mittelpotente Neuroleptika mit kurzer HWZ haben, als „Schlafmittel" genommen, keinen wesentlichen Überhang.

Dosierung: Dosis individuell bestimmen, unterschiedlich je nach Präparat;
HWZ: jeweils spezifisch für die einzelnen Medikamente;
Nebenwirkungen: abhängig von den einzelnen Stoffen, meist Gewöhnungseffekt.

Beispiele:
Nach HWZ und Nebenwirkungen verwenden wir in unserer Klinik:
Mittelpotente Neuroleptika wie *Sedalande, Dipiperon* und *Eunerpan*, bei Patienten mit Demenzerkrankung und bei Suchtgefahr,
Clomethiazol (Distraneurin), HWZ 3 - 6 h, Kps., Tbl., Mixtur, zunehmend Mittel der Wahl bei unruhigen Dementen, Dosierung z. B. 2 - 10 ml Mixtur (Gefahr des Mißbrauchs, Prioritätenabwägung notwendig);
Choralhydrat (Chloraldurat rot) HWZ 4 - 9,5 h, Kps. 250 mg, als Reservetherapeutikum,
Tranquilizer wie *Oxazempam* (z. B. *Adumbran*) und *Lorazepam* (z. B. *Tavor*), Wirkung am angenehmsten, wenig Nebenwirkungen bei niederer Dosierung, Gefahr der Abhängigkeit (insbesondere bei Lorazepan).

Zu V. „Durchblutungsfördernde Mittel" oder „Nootropika"

Ziel: Die Altersdemenz ist meist durch eine Degeneration der Gehirnzellen bedingt (Demenz vom Alzheimer-Typ). Durchblutungsstörungen führen in ca. 10% der Fälle allein und in Kombination mit der Degeneration in weiteren ca. 20% der Fälle ebenfalls zur Demenz (Multiinfarktdemenz). Es besteht die Frage, ob durch Verbesserung der Durchblutung, der Sauerstoffausnutzung und des Stoffwechsels die degenerativen Veränderungen verlangsamt bzw. die Durchblutungsstörungen aufgehoben werden können. Die gewünschte Wirkung der angebotenen Mittel kann nicht sicher nachgewiesen werden. Das Gehirn reagiert auch ohne Medikamente:

– Bei Sauerstoffmangel und dadurch bedingter „Übersäuerung des Gewebes" werden die Blutgefäße im geschädigten Gebiet möglichst weitgestellt.
– Die Sauerstoffausnutzung ist im Sauerstoffmangelbereich optimal und kann nicht noch gesteigert werden.
– Gefäßerweiternde Mittel erzeugen eine Weiterstellung der sonstigen Blutgefäße und können so die Sauerstoff- und Blutversorgung im geschädigten Bereich sogar verringern.

– „Durchblutungsfördernde Mittel" haben manchmal einen aufmerksamkeitssteigernden Effekt. Sie werden deshalb bei leichten Merkfähigkeitsstörungen etc. als wohltuend empfunden. Eine klinische Regelanwendung ist nicht sinnvoll. *Dosierung*: wenn überhaupt, dann nach subjektivem Empfinden.
HWZ: je nach Medikament.
Nebenwirkungen: von Präparat zu Präparat verschieden. Wir haben den Eindruck, der Schaden ist größer als der Nutzen.

Zu VI. Anti-Parkinson-Mittel

Bei alten Patienten, insbesondere bei dementen, finden sich Parkinson-Syndrome teils aufgrund einer Gehirndegeneration, teils als Folge einer Neuroleptikamedikation. Bei den Parkinson- Symptomen wird unterschieden zwischen
– Plussymptomen wie Tremor (Zittern) und
– Minussymptomen wie Rigor (verstärkte Muskelanspannung) und Akinese (Bewegungseinschränkung).
Eine erste therapeutische Maßnahme muß es ggf. sein, Neuroleptika abzusetzen. In bezug auf die Plussymptomatik eignen sich *Anticholinergika* wie *Biperiden (Akineton)*. In bezug auf die Minussymptomatik können *L-Dopa-Präparate* (z. B. *Madopar, Nacom*) eingesetzt werden. *Amantadine* (z. B. *PK-Merz*) können vorsichtig einschleichend angewandt werden. Als Prinzip kann gelten: Lieber Medikamente in sehr niedriger Dosierung kombinieren, als ein Medikament höher dosieren.

Zu VII. Herz-Kreislauf-Mittel

Obwohl es sich bei diesen Mitteln nicht um Medikamente handelt, die direkt auf eine seelische Erkrankung einwirken, sollen hier einige Gesichtspunkte erwähnt werden, die für die Therapie alter und psychisch kranker Menschen u. E. wesentlich sind. Spezialist für die medikamentöse Einstellung ist in diesem Bereich der Internist. Wir lassen uns in unserer Klinik deshalb regelmäßig vom internistischen Konsiliardienst beraten. Wenn keine dekompensierte Herzinsuffizienz (Herzmuskelschwäche) und kein schwerer Bluthochdruck vorliegt, wird versucht alle Herz-Kreislauf-Mittel – unter internistischer Kontrolle – abzusetzen. Treten dann durch Herzinsuffizienz bedingte Knöchelödeme (bei Ödemen kann durch Fingerdruck das gestaute Wasser unter der Haut weggedrückt werden, der Abdruck bleibt kurze Zeit sichtbar) oder andere deutliche Zeichen der Herzmuskelschwäche auf (Atemnot, insbesondere bei Bewegung, nächtlich gehäuftes Wasserlassen), so ist zuerst eine Behandlung mit *Diuretika* (Wassertabletten) angezeigt. Vorsicht ist geboten, wenn alte Menschen zu wenig trinken. Besteht gleichzeitig ein schneller Pulsschlag, so sollte ein Digitalispräparat Anwendung finden. Bei Bluthochdruck ist erst die Therapiebedürftigkeit festzustellen. Blutdruckwerte über 160/95 mm Hg sollten behandelt werden, es sei denn, daß sich beim Messen im Stehen wesentlich niedrigere Werte zeigen.
Bei der Behandlung mit *Antihypertensiva* (Blutdrucksenkern) besteht die Gefahr des Blutdruckabfalls im Stehen und einer damit verminderten Gehirndurchblutung. Mittel erster Wahl sind auch beim Bluthochdruck *Diuretika*. Läßt sich

mit diesen Medikamenten der Blutdruck nicht normalisieren, so können entweder (β_1-selektive) Rezeptorenblocker oder Kalziumantagonisten (Typ II) eingesetzt werden.

Bei Herzrhythmusstörungen im Alter ist u. E. eine Therapie mit Antiarrhythmika nur selten sinnvoll.

Zusammenfassend kommt es bei einer internistischen Einstellung darauf an, daß das optimale Befinden alter Menschen im Vordergrund steht. Auch internistisch wirksame Medikamente haben zahlreiche Nebenwirkungen, die das Befinden der Patienten beeinträchtigen (z. B. können Digitalispräparate Depressionen auslösen), so daß weniger Medikamente häufig mehr Lebensqualität bedeuten. Es ist irrig zu meinen, viel Medikamente würden viel helfen. Gesundheit ist nicht pharmazeutisch machbar.

Pharmakotherapie im Alter – Zusammenfassung

Da dieser Abschnitt relativ komplex ist und etwas gegen das Prinzip des „verstehenden Umgangs", seinerseits ein allgemeinverständliches Buch zu sein, verstoßen hat, seien die Überlegungen zur medikamentösen Therapie noch einmal kurz zusammengefaßt:

1) Probleme
– Die Multimorbidität alter Menschen führt zu einer vermehrten Arzneimittelverordnung. Dadurch kommt es zu zahlreichen Neben- und Wechselwirkungen zwischen unterschiedlichen Medikamenten.
– Verlängerte Halbwertszeiten durch reduzierten Abbau bzw. durch reduzierte Ausscheidung führen zur Gefahr der Kumulation; es entstehen unbeabsichtigt hohe Medikamentenkonzentrationen.
– Die Bindung der Medikamente an Eiweiß (im Blut) geht zurück, dadurch erhöhen sich die Nebenwirkungen.
– Die Einnahmeverläßlichkeit (Compliance) ist z. T. relativ gering, bei Patienten in Institutionen (z. B. Pflegeheimen) jedoch relativ hoch.
– Alte Menschen schließen von der Zahl der Medikamente auf die Schwere ihrer Erkrankung: „Bei so vielen Tabletten muß ich aber sehr krank sein! "

2) Therapieprinzipien
– Die Steuerung der Therapie nach Nebenwirkungen ist besser als der Versuch, optimale Wirkungen zu erreichen.
– Dazu gehören entsprechend niedrige medikamentöse Dosierungen.
– Zur Verbesserung der Compliance ist eine intensive Aufklärung und ein Medikamententraining der Patienten notwendig.
– In die Verantwortung für die Pharmakotherapie sind alle einzubinden, die mit Betreuung und Pflege alter psychisch kranker Menschen befaßt sind. Das erfordert eine entsprechende Aufklärungsarbeit.

3) Literatur

Uns ist keine Literatur bekannt, die die Therapie alter Menschen mit Psychopharmaka praxisrelevant zusammenfaßt. Es gibt jedoch zahlreiche gute Zusammenfassungen der Psychopharmakotherapie im allgemeinen (z. B. Benkert u. Hippius 1986) und einige der Pharmakotherapie allgemein im Alter (s. Platt 1988b).

5.3.3 Andere somatische Therapieverfahren: Schlafentzug und Lichttherapie bei Depressiven

Schlafentzug

Wenn depressive Patienten eine Nacht nicht schlafen, haben 60 - 70% von ihnen am folgenden Tag eine deutlich bessere Stimmung und einen gesteigerten Antrieb. Selbstmordgedanken gehen zurück (Pflug 1987). Es wird zwischen totalem und partiellem Schlafentzug unterschieden. Beim totalen Schlafentzug bleiben die Patienten den Tag, die Nacht und den Folgetag wach. Beim partiellen Schlafentzug werden sie gegen 1.00 Uhr nachts geweckt und müssen bis zum folgenden Abend wach bleiben. Wir praktizieren den partiellen Schlafentzug. Hierbei brauchen Patienten Animateure, um nicht wieder einzuschlafen. Alte Patienten haben häufig Schwierigkeiten, sich auf den Schlafentzug einzulassen – auch wenn sie darüber klagen, die ganze Nacht nicht schlafen zu können. Die Schlafentzugtherapie kann stationär und ambulant angewandt werden und ruft keine ernsthaften Nebenwirkungen hervor. Sie ist nur wirksam, wenn die Patienten durch Unterhaltung wach gehalten werden und keine Minute schlafen.

Lichttherapie

Die Einwirkung von hellem Licht (über 2000 lx) fördert eine Besserung bei einem Teil der nur in der sonnenarmen Zeit auftretenden Depressionen (Pflug 1987). Am günstigsten ist eine Lichteinwirkung durch helle Lampen in der Zeit von 6.00 - 8.00 Uhr morgens und 1 - 2 weitere Stunden abends. Bei ungefähr der Hälfte der Patienten bessert sich der Zustand nach 3 - 4 Tagen. Neben Kopfschmerzen treten keine weiteren Nebenwirkungen auf.

Bei alten Patienten haben wir die Lichttherapie noch nicht eingesetzt, da wir bislang keine klare saisonale Abhängigkeit der Erkrankung diagnostizieren konnten.

5.3.4 Aktivierende Pflege

Die gesamte Krankenhausorganisation geht von einer Prämisse aus: Aktiv Pflegende umsorgen passive Patienten. Bereits auf dem Reißbrett des Krankenhausarchitekten ist sie wirksam. Alles, was für alte Menschen schädlich ist, übermäßige Bettruhe, Inaktivität, Abbruch von sozialen Kontakten, erhält in Kliniken das Sakrament des Organisatorisch-Funktionellen. Sicherlich, Veränderungen haben auch um Krankenhäuser keinen Bogen geschlagen und ihren Alltag positiv beeinflußt.

Aber noch immer gehen Begriffe der Pflege (z. B. im Sinne der Schwerstpflege-bedürftigkeit), auch in neuen Gesetzestexten kodifiziert, davon aus, daß ein Patient als hilflos-passives Objekt zu versorgen ist. Grundsätzlich wäre aber genau das Gegenteil davon richtig. Alte Menschen, auch kranke alte Menschen, sollten als Handelnde unterstützt, ermutigt und aktiviert werden. Daß hierfür durchaus ein Bewußtsein vorhanden ist, zeigt die paradoxe Benennung „aktivierende Pflege". Seine innere Widersprüchlichkeit ist Ausdruck einer medizinisch-sozialen Organi-sation, die Zeiterfordernissen nachkommen möchte, zugleich aber noch in recht-lichen Regelwerken gefangen ist, die nur die Begriffe Pflege und Therapie als finanzierungswürdig kennen.

Immerhin gibt es mittlerweile das, was mit *aktivierende Pflege* gemeint ist. Böhm (1988, S. 164) spricht auch vom „Helfen mit der Hand in der Hosentasche", und es wird erfolgreich von Pflegepersonal praktiziert, wenn es entsprechend ge-schult ist.

Versuchen wir, den Begriff *aktivierende Pflege* inhaltlich zu füllen. Wir verste-hen darunter den unterstützenden Umgang von Pflegepersonal mit alten Menschen. Ziel hierbei ist es, frühere Fähigkeiten, Gewohnheiten und Beziehungen wieder aktivieren zu können. Die meisten alten Patienten haben ihr Leben lang fleißig und pflichtbewußt gelebt. Wir sollten deshalb anerkennen, daß sie ein Recht auf Pflichten haben. Methodisch setzt die aktivierende Pflege am besten zu Hause im Sinn einer Übergangspflege (vgl. 4.2.5) an. Im Krankenhaus oder in anderen Institutionen kann jedoch auch eine Reihe von Maßnahmen realisiert werden:

a) Veränderung der Institutionen in der Weise, daß frühere Fähigkeiten (das kann etwas ganz Einfaches wie Kartoffelschälen meinen), Gewohnheiten (z. B. Schla-fen von 23.00 - 8.00 Uhr) und Beziehungen (z. B. Intimität betreffend) von den Betroffenen praktiziert werden können.

b) Klare und informative Gestaltung der Umwelt (auch die Station ist eine sol-che), so daß Betroffene sich an organisationsbedingte Notwendigkeiten (die zu hinterfragen sind) anpassen können.

c) Unterstützung von Aktivitäten, wobei es für entmutigte (depressive) Betroffene notwendig ist, durch gestufte Anforderungen in kleinen, lustvollen Schritten Erfolgserlebnisse zu ermöglichen.

d) Reflexion des immer wieder auftretenden Drangs der Pflegenden, die Dinge selbst in die Hand zu nehmen (statt eben die Hand in der Hosentasche zu lassen).

e) Aufspüren von alten Liebhabereien und Gewohnheiten der Betroffenen, an die wieder angeknüpft werden kann.

Um einzelne Methoden der aktivierenden Pflege wird es in den folgenden Ab-schnitten über physikalische Therapie und Soziotherapie gehen. Diese Arbeitsfor-men können teilweise besonders erfolgreich vom Pflegepersonal angewendet wer-den, weil es besser als andere Berufsgruppen dazu in der Lage ist, die körperlichen Möglichkeiten alter Menschen zu berücksichtigen.

5.3.5 Möglichkeiten der physikalischen Therapie

In diesem Abschnitt geht es um die Frage, wie man Methoden der physikalischen Therapie bei psychisch Alterskranken sinnvoll einsetzen kann. Wie kann man mit dementen Patienten arbeiten, welche Möglichkeiten bestehen, an Depressive heranzukommen und sie abzulenken? Zumeist wird es dabei nicht um spezielle Therapiemaßnahmen gehen, wie sie z. B. bei der Mobilisierung von Schlaganfall-patienten angezeigt sind.

Massage ist in der Alterspsychiatrie eine Form des Körperkontakts, die man medizinisch verordnen kann. Eine Nackenmassage beispielsweise ist nicht nur dann sinnvoll, wenn über Kopf- und Rückenschmerzen geklagt wird, sondern auch, wenn deutlich wird, daß Haut- und Körperkontakt fehlen. In diesem Fall muß die Massage nicht nach allen „Regeln der Kunst" durchgeführt werden, verfolgen wir doch ein „heimliches Therapieziel". Werden die entsprechenden Körperpartien durch Rotlicht vorgewärmt, so kann eine Nacken- und Rückenmassage als wohltuendes Streicheln empfunden werden. Entspannung, Nachlassen von Beschwerden und Kontaktaufnahme mit dem Massierenden sind zumeist ihre positiven Ergebnisse.

Therapeuten können berichten, wie so manchen depressiv verstimmten Patienten durch eine solche Massage plötzlich die Zunge gelöst worden ist und sie zu sprechen anfingen. Hat man dieses erreicht, so sollte der Masseur den Patienten auf die Station zurückbegleiten, um ihm zu helfen, die wiedererworbene Sprachfähigkeit im Kontakt mit Stationsmitarbeitern zu nutzen.

In Ausnahmefällen kann diese Therapie aber auch zu nicht angestrebten Reaktionen führen: Eine fast 80jährige Patientin, die ihr Leben lang allein gelebt hat, läßt bei der ersten Massage ihres Rückens den Masseur abblitzen: „Das will ich nicht. Das habe ich nie gewollt! "

Auch diesem Wunsch muß natürlich entsprochen werden. Wir müssen mit unseren sehr verschiedenen Patienten differenziert umgehen und möglicherweise von Therapieformen absehen, auch wenn eine medizinische Indikation vorliegt.

Bei Massagen in der dargelegten Zielsetzung sollte darauf geachtet werden, daß sie regelmäßig und gewissenhaft durchgeführt werden, möglichst nach zuvor festgelegten Zeiten.

Die Therapeuten (Masseure oder Krankengymnasten, bzw. ihr weibliches Pendant) sollten versuchen, ein Stück weit ihre erlernte Methode zu vergessen, um sich so unmittelbarer den alten Menschen zuwenden zu können.

Auch das Pflegepersonal hat in der Form von Einreibungen und Salbenverbänden eine Möglichkeit des Haut- und Körperkontakts, die verordnet werden kann. Diese Möglichkeit sollte in ähnlicher Weise wie die Massage genutzt werden.

Hockergymnastik ist eine weitere Methode, die sich bei alten Menschen bewährt hat. Da längeres Stehen für viele alte Patienten zu anstrengend ist, kommt für sie eine Gymnastik im Sitzen in Frage. Diese Form von Bewegungsübungen im Sitzen wird meist in Gruppen praktiziert. Ein Raum mit etwa 20 m^2 ist hierfür ausreichend. In der Regel sitzen bei uns 7 - 12 Patienten im Kreis. Werfen und Fangen mit einem Stoffball eignet sich besonders für den Beginn der Gymnastik. Hierbei kann an die Biographie der Patienten angeknüpft werden, alle haben Ballspiele in ihrer Kindheit geübt. Die Patienten werden – spielend – weicher, aufgeschlossener. Wir haben oft den Eindruck, daß manche erst beim Ballspiel merken, daß sie in einer Gruppe sind. Nach einer Aufwärmphase kommen auch klassische Gymnastikübungen in Frage, die jedoch nicht zu anstrengend sein dürfen (Bewegung der Fußgelenke: strecken, beugen, drehen; dann Kniegelenke entsprechend; später mit den Händen auf dem Hocker abstützen und den Körper hochdrücken; schließlich Übungen der Hände, der Arme und des Halses). Geht man so vor, so reichen 20 - 30 Minuten für einen Gymnastikkreis aus. Wir führen die Hockergymnastik in unserer Klinik allerdings 45 - 60 Minuten lang durch. Wir versuchen in dieser längeren Zeitspanne, Übungen zu integrieren, die Spaß bereiten. In der Weihnachtszeit kann man z. B. die Aufgabe stellen, etwas zu „Weihnachten" zu assoziieren, wenn man den Ball wirft. Mit einer solchen Methode wird oft eine ausgelassene Stimmung erreicht. Es sollten aber auch ruhigere Übungen eingeplant werden. Man kann beispielsweise irgendwelche Gegenstände im Kreis herumreichen, die es bei geschlossenen Augen zu raten gilt. Zum Schluß wird es bei uns allerdings zumeist wieder recht laut: Schlußsignal ist schnelles und lautes Trampeln der Teilnehmer. Diese gymnastischen Übungen sollten in einer regelmäßigen Abfolge durchgeführt werden. Das gibt den Patienten Sicherheit. Wir legen Wert darauf, daß sich möglichst alle Alterspatienten an der Hockergymnastik beteiligen. Bei Patienten mit schwerer Demenz ist das allerdings schwierig. Für sie ist es eine Hilfe, wenn ein Tisch im Kreis steht. Sie brauchen dann den Ball nicht werfen, sondern können ihn stoßen (vgl. S. 168ff).

Das *Bewegungsbad* in einem Warmbad (33° C) ist nur bei einem Teil der älteren Patienten beliebt. Viele, die nie gelernt haben zu schwimmen, haben Angst vor dem Wasser, auch wenn es nur 1,45 m tief ist. Diese Angst wird übrigens in aller Regel nicht direkt geäußert. Steht unseren Patienten das Wasser sinnbildlich bis zum Hals, so entwickeln sie sehr viel Phantasie in bezug auf „Ausreden", urplötzlich kann etwa eine Erkältung eintreten. Für die, die eine Beziehung zum Wasser entwickelt haben, ist das Bewegungsbad aber eine wichtige Therapiemöglichkeit. Wir fahren z. B. 2mal pro Woche in das Bad eines nahegelegenen Altenzentrums. Bereits der Weg stellt Training und Belastung dar. Nach dem Umkleiden ist eine allmähliche Gewöhnung an das Wasser geboten. Obwohl sich die meisten Älteren zunächst lieber langsam im Wasser bewegen oder gar nur stehen würden, ist es notwendig, kleine gemeinsame Bewegungsspiele durchzuführen, auch um die Therapie kurzweilig zu gestalten. Man kann sich an den Händen fassen, sich einen Ball zuwerfen oder ein Spielzeugboot umherschieben.

Hierzu bedarf es keiner ausgeklügelten Überlegungen. Die Erinnerung an das, was einem als Kind im Bad Spaß gemacht hat, ist völlig ausreichend. Jüngere Patienten sollten in solche Gruppen nicht einbezogen werden. Sie verbreiten soviel „action", daß sich die älteren unzufrieden zurückziehen. Gleichwohl gilt es, andauernd Bewegung und Kontakt zu fördern ohne zu überfordern. Je nach Art der Aktivitäten sind die Patienten etwa nach 30 Minuten recht müde – und relativ glücklich gestimmt.

Besonders für depressive Patienten sind Bewegungsbäder geeignet, soweit sie keine Angst vor Wasser haben. Sie fühlen sich durch die Bewegung im Wasser oft erstmals in ihrer Krankheitsphase „leicht". Dieses Gefühl verstärkt sich, wenn man sich gegenseitig im Wasser trägt. Demente Patienten, insbesondere auch solche mit leichten Parkinson-Syndromen, ziehen gleichfalls Nutzen aus dem Bad. (Man muß aber darauf achten, daß sie kontinent sind, d. h. keine Probleme mit Stuhl- und Urinabgang haben.)

Abschließend möchten wir noch einmal besonders betonen, daß nicht die exakte Übung in der physikalischen Therapie psychisch kranker alter Menschen im Vordergrund steht. Das vorrangige Ziel ist es vielmehr, daß die Patienten ihren Körper neu spüren und sich anderen zuwenden können.

5.3.6 Ziele und Methoden der Soziotherapie

Soziotherapie bzw. Sozialtherapie wird unterschiedlich definiert. Das erfordert in diesem Abschnitt zunächst, daß wir unser Verständnis dieser Therapie darlegen. Wir fassen unter Soziotherapie alle Methoden zusammen, bei denen sich der Patient mit seiner äußeren Realität auseinandersetzt. Von Psychotherapie sprechen wir hingegen, wenn es um die Bearbeitung der inneren Realität geht. Soweit die strenge Definition, deren Grenzen sich in der Praxis allerdings verwischen. Die praktische Grenzziehung zwischen physikalischen, um noch einmal auf den letzten Abschnitt zurückzuverweisen, sozio- und psychotherapeutischen Methoden ist fließend. Bei der geschilderten Hockergymnastik handelt es sich beispielsweise um eine eigentlich physikalische Therapiemethode. In Gruppen durchgeführt, werden aber die sozialen Kontaktmöglichkeiten der Patienten gefördert. In diesem Sinn kann die Hockergymnastik auch zur Soziotherapie gezählt werden. Entwickeln wir unser Beispiel noch etwas weiter. Treten während der Hockergymnastik neue Erlebnisse auf, die dann besprochen werden, so wäre sie ein Stück weit auch Psychotherapie. Bei der definitorischen Zuordnung einer Methode kommt es darauf an, was mit ihr primär intendiert ist. Diese Intention wird natürlich auch durch die Berufsgruppenzugehörigkeit der Therapeuten bestimmt.

Soziotherapie wird überwiegend in Gruppen durchgeführt, abgesehen von einzelnen Formen des Sozialtrainings. Bei den soziotherapeutischen Aktivitäten können unterschiedliche Wirkvariablen herausgestellt werden:

– Ablenkung von Kränkung und Konflikten (häufig von Bedeutung für Patienten mit depressiver oder somatisierter Antwort),
– Wiederanknüpfen an früher gekonnte und später verschüttete Fähigkeiten (z. B. kann man mit Dementen Lieder aus ihrer Kindheit und Jugend singen),
– Aktivierung von Erlebnisfähigkeit durch intensive Eindrücke (z. B. Farbeindrücke in der Maltherapie mit Depressiven),
– Kontaktherstellung über gemeinsame Aktivitäten (in Gruppen),
– Konfliktaustragen erlernen (z. B. Selbstbehauptung in der Stationsgruppe),
– Sozialtraining, d. h. Übung bestimmter Fertigkeiten (z. B. Benutzung öffentlicher Verkehrsmittel),

– Ich-Stärkung durch Kompetenzerwerb (z. B. Übung sich wiederholender Arbeitsvorgänge in der Arbeitstherapie).

Wichtig bei all diesen Aktivitäten ist, daß die Aufgabenstellungen die Patienten fordern, ohne sie zu überfordern. Nicht nur für uns in unserem eigenen Berufsalltag ist es wichtig, sondern auch für unsere Patienten, daß wir sie in der Therapie bestätigen, anerkennen und loben.

In den folgenden Abschnitten werden wir unterschiedliche soziotherapeutische Aktivitäten schildern und dabei herausstellen, welche Wirkprinzipien jeweils im Vordergrund stehen. Auch hierbei bleiben wir wieder in dem Rahmen, den die Institution psychiatrische Klinik setzt. In andere soziale Zusammenhänge können hier erprobte und bewährte Therapiekonzepte nicht ohne entsprechende Veränderungen gleichsam umgepflanzt werden.

Soziotherapie können ganz unterschiedliche Berufsgruppen durchführen. Erste Adresse sind natürlich Sozialarbeiter und Arbeits- und Beschäftigungs- bzw. Bewegungstherapeuten. Von gleicher Bedeutung wie eine entsprechende berufliche Qualifikation ist die Neigung, mit alten Menschen umzugehen. Es ist daher sinnvoll, die soziotherapeutische Gruppenarbeit dort zu beginnen, wo die Mitarbeiter Fähigkeiten, Ideen und natürlich Freude an der Arbeit mitbringen. Nur angemerkt sei, daß wir in der praktischen Arbeit den Eindruck gewonnen haben, daß für die Soziotherapie besonders nicht allzu junge Mitarbeiter geeignet sind.

5.3.7 Therapeutische Gruppenarbeit

Kunsttherapie

Wir praktizieren 2 Formen der Kunsttherapie: *therapeutisches Malen* und *therapeutisches Plastizieren*.

a) Therapeutisches Malen

Technik

Mit lasierenden Wasserfarben (Grundfarben Rot, Gelb und Blau) wird auf Papier, das mit einem feuchten Schwamm auf ein Kunststoffbrett aufgezogen wird, gemalt. Es ergeben sich intensive Farben, wobei durch Übermalen das gesamte Farbspektrum entwickelt werden kann (anthroposophischer Ansatz).

Indikation

Diese Therapie eignet sich für depressive Patienten, die erleben können, wie sie eigenständig ein großflächiges, farbiges Bild gestalten – eine Patientin äußerte nach einer Malstunde: „Ich lebe ja noch! " Aber auch bei anderen psychischen Alterskrankheiten ist Malen eine wirksame Therapie. Das gilt insbesondere, wenn ängstliche oder zwanghafte Verhaltensweisen vorliegen. Für Patienten mit schwerer Demenz ist sie jedoch nicht geeignet.

Vorgehen

Es hat sich bewährt, in Gruppen mit 5 - 6 Patienten zu arbeiten. Während der halben Stunde, die das Malen braucht, herrscht zumeist eine meditative Ruhe. Anschließend wird über die Bilder gesprochen, wobei dann auch das Bewundern seinen Platz hat. In einer Folge von Stunden wird eine Folge von Farbstimmungen, Tageszeitstimmungen etc. gemalt.

Wirkvariablen

Durch das Malen wird die Erlebnisfähigkeit aktiviert, und es werden in der Gruppe Kontakte angeknüpft.

Sonstiges

Es gibt zahlreiche weitere technische Vorgehensweise, die z. T. kommunikativer sind, z. B. gemeinsames Malen eines Gruppenbildes (Gestaltungstherapie) etc.

b) Therapeutisches Plastizieren

Technik

Mit vorgewärmtem farbigem Bienenwachs, das noch weichgeknetet werden muß, werden Phantasietiere, Blumen oder einfache geometrische Formen gestaltet, die bei Zimmertemperatur ziemlich hart werden und relativ haltbar sind. Auch mit Ton werden einfache geometrische Körper (Kugel oder Würfel) geformt, aber auch Phantasiefiguren oder kleine Gebrauchsgegenstände. Der Ton wird meist nur in der Luft getrocknet und auf diese Weise hart. In Ausnahmefällen wird er mit einer Glasur versehen und im Tonbrennofen gebrannt. Dies ist beispielsweise dann notwendig, wenn kleine Geschenke zu Weihnachten hergestellt werden sollen – zudem gibt es in der Psychiatrie zum Leidwesen der Medizin einen hohen Bedarf an Aschenbechern.

Indikation

Das Plastizieren ist für alle älteren Patienten geeignet, die noch etwas Ausdauer entwickeln können. Diese Ausdauer ist nötig, weil annehmbare Produkte nur entstehen, wenn es gelingt, das Wachs allseitig weich zu kneten oder den Ton von allen Seiten zu bearbeiten. Im Vergleich zum Malen werden über den Materialkontakt intensivere Gefühle entwickelt, erinnern wir uns an das Spielen mit Knetmasse in der Kindheit.

Vorgehen

Die Plastiziergruppen sollten die Zahl von 12 Teilnehmern nicht überschreiten. Die Patienten sitzen an einem großen Tisch. Die Arbeitsmaterialien müssen vorbereitet und portioniert sein. Da in der Therapiestunde nicht so leicht befriedigende Ergebnisse zu erzielen sind, wie das beim Malen der Fall ist, brauchen die Teilnehmer mehr Unterstützung und Anregungen. Gerade bei Tonarbeiten kommt es häufig vor, daß Patienten ihr soeben erstelltes Produkt gleich wieder zerstören.

Wirkvariablen

Plastizieren aktiviert die Erlebnisfähigkeit. Die Arbeit in der Gruppe schafft Kontakt.

Sonstiges
Zum therapeutischen Plastizieren gibt es unterschiedliche Materialien. Statt des
teuren Bienenwachses kann auch einfache Knetmasse verwendet werden. Allerdings bleiben dann die geformten Figuren und Körper nicht erhalten. Ton wird
teilweise auch als regressives Gestaltungselement genommen („im Dreck spielen"), was von einigen dementen Patienten mit Vergnügen angenommen wird.

Beschäftigungstherapie

Technik
Die Beschäftigungstherapie verfügt über ganz unterschiedliche Techniken im
Sinne von Handarbeit bzw. leichter handwerklicher Arbeit. Tätigkeiten, die an
alltägliche Verrichtungen anknüpfen, sollten in der Therapie bevorzugt werden.

Indikation
Beschäftigungstherapie ist bei allen psychischen Erkrankungen im Alter angezeigt.
Bei depressiven Patienten sollten Techniken gewählt werden, die denen der Kunsttherapie nahekommen (s. oben). Bei schwer dementen Patienten sind meist nur
solche Aktivitäten sinnvoll, die an leichte Verrichtungen des Alltags anknüpfen.

Vorgehen
In der Regel wird die Beschäftigungstherapie in Gruppen durchgeführt. Wir haben
bereits darauf hingewiesen, daß es wichtig ist, einen Bezug zum Alltag herzustellen. Man kann beispielsweise mit Dementen die Therapie in einer Stationsküche
durchführen: gemeinsam Kaffee kochen und trinken, einen Pudding zubereiten
u. a. m. Patientinnen, die ihr Leben lang Küchenarbeiten verrichtet haben, ent-
wicklen oft noch erstaunliche praktische Fertigkeiten. Es hat sich auch bewährt,
in der Beschäftigungstherapie ganz unterschiedliche Materialien anzubieten und
die Auswahl der Gruppe zu überlassen.

Wirkvariablen
Wie bei der Kunsttherapie geht es darum, die Erlebnisfähigkeit zu aktivieren und
soziale Kontakte zu schaffen. Knüpft man an frühere Fähigkeiten der Patienten an,
so kann man Selbstbestätigung erreichen und sie von ihren Krankheitsproblemen
ablenken.

Sonstiges
So kreativ und phantasievoll die verschiedenen Techniken der Beschäftigungstherapie im Lehrbuch auch sein mögen, bei dementen Patienten, deren Lernfähig-
keit eingeschränkt ist, ist es sinnvoller, an die Fertigkeiten anzuknüpfen, die Teil
ihrer Lebenspraxis gewesen sind. Dabei hat auch die äußere Situation ihre Bedeutung, z. B. ein sorgsam gedeckter Kaffeetisch mit Kerze oder Blumen.

Singen und Musiktherapie

Technik
Das gemeinsame Singen von Volksliedern oder alten Schlagern ist bei alten Patienten sehr beliebt. Es ist schön, wenn ein Mitarbeiter ein Instrument beherrscht und

das Singen begleiten kann. Bewährt hat sich auch die Musiktherapie mit Orff-Instrumenten (Triangel, Tamburin, Klanghölzern etc.). Mit diesen Instrumenten lassen sich Klangbilder und Rhythmen herstellen.

Indikation

Das Singen hat eine wichtige Bedeutung in der Gruppenarbeit mit Dementen. Es kann als verbindendes Element auf Stationen, z. B. bei Geburtstagen, eingesetzt werden und ist in dieser Funktion für alle älteren Patienten geeignet. Musiktherapie im engeren Sinne ist besonders geeignet für depressive und kontaktarme Menschen, kann aber auch in Gruppen mit Dementen durchgeführt werden.

Vorgehen

„Singe, wem Gesang gegeben", und damit ist auf ein Problem verwiesen. Wir können diese Möglichkeit therapeutisch nur dann effektiv einsetzen, wenn wir unter den Mitarbeitern zumindest einen begeisterten Sänger haben, der möglichst auch ein Instrument beherrscht. Von ihm hängt es entscheidend ab, ob er etwas von seiner Begeisterung zu den Patienten „rüberbringt". Gelingt es ihm, sie in eine gute Stimmung zu versetzen, so ist man häufig erstaunt darüber, daß auch demente Patienten noch viele Liedertexte von früher mitsingen können.

Bei der Musiktherapie mit Orff-Instrumenten werden die Instrumente verteilt und die Patienten zunächst aufgefordert, sie zum Klingen zu bringen. Anschließend kann man die Tonstärke reihum variieren. Ein meditativer Rahmen erhöht das Klangerlebnis. Wird ein Rhythmus vorgegeben, so kann die Gruppe in ein gemeinsames Musizieren kommen. Spielen wir zum Abschluß eine Tonbandaufnahme vor, so verstärken wir dadurch das Gruppenerlebnis.

Wirkvariablen

Therapeutisches Singen und Musizieren schafft Ablenkung, aktiviert die Erlebnisfähigkeit und schafft Kontakte. Zudem wird an frühere Fähigkeiten angeknüpft.

Sonstiges

Das Singen hängt, wir haben bereits darauf hingewiesen, sehr stark von den anleitenden Mitarbeitern und den Singerfahrungen der Patienten ab. In unserer Klinik hat sich gezeigt, daß ältere Mitarbeiter ohne eine spezielle Ausbildung hierbei den besten Erfolg haben. Für Musiktherapie bedarf es eines ausgebildeten Musiktherapeuten.

Bewegungstherapie und Tanztee

Technik

In der Psychiatrie finden zahlreiche Formen der konzentrativen Bewegungstherapie Anwendung. Ihnen ist gemeinsam, daß Bewegungen und Körperhaltungen geübt werden, die einen starken Einfluß auf die Aktivierung von Gefühlen haben.

Man beginnt mit Gruppenübungen, in denen die Patienten untereinander in Kontakt kommen. Sie können auf andere zugehen oder sich abgrenzen. Erst dann sollten Übungen folgen, in denen die eigene Bewegung und Körperhaltung bewußt wird.

Unsere alten Patienten lassen sich auch im Rahmen eines Tanztees als „gesellschaftliche Veranstaltung" bewegen. Besonders beliebt sind natürlich die traditionellen Tänze.

Indikation

Die Bewegungstherapie ist meist nur bei „jüngeren Alten" geeignet, die depressiv oder auch ängstlich sind und lernen sollen, sich auszudrücken. Ein Tanztee wird auch von allen alten Patienten, soweit sie noch hinreichend beweglich sind, gern besucht. Der Tanztee ist auch für demente Patienten geeignet.

Vorgehen

Die konzentrative Bewegungstherapie erfordert eine festgefügte Gruppe, die sich 1- bis 2mal die Woche trifft. Ruhepausen und Möglichkeiten, viel über das therapeutisch Erlebte zu sprechen, sollten zu den zwar körperlich nicht anstrengenden, aber ungewohnten Übungen gehören. In den Gruppenübungen sollte es den Teilnehmern möglich sein, aufeinander zuzugehen oder sich vehement gegen die anderen abzugrenzen. Da solche gleichsam aggressiven Äußerungen im Rahmen einer angeleiteten Gruppe auftreten, schädigen sie niemanden. Ein Beispiel hierfür: Die gestellte Aufgabe ist es, einen Medizinball weiterzureichen. Der eine wird ihn freundlich annehmen, der andere kann ihn brüsk zurückweisen.

Übungen, bei denen die Körperwahrnehmung im Vordergrund steht, können in ihrer Bewegungsabfolge wiederholt werden. Man kann sich beispielsweise vom entspannten Liegen allmählich erheben und sich schließlich als Aufrechtstehender empfinden. Die Bewegungstherapie darf nicht anstrengend sein und sollte den zeitlichen Rahmen von etwa 60 Minuten nicht überschreiten.

Ein Tanztee sollte gut vorbereitet werden. Er sollte in einem „festlichen Rahmen" an einem zuvor angekündigten Termin stattfinden. Zum Gelingen trägt es bei, wenn namentlich Männer zum Tanzen zu aktivieren sind. Die Stimmung der Veranstaltung hängt häufig vom Verlauf der ersten Minuten ab. Wenn sich in dieser Zeit einige Paare bei geeigneter traditioneller Tanzmusik aufs Parkett wagen, ergibt sich meist eine lockere, positive Atmosphäre, in der sich das Weitere wie von selbst entwickelt. Verschiedene Tanzspiele werden in der Regel gut angenommen. Nach etwa eineinhalb Stunden sind die Teilnehmer so ermüdet, daß ohne Schwierigkeiten dem Tanztee ein klares Ende gesetzt werden kann.

Wirkvariablen

Die Bewegungstherapie aktiviert die Erlebnisfähigkeit, schafft Kontakte und kann auch im psychotherapeutischen Sinne angewandt werden. Der Tanztee schafft Ablenkung, knüpft an frühere Fähigkeiten an und kann natürlich gleichfalls die Patienten in Kontakt bringen.

Sonstiges

Die Möglichkeit einer spielerischen aggressiven Entladung ist für die älteren Patienten in der Bewegungstherapie von besonderer Bedeutung. In solchen Übungen entwickeln auch depressive Patienten gute Fähigkeiten, sich auszudrücken. Beim Tanztee haben, wie beim Singen auch, die nicht mehr ganz jungen Mitarbeiter mit Freude am Tanzen als Anleiter den größten Erfolg. Explizite therapeutische Intentionen sind hierbei eher störend.

Beispiel für eine integrierte therapeutische Gruppenarbeit mit Dementen

Ziel dieser Gruppenarbeit ist es nicht, in erster Linie Gedächtnis und Orientierung wie im Realitätsorientierungstraining (vgl. 5.3.9) zu üben, sondern es kommt darauf an, daß die Patienten durch die Gruppenarbeit zufriedener werden. Wenn wir dieses erreichen wollen, muß es möglich sein, daß sie

– Bedürfnisse und Wünsche befriedigen und
– für ihr Leben eine sinnvolle Interpretation finden können.

Durch solche Befriedigungserlebnisse tritt eine höhere Wachheit und damit eine bessere Orientierung ein.

Technik
Methodisch müssen die Gruppenaktivitäten so organisiert werden, daß Möglichkeiten zu einer direkten Bedürfnisbefriedigung bestehen, z. B. beim gemeinsamen Essen. Des weiteren muß es möglich sein, an frühere Fähigkeiten anzuknüpfen. Die Reaktivierung der früheren Lebensgeschichte hilft bei der Sinnfindung für das Leben der Patienten heute.

Die unterschiedlichen Techniken der aktivierenden Pflege und der Soziotherapie können angewandt werden, ggf. in bezug auf die Fähigkeiten der dementen Patienten modifiziert.

Indikation
Die Arbeit betrifft v. a. schwerstdemente Patienten, soweit sie noch mobilisierbar sind. Sind die Patienten sehr unruhig, so ist ein erhöhter Personaleinsatz erforderlich. Auch depressive Patienten können aus solchen Gruppen Nutzen ziehen, wenn sie merken, daß ihr Leistungsvermögen größer als das der dementen ist.

Vorgehen
In unserer Klinik haben wir die dementen Patienten in einer werktäglich regelmäßig stattfindenden „Gerontogruppe" zusammengefaßt. Diese spezifische Therapie dauert jeweils ca. 2 - 3 Stunden; 10 - 12 Patienten werden von 2 festen Pflegepersonen von den Stationen in einen Gruppenraum gebracht. Die Gruppenaktivitäten beginnen somit bereits damit, daß sich die Patienten vor dem Aufzug der Station versammeln. Manchmal, v. a. bei bereits länger arbeitenden Gruppen, gelingt dies ganz von selbst, manchmal gehört hierzu viel Aktivität des Personals. Glaubt man, alle Patienten zusammenzuhaben, so sind schon wieder 1 oder 2 der Bewegungsaktiven verschwunden. Schließlich im Gruppenraum angelangt, nehmen die Patienten möglichst ihren „Stammplatz" ein. Als erstes werden Saft, Kaffee oder andere Getränke angeboten. Es braucht eine Weile, bis Ruhe eintritt. Es folgen Wechsel zwischen kleinen Aktivitäten und Pausen. Neben der spezifischen Beschäftigungstherapie hat sich gemeinsames Singen und Musizieren besonders bewährt. Auch zuvor verstummte Patienten singen häufig alte Lieder mit und werden wieder lebendig. Kleine Lernspiele, z. B. das Sätzergänzen, wer-

den manchmal lustvoll praktiziert. Oft gelingt es, einzelne Patienten zum Erzählen ihrer Lebensgeschichte zu bewegen.

Auch bei dieser Gruppenarbeit ist es wichtig, das Programm so zu gestalten, daß an die alten Fähigkeiten der Patienten angeknüpft wird. So wird bei uns mit besonders großer Begeisterung einmal in der Woche gemeinsam gekocht und gegessen. Alle sind an der Zubereitung des Mahls beteiligt.

Wirkvariablen
Neben der Pflege geht es um das Wiederanknüpfen an frühere Fähigkeiten, um die Aktivierung der Erlebnisfähigkeit, das Herstellen von Kontakten und das Training sozialer Fertigkeiten.

Sonstiges
„Gruppenmanager" sind 2 feste Mitarbeiter des Pflegepersonals. Es hat sich gezeigt, daß insbesondere ältere Mitarbeiterinnen, die über keine einschlägige Berufsausbildung verfügen, für diese Arbeit besonders geeignet sind – wenn sie auch Spaß an geselligen Gruppen in ihrer Freizeit haben. Ihre Arbeit wird durch die Übernahme therapeutischer Funktionen aufgewertet. Trotzdem ist sie nicht besonders beliebt, da sie sehr anstrengend ist. Es ist sicherlich sehr schwer, Patienten so anzuleiten, daß sie alle – zumindest zeitweise – in der Gruppe mitarbeiten und sich nicht durch Unruhe und irgendwelche Aktivitäten gegenseitig stören. Die Sondertherapeuten, Kunst- und Bewegungstherapeuten, geben in den laufenden Gruppen gewissermaßen kurze Gastspiele von etwa halbstündiger Dauer. Es kann z. B. plasticiert werden, oder es werden Bälle über den Tisch geschoben. Die Sondertherapeuten haben vorwiegend eine anregende Funktion und bringen neue Methoden ein.

Es hat sich bewährt, daß ein Arzt regelmäßig mit dem Pflegepersonal und den Sondertherapeuten auftretende Probleme bespricht. Nur durch ein ständiges Ermutigen ist es möglich gewesen, daß diese Arbeit in unserer Klinik über mehrere Jahre durchgehalten werden konnte. Die Fluktuation ist in der Gruppe relativ groß, da die Liegezeiten bei uns relativ kurz sind. Oft werden Patienten in der Rekonvaleszenzphase frühzeitig nach Hause entlassen bzw. in ein plötzlich freigewordenes Pflegeheimbett verlegt. Die Mitarbeiter der Stationen sind von der Wirksamkeit der Gruppe überzeugt. Sie erleben die Patienten oft als durch die Gruppenarbeit aufgeweckt. Es ist erstaunlich, daß Patienten, die in der Gruppe nebeneinandersitzen, sich auch auf der Station wiederfinden, auch wenn sie sonst andere Menschen kaum wiedererkennen können. Das Personal erlangt durch die Gruppenarbeit eine intensive Kenntnis der Patienten, was einen verständnisvolleren Umgang mit ihnen auf der Station ermöglicht. Aber auch Patienten reagieren bewußt auf die Gruppenarbeit. So äußerte eine ältere Frau stolz auf der Station, sie habe jetzt ihren Kreis gefunden.

5.3.8 Freizeitaktivitäten

Bei der Rehabilitation psychisch kranker alter Menschen fällt das Ziel einer Eingliederung bzw. Wiedereingliederung in die Arbeitswelt weg. Es müssen daher andere Wege gesellschaftlicher Wiedereingliederung verfolgt werden. Arbeit ist aber für uns alle ein wesentlicher Lebensbereich. Mit oft tiefgehenden persönlichen Krisen ist der Verlust von Arbeit verbunden. Das kann den Arbeitslosen wie den Rentner oder Pensionär gleichermaßen betreffen. Für alte psychisch Kranke können Freizeitaktivitäten dann teilweise die stabilisierende Funktion von Arbeit übernehmen. Insbesondere nach einschneidenden Verlusten, wie z. B. dem Tod des Ehepartners, kann ein Freizeitprogramm Hilfestellung geben. Es kann dazu beitragen, eine Neuorientierung zu finden. Dieses Programm sollte möglichst wenig in den Mauern einer Klinik oder einer sonstigen Institution stattfinden. Es kommt vielmehr darauf an, es an den Möglichkeiten des Alltags zu orientieren.

Ausflüge

Vorgehen
Während der stationären Behandlung werden mit den Patienten Ausflüge geplant und durchgeführt, genau so, wie es Freizeitvergnügen vieler alter Menschen ist. In der Stationsgruppe (vgl. 5.3.9) wird geklärt, wer an einem Ausflug teilnehmen möchte und wohin es gehen soll. Als Transportmittel steht ein Kleinbus der Klinik zur Verfügung. Man kann bekannte Ausflugsziele ansteuern, Sehenswürdigkeiten bewundern oder aber auch einfach den nahegelegenen Geburtsort eines Mitpatienten aufsuchen, dessen Erinnerungen dadurch mobilisiert werden. Auch der Besuch eines Altenheims, in das ein Patient später umziehen wird, bietet sich an. Die Busfahrt sollte nicht zu lang dauern, und auch der Spaziergang wird in der Regel eher kurz zu bemessen sein. Mit einem gemeinsamen Kaffeetrinken oder einem kleinen Picknick u. a. m. kann man zum Abschluß des Ausflugs einen Höhepunkt setzen.

Wirkvariablen
Ausflüge bieten Ablenkung. Die Patienten können an frühere Aktivitäten anknüpfen. Sie schaffen Kontakte und sind ein Sozialtraining.

Sonstiges
Anekdotenhaft sei an dieser Stelle von Frau A., 70 Jahre alt, berichtet. Mehrere Wochen lang mußte sie wegen einer Depression im Krankenhaus behandelt werden. Bei einem Ausflug wurde ein Flugplatz angesteuert. Frau A. war so couragiert, sich zu einem Rundflug zu entschließen. Aus dem Flugzeug heraus konnte sie auf unsere Klinik herabsehen. Danach war ihre Depression wie entflogen.

Kegeln

Vorgehen
Auch ein gemeinsames Kegeln wird in der Stationsgruppe vorbesprochen. Nach Möglichkeit übernehmen einzelne Patienten die Organisation, buchen telefonisch eine Kegelbahn und sammeln bei den anderen Patienten das hierfür nötige Geld

ein. Wenn es in die Vollen geht, spielen 2 Mannschaften gegeneinander. Zumeist sind das recht gemischte Teams. Blutige Anfänger und alte Hasen müssen sich arrangieren. Das verhindert aber nicht, daß oft eine „gute Wettbewerbsstimmung" aufkommt. Mitunter, auch dieses sei erwähnt, wird sie allerdings dadurch getrübt, daß die Wirte von Kegelbahnen sich unüberhörbar darüber beklagen, daß die Patienten zu wenig in die Kasse bringen. Aber auch mit dieser Realität muß man wohl leben.

Wirkvariablen
Kegeln lenkt ab, schafft Kontakte und aktiviert die Erlebnisfähigkeit („kämpferische Gefühle" im Wettbewerb). Für einzelne Patienten bietet sich, indem sie die Organisation des Kegelns übernehmen, auch ein Sozialtraining.

Sonstiges
Der Erfolg einer Kegelgruppe hängt davon ab, daß zumindest 1- bis 2 begeisterte Kegler mitmachen. Diese können aus dem Kreis der Patienten oder des Personals kommen.

Andere Freizeitaktivitäten

Das Spektrum an geeigneten Freizeitaktivitäten ist weit gefächert. Man kann sich daran orientieren, was alte Menschen „normalerweise" gern tun. In unserer Klinik werden regelmäßig durchgeführt:
– festliche Aktivitäten bei Geburtstagen,
– Grillen im Park der Klinik,
– Besuch des Jahrmarkts u. ä.

5.3.9 Sozialtraining und soziale Orientierung

In diesem Abschnitt werden unterschiedliche Aktivitäten zusammengefaßt, die etwas mit Lernen und Üben zu tun haben. Institutionalisiert sind diese Aktivitäten in der
– *Stationsgruppe* (Morgenrunde o. ä.) und im
– *Realitätsorientierungstraining.*
Andere Aktivitäten zielen darauf ab, daß Patienten sich wieder mit ihrer Realität zu Hause auseinandersetzen (vgl. auch 4.2.5) In diesem Bezug werden wir den *Besuch zu Hause mit Begleitung* und den *Belastungsurlaub* beschreiben.

Stationsgruppe (oder Morgenrunde)

Vorgehen
Zum Beginn eines gemeinsamen Tages auf einer Station, einer Tagesklinik oder einer anderen entsprechenden Einrichtung setzen sich alle hierzu fähigen Patienten und alle Mitarbeiter zusammen. Von einem Patienten oder Mitarbeiter geleitet, werden die sozialen Aktivitäten des Tages und alles, was weiter anliegt, besprochen. Kritik an gelaufenen Aktivitäten und Veränderungsvorschläge können

geäußert werden. Häufig geht es in diesen Gruppen um die Themen *Ausgang* und *Belastungsurlaub am Wochenende*. Konflikte werden angesprochen, störender Lärm, das Schnarchen eines Zimmernachbarn u. a. m. Ziel ist es, bewußte Konfliktlösungen zu erarbeiten. Die Ergebnisse werden protokolliert, um die Absprachen festzuhalten. Das Protokollbuch steht Patienten wie Mitarbeitern zur Verfügung.

Wirkvariablen
Es sollen Kontakt geschaffen und Konfliktaustragung erlernt werden. Patienten können sich in der Leitung einer Gruppe üben (Ich-Stärkung durch Kompetenzerwerb).

Sonstiges
Im Rahmen der Psychiatrie sind Stationsgruppen bzw. Morgenrunden als Basis für die Stationsgemeinschaft entwickelt worden. Es wird versucht, Konflikte teils mit demokratischer Abstimmung, teils mit inhaltlichen Lösungsversuchen zu klären. Demente Patienten und Patienten mit starken Sinneseinschränkungen können in solche Gruppen nur schwer integriert werden. Wir achten darauf, daß möglichst jeweils ein Mitarbeiter neben solchen Betroffenen sitzt, um ihnen in der Gruppe beizustehen.

Realitätsorientierungstraining

Das Realitätsorientierungstraining ist wie die integrierte therapeutische Gruppenarbeit (vgl. S. 168ff) auf die Therapie dementer Patienten ausgerichtet. Seine theoretischen Grundlagen liegen in der Lerntheorie und in der Verhaltenstherapie. Durch eine einfach und klar gestaltete Umwelt, die eine leichtere Orientierung ermöglicht, sowie durch ständiges Wiederholen von Informationen sollen die Erkenntnis- und Merkfähigkeitsdefizite ein Stück weit ausgeglichen werden. Bei intensivem Training kommt es zu einer Generalisierung: Die Patienten werden insgesamt aufmerksamer.

Technik
Nach Karotsch (1987) wird das Programm in miteinander korrespondierenden Stufen umgesetzt:
1) Das Pflegepersonal wird auf eine Haltung eingestimmt, die den Patienten in eine Auseinandersetzung mit der ihn umgebenden Umwelt führt.
2) Die Station wird so organisiert, daß sie für den Patienten zu einem durchschaubaren Ganzen wird. Beschriftungen, Symbole und Farbleitlinien ermöglichen ihm Selbstorientierung.
3) In täglichen Gruppensitzungen von etwa 20 Minuten Dauer werden Basisinformationen so lange wiederholt, bis sie möglichst jeder Patient angeeignet hat.

Indikation
Das Realitätsorientierungstraining richtet sich an Patienten mit schwerer Demenz.

Vorgehen

Die Station oder eine andere Institution, die das Training durchführt, wird so gestaltet, daß Orientierung in bezug auf Ort, Zeit und Personen so einfach wie möglich ist. Türen haben spezifische Kennzeichen, eine große Uhr hängt gut sichtbar im Flur. Mit einem „riesigen" Stundenplan kann die zeitliche Strukturierung des Tages auch optisch vermittelt werden. Das Personal trägt gut lesbare Namensschilder. Auch Patienten können solche Schilder tragen. Sie können dann von anderen leichter mit Namen angesprochen werden. Das Realitätsorientierungstraining erfolgt nach Möglichkeit täglich. Es wird abgefragt, welchen Tag, welche Stunde etc. man hat. Die Patienten stellen sich gegenseitig vor. Man kann mit dem einen üben, über die eigene Lebensgeschichte zu berichten und dabei Daten korrekt anzugeben. Mit anderen kann man über Politik sprechen, in dem Sinne, wer gegenwärtig Bundeskanzler ist etc. Mit weiteren kann man übungsweise Gegenstände benennen oder Rätselspiele durchführen – wir müssen unterschiedliche Themen in bezug auf unsere konkreten Patienten auswählen. Unabhängig vom jeweiligen Thema wird darauf geachtet, daß man sich gegenseitig mit dem Namen anspricht. Das Personal hat die Funktion, immer wieder die Realität zu bestätigen oder die Übungen bei Irrtümern zu wiederholen.

Wirkvariablen

Mit diesem Training wird an frühere Fähigkeiten angeknüpft. Durch das (Wieder-) Erlernen von Kompetenzen wird zur Ich-Stärkung beigetragen.

Sonstiges

In der deutschen Fachliteratur wird häufig darauf hingewiesen, wie notwendig das Realitätsorientierungstraining sei. Konkretere Beschreibungen kann man jedoch nur selten nachlesen. Die Trainingsprogramme tragen nicht allzuviel zur Lebenszufriedenheit der Patienten bei, erleichtern oft jedoch den Umgang mit ihnen. Sie werden nur relativ selten regelmäßig durchgeführt. Wir kennen mehrere Einrichtungen, die den Anspruch erheben, Realitätsorientierungstraining durchzuführen. Besichtigt man sie, so fällt das Training zufällig – aus den verschiedensten Gründen – leider gerade heute aus. Bei stationärer Unterbringung hat es, wie andere therapeutische Bemühungen um demente Patienten auch, nur einen mäßigen Effekt, da die Institution sich mit ihrem regelmäßigen Tagesablauf, ihrer Reizarmut, ihren verlängerten Ruhezeiten und der in ihr herrschenden Unmöglichkeit, an alltäglichen Lebensaufgaben teilzunehmen, negativ auswirkt. Zudem haben wir einige inhaltliche Bedenken. Warum ist z. B. ein bestimmter Wochentag wichtig, wenn die Tage in der Institution gleichförmig an dem Patienten vorbeiziehen? Reicht die Motivation zu solch einem Training vielleicht deshalb nicht aus? Allerdings hat die theoretische Fundierung unserer Tätigkeit auch positive Effekte. Sie fördert, daß der Arbeit mit Dementen mehr Sinn und Bedeutung zugemessen wird. Vielleicht ist es im Rahmen eines intensiven Trainings dann auch möglich, ihnen mehr Zuwendung zu geben. So gesehen hat diese Theorie durchaus ihre Praxisrelevanz, wenngleich auch nicht nur die intendierte. Wir haben mit unserer Gerontogruppe (vgl. S. 168ff) einen anderen Weg eingeschlagen, der dauerhafter begehbar ist. Aber wir haben von dem Ansatz des Realitätsorientierungstrainings viel gelernt.

Besuch mit Begleitung zu Hause

Vorgehen
Ein begleiteter Besuch der eigenen Wohnung sollte sobald wie möglich nach der stationären Aufnahme erfolgen. Die Kontaktperson (s. S. 123) oder ein Sozialarbeiter begleiten die älteren Patienten nach Hause. In bezug auf Demente hat dieses auch eine diagnostische Bedeutung. Wir erfahren, wie die Patienten sich zu Hause verhalten, was eine wichtige Ergänzung zur Beurteilung ihres Verhaltens auf der Station ist. Depressiven oder wahnhaften Patienten kann der Besuch der eigenen Wohnung bedeutsame positive Impulse geben. Sei es, daß sie das Gefühl haben, nicht für immer in der Psychiatrie „gelandet" zu sein, sei es, daß sie sich davon überzeugen können, daß noch alles am alten Platz ist, daß ihre Wohnung noch auf sie wartet.

Der gemeinsame Besuch zu Hause ist dann auch Grundlage für Gespräche über die weitere Versorgung. Die Entscheidung für den Umzug in ein Alten- oder Pflegeheim kann nach einem solchen Besuch besser getroffen werden, wenn deutlich wird, daß die Patienten sich auch zu Hause nicht mehr zurechtfinden.

Wirkvariablen
Diese therapeutische Maßnahme weist keine pezifischen Wirkvariablen auf.

Sonstiges
Solche gemeinsamen Besuche zu Hause haben 2 Voraussetzungen: 1. Es müssen genügend Mitarbeiter dafür vorhanden sein; 2. die Klinik muß einen regional begrenzten Versorgungsauftrag haben. Von abgelegenen Großkliniken aus ist der Besuch zu Hause aufgrund langer Wege nur schwer möglich. Von Bedeutung ist aber noch ein weiterer Aspekt. Die häuslichen Besuche haben für das Personal auch einen Fortbildungscharakter. Sie erleben die alten Menschen nicht nur auf der Station, sondern auch in einer nichtinstitutionalisierten Umwelt. Dieses trägt dazu bei, nicht betriebsblind zu werden.

Belastungsurlaub

Vorgehen
Belastungsurlaube werden stundenweise, einen ganzen Tag über oder auch über eine Nacht gegeben, zumeist an Wochenenden, wenn in der Klinik nur wenig Therapieangebote vorhanden sind oder an Tagen, an denen eine Betreuung zu Hause organisiert werden kann. Mal sind die Patienten in dieser Zeit allein, mal treffen sie sich mit Verwandten, Freunden oder Bekannten. Nach der Rückkehr in die Klinik gehört ein Gespräch darüber, wie die Betroffenen die Zeit empfunden und was sie unternommen haben, zum Belastungsurlaub unbedingt hinzu.

Wirkvariablen
Mit dem Belastungsurlaub wird an alte Fertigkeiten angeknüpft. Er ist in diesem Sinn ein Sozialtraining.

Sonstiges

Bei der Planung von Belastungsurlauben ist darauf zu achten, daß die Patienten zu Hause nicht eine ganz verzerrte, vom eigentlichen Alltag abweichende Situation vorfinden. So kommen beispielsweise mitunter an Urlaubswochenenden alle Verwandten zu Besuch, entgegen der bis dahin geübten Praxis. Der Patient ist dann nicht mit seiner alltäglichen Einsamkeit zu Hause konfrontiert, sondern leidet unter der Belastung, viele Besucher empfangen zu müssen – wenn er sich auf der anderen Seite auch darüber freuen mag. Der Belastungsurlaub gibt uns u. a. die sichersten Aufschlüsse darüber, ob ein Patient aus der Klinik entlassen werden kann.

5.4 Psychotherapie

5.4.1 Einleitung

Unter *Psychotherapie allgemein* verstehen wir die Bearbeitung der inneren Realität eines Menschen – im Unterschied zur Soziotherapie, die sein Verhältnis zur
Realität bearbeitet. Die Anwendung der Psychotherapie für ältere Menschen hat
sich in der Bundesrepublik erst in den letzten 20 Jahren entwickelt. Neben allgemeinen Urteilen über das Alter trug zu der verspäteten Anwendung wohl bei,
daß *Freud* Menschen, die das Alter von 45 Jahren überschritten haben, aufgrund
ihrer langen Entwicklungszeit kaum mehr für wandlungs- und therapiefähig hielt.
In den USA sind unterschiedliche Therapiekonzepte entwickelt worden, während
in der Bundesrepublik in der Praxis psychoanalytisch orientierte Vorgehensweisen vorherrschen. Erste grundlegende Veröffentlichungen sind Anfang der 70er
Jahre erschienen (Radebold et al. 1973, 1981). Von Psychiatern wird aber auch
die Einführung verhaltenstherapeutischer Verfahren gefordert. Wir gehen davon
aus, daß eine psychoanalytisch orientierte Reflexion in bezug auf Übertragung
und Gegenübertragung (vgl. 2.8.3) erfolgen muß, um therapeutisch sinnvoll mit
psychisch Alterskranken arbeiten zu können. Die Technik im einzelnen scheint uns
dann weniger entscheidend zu sein. Wir bleiben bei der Beschreibung der psychoanalytisch orientierten Verfahren, mit denen wir im Arbeitskreis mit Hartmut
Radebold in Kassel viel Erfahrung gewonnen haben (Radebold et al. 1987).

5.4.2 Einzeltherapie

Begegnung

Frau S., 73 Jahre alt, leidet seit 8 Jahren unter einem Schmerzsyndrom. Nach mehreren Lenden-
wirbelsäulenoperationen leidet sie noch immer unter schwersten wellenförmigen Beinschmerzen.
Nach der Einweisung von Frau S. in unsere Klinik entwickelt sich nach einiger Zeit das folgende
Therapiegespräch:
Frau S.: „Heute sind die Schmerzen noch schlimmer als gestern, ich kann kaum mehr aufstehen."
Therapeut: „Dann sind Sie ja ganz auf Hilfe angewiesen." Frau S. schweigt, dann sagt sie: „Bei
der letzten Operation ist sicher etwas falsch gemacht worden." Therapeut: „Es ist schlimm,
wenn einem nicht richtig geholfen wird. Sie sind jetzt schon lange hier im Krankenhaus. Helfen
wir Ihnen auch nicht richtig? " Frau S. schweigt wiederum; nun für eine längere Zeit. Als der
Therapeut spürt, daß Frau S. wieder anfangen möchte zu klagen, interveniert er: „Hatten Sie in
Ihrer Kindheit Hilfe und Unterstützung erfahren? " Frau S. (abwehrend): „In meiner Kindheit
war alles in Ordnung! " Therapeut (nach langer Pause): „So? " Frau S.: „Meine Mutter mußte
im Metzgerladen mithelfen." Therapeut: „Dann hat Sie nicht viel Zeit gehabt." Frau S.: „Doch,
schon – es gab aber viel Arbeit."' Therapeut: „Erzählen Sie doch einmal, wie war es bei Ihnen
zu Hause? " Frau S.: „Mein Vater hatte viel Arbeit und mußte auch noch in der Metzgerei
meines Großvaters mithelfen." Therapeut: „Mhm! " (im Sinne eines bestätigenden Lautes) Frau
S.: „Ich konnte ja in den Laden gehen." Therapeut: „Mhm." Frau S.: „Außerdem hat sich mein
Großvater um mich gekümmert." Therapeut: „Weil sich Ihre Eltern keine Zeit für Sie nahmen? "
Frau S. nach einer kurzen Pause: „Meine Schmerzen sind so stark, ich halte es nicht mehr aus."

Der Therapeut hat mit der letzten Frage offensichtlich wieder zu direkt die Enttäuschung und die Enttäuschungswut angesprochen. Die Patientin konnte diese in diesem Stadium noch nicht zulassen – vielleicht aus Angst, sich selbst als schuldig dafür zu empfinden, so wenig Zuneigung bekommen zu haben, vielleicht aus Vorsicht, als wütende Patientin die Zuneigung ihres Therapeuten zu verlieren.

Vorgehen

In solchen Therapiegesprächen, die regelmäßig zu vereinbarten Zeiten stattfinden sollten, muß man sich von Leistungsdruck befreien. In dem geschilderten Therapiegespräch ist das dem Therapeuten, wie gezeigt, nicht gelungen. Gesprächspausen sind bei Patient und Therapeut mit Phantasien gefüllt; es sei denn, sie dehnen sich zu lang aus oder stellen eine trotzige Verweigerungshaltung des Patienten dar.

Der Therapeut muß sich über die folgenden Fragen klarwerden:
- *Um was geht es jetzt?* Er kann mit seiner Intervention die Situation klarifizierend deuten („Dann sind sie ja ganz auf Hilfe angewiesen"), oder er kann, wenn er etwas nicht versteht, nachfragen (z. B.: „Sie schweigen jetzt, was geht Ihnen durch den Sinn? ")
- *Was wird abgewehrt?* Im geschilderten Therapiegespräch z. B. Enttäuschung, wenn Frau S. abwehrend sagt: „In meiner Kindheit war alles in Ordnung! "
- *Um welche Beziehungs- (oder Übertragungs)wünsche geht es jetzt?* Diese Wünsche sind nur z. T. bewußt. So verfällt Frau S. ins Schweigen, als der Therapeut viel zu früh die Enttäuschungswut anspricht: „Helfen wir Ihnen auch nicht richtig? "

Die Klärung der ersten der 3 grundsätzlichen Fragen ist, wenn man gut zuhört, meist möglich. Für das Erkennen von Abwehr und Übertragung ist viel Erfahrung notwendig, sie zu deuten, erfordert viel Fingerspitzengefühl.

Im Laufe der ersten Gespräche läßt sich der zentrale Beziehungskonflikt, der aus 3 Komponenten besteht, allmählich herausarbeiten (Luborsky 1988):
- *frühkindlicher Konflikt* (im Beispiel die Enttäuschung über den fehlenden Vater);
- *auslösender Konflikt* (die Enttäuschung von Frau S. über ihren Ehemann, auf dessen Verläßlichkeit sie im Unterschied zu dem Verhalten ihres Vaters baute und der sie vor 8 Jahren aus beruflichen Gründen enttäuschte);
- *Übertragungskonflikt* (im Beispiel die Enttäuschung über den Therapeuten).

Der Übertragungskonflikt ist eine Wiederholung der früheren Konflikte. In der therapeutischen Beziehung bzw. Übertragung kann Enttäuschung und Enttäuschungswut besprochen und bearbeitet werden.

Techniken

Bei Einzeltherapien kann man unterscheiden zwischen:
- *Kurztherapien* mit vorwiegend pragmatischem Konzept, die sowohl zur Kriseninntervention als auch unter stationären Bedingungen angewandt werden;
- *Fokaltherapien*, d. h. Kurztherapien mit einem streng konzeptualisierten Vorgehen, wobei die Interpretation auf *einen* zentralen Beziehungskonflikt (Fokus) ausgerichtet wird;

– *Psychotherapie* (im Sitzen, 40 - 120 Stunden Dauer);
– *Psychoanalyse* (im Liegen, 3 - 4 Stunden pro Woche, insgesamt 200 - 300 Stunden und mehr).

Diese Therapieformen sind nicht allein theoretisch zu erlernen. Selbsterfahrung, d. h. Therapie für sich selbst, und Therapien unter Supervision sind erforderlich.

Indikation

Diese Therapien können in verschiedenen technischen Variationen bei allen psychischen Alterserkrankungen angewendet werden. Ausgenommen sind Fälle schwerer Demenz.

Sonstiges

Interessanterweise kommt man in Therapien mit älteren Patienten viel schneller „auf den Punkt". Dies gilt auch für den Bereich der Sexualität, wenn gerade jüngere Therapeuten es sich zutrauen, ihn zuzulassen. In der Psychotherapie geht es zwar auch um Sterben und Tod. Unseres Erachtens wird dies jedoch von Therapeuten zu häufig im Mittelpunkt gesehen, wobei verkannt wird, daß beispielsweise ein 65jähriger Patient noch eine durchschnittliche Lebenserwartung von 10 - 20 Jahren hat. Es kommt hierbei die eigene Angst vor dem Alter zum Ausdruck (Gegenübertragungsproblematik vgl. 2.8.3). Da die Beziehungsalternativen eingeschränkt sind, besteht insbesondere in der Therapie mit Älteren die Gefahr, daß sie sich aus einer therapeutischen Beziehung nicht lösen können oder daß es am Therapieende zu schweren Rückschlägen kommt. Die Patienten müssen daher auf das Ende der Therapie zeitig vorbereitet werden. Die Bereitschaft, als „gutes Objekt" auch nach Abschluß der Therapie z. B. telefonisch zur Verfügung zu stehen, mildert die Abschieds- und Verlustsituation.

5.4.3 Gruppentherapie

Begegnung

Therapiegruppen finden hinter geschlossenen Türen statt. Lassen wir uns deshalb von einem Therapeuten eine Gruppensitzung schildern (Wagner 1988): Die Gruppe besteht aus 6 Frauen und 2 Männern sowie einem Therapeuten, der von einer Kotherapeutin unterstützt wird. Die Therapeuten sind 30 bzw. 40 Jahre jünger als die anderen Gruppenmitglieder. Die Gruppensitzung beginnt mit einem „Blitzlicht" einer Technik, bei der sich alle Gruppenmitglieder nacheinander äußern, um das eigene Befinden auszudrücken:

Frau D.: „Heute geht es mir wieder ganz schlecht. Seit dem Aufstehen ist mir wieder dauernd schwindlig, ich kann gar nichts mehr machen. Ich weiß überhaupt nicht, wo der Schwindel herkommt. Aber die Frau Doktor meint immer, das geht auch ohne die Medikamente."

Frau L.: „Ich habe wieder so ein Druckgefühl im Hals, dann kann ich gar nicht richtig sprechen. Außerdem geht die Unruhe überhaupt nicht weg. Ich fühle mich tagsüber wie zerschlagen. Aber auf der Station wird man ja auch nachts immer wieder gestört. Als ich gekommen bin, ging es mir viel besser."

Herr W.: „Bei mir geht es auch immer bergab. Ich habe nun seit Wochen keine Verdauung mehr. Sie versuchen mir alle zu helfen, aber bei mir hilft alles nichts. Es gibt nichts, was mir helfen könnte."

Frau G.: „Ich muß den ganzen Tag diese Schmerzen ertragen. Da muß es doch etwas dafür geben. Wenn ich doch manchmal etwas Ruhe hätte. Wie soll denn das nur weitergehen? "

Frau W.: „Mein Problem ist, daß die Angehörigen die Wirklichkeit nicht so sehen, wie sie ist. Werde ich denn auch mal bald wieder entlassen? Zahlt die Krankenkasse denn eigentlich für meinen Aufenthalt hier? " (Das war die einzige Patientin mit einer paranoiden Alterspsychose in der Gruppe.)

Frau F.: „Seit bei mir die Untersuchung an meinem Darm, diese Darmspiegelung, gemacht wurde, da haben sie mir Luft eingepumpt, seitdem geht es mir immer schlechter, da muß irgendwas kaputtgegangen sein. Mit diesem Druck im Bauch kann ich überhaupt nichts mehr machen."

Frau H.: „Ich weiß nicht, was noch werden soll. Mir geht es schlecht. Das liegt wohl daran, daß ich immer in meinem Leben so viel gearbeitet habe. Und jetzt habe ich keine Kraft mehr."

Nach dem Blitzlicht wurde das Gruppengespräch nur minimal strukturiert, entwickelte sich aber in ähnlicher Weise weiter. Vielleicht kann das einen Eindruck davon vermitteln, wie „erschlagend" eine solche Gruppe für die Therapeuten sein kann. Entsprechend fühlten sich die Therapeuten nach der auszugsweise geschilderten Gruppensitzung. Sie phantasierten, beim nächsten Termin würde niemand mehr erscheinen. Soweit die Schilderung.

Vorgehen

Bei den klinikinternen Gruppentherapien, die 1- bis 2mal in der Woche jeweils 60 Minuten lang durchgeführt werden, wird mit einem „Blitzlicht" (s. „Begegnung") begonnen. Häufig ergibt sich aus dem Blitzlicht das weitere Thema der Gruppensitzung. Der Therapeut kann in ähnlicher Weise wie in der Einzeltherapie intervenieren. Es ist dabei jedoch wichtig, sowohl den einzelnen als auch die Gruppe (Gruppenphantasie) im Blick zu haben.

Das geschilderte Gruppengespräch ist recht typisch. Nach der „Klagemauer", der klagend-anklagenden Beschäftigung mit dem Hier und Jetzt, wendet sich die Gruppe alter Patienten in darauffolgenden Gruppenstunden der Vergangenheit zu („früher war es besser", „wir haben mehr zusammengehalten" usw.). Dadurch entsteht eine Distanzierung von den Beschwerden. In einem 3. Stadium entsteht allmählich eine Beziehung zum Therapeuten, die oft sehr liebevoll geprägt ist. Konflikte können in der Übertragung bearbeitet werden (Schlesinger-Kipp u. Warsitz 1984). Schwierig ist das Abschiedsstadium. Am Ende einer Gruppentherapie kann es zu Rückfällen mit Symptombildungen oder zum Rückzug an die „Klagemauer" kommen. Es bleibt jedoch die Möglichkeit, den Blick auf die Zukunft zu richten, erhalten.

Techniken

In der stationären Gruppentherapie hat sich das „Anfangsblitzlicht" bewährt. Anschließend kann man sich auch in Altersgruppen auf Deutungen im Sinne der analytisch orientierten Psychotherapie beschränken. Der Einsatz von Kotherapeuten hat sich als sinnvoll erwiesen. Durch ihn wird die Tendenz zur ödipalen Strukturierung von Konflikten verstärkt; Konflikte können im Sinn einer Dreiecksbeziehung Vater-Mutter-Kinder (Patienten) ausgetragen werden.

Indikation
Die Gruppentherapie ist angezeigt bei neurotischen und depressiven Erkrankungen sowie bei leichteren wahnhaften Störungen. Sie ist nicht geeignet, wenn das Hörvermögen der alten Patienten zu stark gemindert ist.

Sonstiges
In Gruppen mit Älteren kann relativ rasch und offen über Triebimpulse gesprochen werden. Die Gruppensitzungen verlaufen meist sehr lebhaft und sind für die Therapeuten sehr strapaziös, weil es häufig auch um Destruktionskonflikte geht. Eine regelmäßige Supervision ist notwendig.

5.4.4 Angehörigenarbeit und Familientherapie

Obwohl Angehörigenarbeit und Familientherapie in Psychiatrie und Psychotherapie zu den bedeutendsten Arbeitsformen gehören, gibt es in der Gerontopsychiatrie bislang leider nur wenige Ansätze (Radebold u. Schlesinger-Kipp 1982; Weakland u. Herr 1984). Angehörige sollten regelmäßig in die Diagnostik einbezogen werden (Fremdanamnese vgl. 5.2.1). Darüber hinaus entwickelt sich jedoch nur selten eine Familien*therapie* – weil es schwer ist, alle Angehörigen zu aktivieren oder weil wir zu individualtherapeutisch vorgehen und uns für das System Familie nicht hinreichend interessieren.

Interessant ist ein in einer Klinik (Gummersbach) durchgeführtes Experiment einer wöchentlichen Angehörigenvisite. Zu der sehr ausführlichen und sprechstundenartigen Visite können sich Angehörige (in der Regel 1 - 2 pro Patient) anmelden. Der Patient steht mit seinen Krankheiten und Problemen im Mittelpunkt, es werden jedoch auch die Eindrücke von Angehörigen, z. B. nach Belastungsurlauben, besprochen. Sie werden einbezogen, wenn es um Fragen der Weiterbetreuung geht.

Eine weitere Form der Angehörigenarbeit ist die Bildung von Angehörigengruppen. Bruder (1983) hat solche Gruppen mit pflegenden Angehörigen von dementen Patienten geleitet und diese Arbeit eindrücklich beschrieben. Töchter, aber auch Schwiegertöchter, sind mit der Betreuung dementer Eltern (bzw. Schwiegereltern) v. a. belastet. Durch die Pflegearbeit, durch die mehr oder weniger ständig erforderliche Kontrolle der Patienten, isolieren sich die Pflegenden. Die Gruppe ist so für sie häufig die einzige Zeit in der Woche, in der sie sich von zu Hause entfernen, um Entlastung zu finden.

In Pflegeheimen lassen sich Angehörigengruppen gut organisieren, wenn sich das Pflegepersonal daran beteiligt. Ein wichtiges Thema dieser Gruppen sind die Schuldgefühle, die Angehörige wegen der Heimunterbringung plagen. Aber auch ein weiterer Aspekt ist von Bedeutung. Wenn Angehörige und Pflegekräfte sich austauschen, ist die Gefahr geringer, daß die Betreuten sie gegeneinander ausspielen.

Familientherapie mit Älteren wird in der Bundesrepublik bislang nur selten praktiziert. Wenn Sie in die Mehrgenerationentherapie einbezogen werden, geht es zumeist um Probleme der mittleren oder jüngeren Generationen. Besonders anregend erscheint uns die Veröffentlichung von Weakland u. Herr (1984), auf die wir bereits hingewiesen haben. Dort wird die systemische Technik der Familientherapie in der Anwendung bei älteren Patienten beschrieben. Anhand zahlreicher Fallbeispiele wird verdeutlicht, daß es mehr auf die *familientherapeutische Sichtweise* ankommt als auf die Forderung, alle Familienmitglieder in einer Sitzung zusammenzubringen. Die Familie wird als ein System aufgefaßt, in dem das Verhalten eines Familienmitgliedes das Verhalten der anderen Familienmitglieder beeinflußt, die mit ihrem Verhalten wieder auf dieses Familienmitglied zurückwirken. Es kann ein Gleichgewicht im Sinne eines Regelkreises entstehen. Ein Konflikt kann sich jedoch auch so aufschaukeln, daß ein Teufelskreis entsteht und einzelne Familienmitglieder krank werden. Nach Weakland u. Herr (1984) liegt die Ursache hierfür in dem Versuch, den Konflikt zu lösen. An einem Beispiel kann man das veranschaulichen:

Eine etwa 50jährige Frau lebt mit ihrem 75jährigen Vater zusammen. Sie bemerkt, daß er immer vergeßlicher wird: Wichtige Dinge muß sie ihm jetzt 3mal sagen oder sie gleich selbst in die Hand nehmen. Dadurch fühlt sich der Vater entwürdigt, und aus Trotz kümmert er sich um überhaupt nichts mehr – schließlich habe er ja doch nichts zu sagen. Die Tochter verkennt dieses Trotzverhalten als Zeichen dafür, daß ihr Vater immer „seniler" wird. Ihr Bestreben, seine Defizite durch erhöhte Aktivität auszugleichen, mündet in den besagten Teufelskreis, in dem ihr Vater immer mehr entmündigt wird.

Das Beispiel zeigt, daß der Versuch der Tochter, ihren Vater zu entlasten, gleichzeitig das Problem ist. Mit einfachem Zureden allein kann dieser Prozeß nicht mehr umgekehrt werden. Hilfreich können paradoxe Interventionen sein, z. B. im Sinne einer Symptomverschreibung. Ein Therapeut könnte in unserem geschilderten Beispiel wie folgt eingreifen:

Er sagt (zum Vater gewandt): „Ich habe den Eindruck, Sie sind sehr bemüht, durch ihre Passivität ihrer Tochter zu einem neuen Lebensinhalt zu verhelfen. Sie fühlt sich jetzt endlich gebraucht und kann ihnen die Hilfe und Zuneigung geben, die sie früher von ihnen bekommen hat." Auf diese Weise könnte es dem Vater ermöglicht werden, seine Trotzhaltung aufzugeben. Die Tochter könnte in der Auseinandersetzung verdeutlichen, daß sie durchaus auch andere Lebensinhalte hat.

5.5 Rechtliche Regelungen

Wir können an dieser Stelle nicht umfassend auf die rechtlichen Aspekte psychischer Erkrankungen eingehen. Aufgrund der Bedeutung dieser Aspekte für den Umgang mit psychisch Kranken möchten wir aber zumindest auf die Problembereiche *Geschäftsfähigkeit* und *freiheitsentziehende Maßnahmen* hinweisen.

Geschäftsunfähig ist nach §104 des Bürgerlichen Gesetzbuches (BGB),

a) wer das 7. Lebensjahr noch nicht vollendet hat,

b) wer sich in einem die freie Willensbestimmung ausschließenden Zustand krankhafter Störung der Geistestätigkeit befindet, sofern nicht der Zustand seiner Natur nach ein vorübergehender ist,

c) wer wegen Geisteskrankheit entmündigt ist.

Die *Demenz* zeitigt häufig eine Einschränkung bzw. Aufhebung der Geschäftsfähigkeit. Der Umgang damit wirft Fragen auf. Sind die Betroffenen in gute Familienbeziehungen eingebunden, so können z. B. die Kinder stellvertretend die Geschäfte regeln. Schwierig wird es allerdings, wenn es zu Konflikten kommt. Auslöser eines solchen Konfliktes kann auch sein, daß Professionelle den Eindruck haben, die Kinder würden ihre nicht mehr geschäftsfähigen Eltern ausnutzen. Regelungen im Hinblick auf eine Pflegschaft werden bei Dementen auch notwendig, wenn die Kosten für die Alten- bzw. Pflegeheimunterbringung die finanziellen Mittel der Betroffenen übersteigen. Nach §1910 Abs. 2 BGB kann eine Pflegschaft unter den folgenden Voraussetzungen eingerichtet werden: „Vermag ein Volljähriger, der nicht unter Vormundschaft steht, infolge geistiger oder körperlicher Gebrechen einzelne seiner Angelegenheiten oder einen bestimmten Kreis seiner Angelegenheiten, insbesondere seine Vermögensangelegenheiten, nicht zu besorgen, so kann er für diese Angelegenheiten einen Pfleger erhalten." In Abs. 3 heißt es weiter: „Die Pflegschaft darf nur mit Einwilligung des Gebrechlichen angeordnet werden, es sei denn, daß eine Verständigung mit ihm nicht möglich ist."

Die Pflegschaft beinhaltet die Regelung

– des Aufenthalts,

– der Vermögensangelegenheiten und

– der medizinischen Behandlung.

Ordnet das Vormundschaftsgericht eine Pflegschaft an, so wird ein Pfleger eingesetzt. Es liegt nahe, daß es vorteilhaft ist, wenn ein wohlwollendes Familienmitglied die Pflegschaft übernehmen kann. Ist dieses nicht der Fall, so wird bei nicht vermögenden Betroffenen meist ein Amtspfleger eingesetzt, der 70 und mehr Pflegschaften gleichzeitig hat. Mehr als eine korrekte Regelung der Vermögensangelegenheiten kann von einem Amtspfleger natürlich nicht erwartet werden. Er wird sich z. B. in aller Regel in keine Auseinandersetzung über die Notwendigkeit einer Heimunterbringung einlassen. Die unter Pflegschaft gestellten Betroffenen merken häufig, auch wenn sie an einer Demenz leiden, daß ihre Wünsche nicht mehr berücksichtigt werden. Für Betroffene mit mehr Vermögen wird z. B. ein Rechtsanwalt als Pfleger bestellt, der seine Kosten aus dem Vermögen bestreitet und der dadurch in der Lage ist, sich stärker als ein

Amtspfleger für die Interessen seines Pfleglings einzusetzen. Gegenwärtig wird an einer Änderung des Pflegschaftsrechts gearbeitet. Beistandschaften mit differenzierten Betreuungsaufgaben, die öffentlich finanziert werden sollen, sind geplant. Im Bereich der Gerontopsychiatrie werden Entmündigungen praktisch nicht mehr durchgeführt.

In der Gerontopsychiatrie sind, wie in der Psychiatrie insgesamt, Betreuung und Therapie nicht immer freiwillig. Ein Teil der Zwangseinweisungen kommt allerdings zustande, weil man sich zuvor nicht hinreichend um die Betroffenen gekümmert hat. Nur selten liegt die Begründung für eine Zwangseinweisung darin, daß Betroffene andere oder sich selbst krankhaft gefährden wollen. Zumeist zwingen irgendwelche auffälligen Verhaltensweisen, wie starke Verwahrlosung oder Vergeßlichkeit (die Herdplatte bleibt an), zum Handeln. Diese Interventionen basieren auf den folgenden rechtlichen Regelungen:
a) Psychiatriegesetze (z. B. Psych KG oder bei uns Hessisches Freiheitsentziehungsgesetz), die wegen erheblicher Selbst- oder Fremdgefährdung eine zeitlich begrenzte Unterbringung und Zwangsbehandlung erlauben. Diese rechtlichen Regelungen weichen in den einzelnen Bundesländern voneinander ab.
b) Um die Unterbringung in einer geschlossenen Einrichtung oder sonstige freiheitsentziehende Maßnahmen anzuordnen, reicht eine Pflegschaft mit Aufenthaltsbestimmung nicht aus. Der Pfleger kann jedoch nach §1631 b die vormundschaftliche Genehmigung der Unterbringung erwirken.
Es ist geboten, freiheitsentziehende Maßnahmen vorsichtig anzuwenden.

Wenn eine Einweisung nach Psychiatriegesetzen notwendig ist, so versuchen wir in den ersten Wochen der Behandlung, ein Vertrauensverhältnis zu dem Patienten aufzubauen, so daß eine freiwillige Weiterbehandlung möglich wird.

Freiheitsentziehende Maßnahmen wie Bettgitter und Fixierungen wurden in Krankenhäusern und Heimen aus Gründen der Vorsicht häufig, beinahe routinemäßig, durchgeführt. Es ist gut, daß in bezug auf diese „Routine" mittlerweile immer mehr die rechtlichen Regelungen zum Tragen kommen. Fixierungen dürfen nicht dazu dienen, unruhige Patienten auf Dauer ruhigzustellen. Auch der Gefahr des Schenkelhalsbruchs sollte so nicht begegnet werden. Unseres Erachtens besteht nur im Akut- und Notfall, bei vorübergehenden, nicht lange anhaltenden Störungen, eine medizinische Berechtigung, solche Maßnahmen anzuordnen, um Schlimmeres zu verhüten. Nach der Rechtsprechung, darauf sei ausdrücklich hingewiesen, bedarf ein fixierter Patient einer vermehrten Aufsicht. Fixierungen erfordern also einen erhöhten Personaleinsatz.

Es ist sinnvoll, daß rechtliche Regelungen Patienten vor einer unkritischen Anwendung freiheitsentziehender Maßnahmen schützen. Eine erhöhte Medikation mit Psychopharmaka, die Betroffene ruhigstellt, ist allerdings auch keine positive Alternative. Manchmal ist sichtbare Gewalt für Betroffene besser zu ertragen als der unsichtbare chemische Zwang.

In Institutionen besteht häufig die Gefahr, mit medizinischen Sachzwängen zu argumentieren, auch wenn manchmal etwas ganz anderes dahintersteht, wie z. B. Personalmangel. Hierbei ist es wichtig, sich der Rechte der Patienten bewußt zu sein.

5.6 Vorbereitung der Weiterbetreuung

Sind Patienten verwahrlost oder in einem akuten Verwirrtheitszustand in die Klinik eingeliefert worden, so neigen Betreuer dazu, die „saubere" und sichere Möglichkeit der Weiterbetreuung im Heim anzustreben. In vielen Fällen wäre dies ein vermeidbarer Weg. Soll er nicht beschritten werden, so ist eine sorgfältige Vorbereitung der Entlassung notwendig. Es ist erforderlich, die Realität zu prüfen:

– Welche Kompetenzen hat der Betroffene? (vgl. 5.2.6 „Handlungsanleitende Diagnose")
– Welche Defizite bestehen in seiner Umwelt? (vgl. 5.3.9 „Besuch mit Begleitung zu Hause")
– Welche ambulanten Hilfs- und Unterstützungsmöglichkeiten sind für ihn organisierbar (vgl. 4.2)?

In der Theorie ist es oft nur sehr schwer voraussagbar, wem ein weiteres Leben zu Hause möglich ist. Ein Fallbeispiel verdeutlicht das:

Eine 78jährige Patientin fand sich auf der Station gut zurecht. Ein Belastungsurlaub wurde geplant. Aber schon wenige Stunden nach Antritt des Urlaubs kehrte die Patientin verwirrt in die Klinik zurück. Was war geschehen? Sie hatte aus Angst, ihre Wohnung zu verlieren, ihre Söhne zusammengerufen. Durch diese erhöhten Kommunikationsanforderungen wurde sie sehr schnell überlastet und reagierte mit Erregung. Bei weiteren Urlauben wurde diese Erfahrung berücksichtigt. Es wurde mit der Patientin vereinbart, daß sie jeweils nur einen Sohn anrufen solle, mit dem wir vorher gesprochen hatten. Dieser Weg erwies sich als gangbar, so daß die Entlassung nach Hause doch möglich war.

Bei der Frage danach, was nach der Klinik kommt, sollten wir unsere Ansprüche nicht zu hoch stecken. Auch die Möglichkeit, nur ein weiteres halbes Jahr in der eigenen Wohnung leben zu können, ist ein lohnenswertes Ziel unserer Arbeit mit alten Menschen. Wichtig ist, daß wir unseren ganzen Erfindungsreichtum mobilisieren, um mit den Betroffenen gemeinsam sinnvolle Lösungen zu finden. Dieses veranschaulicht ein weiteres Beispiel aus der praktischen Arbeit:

Eine 92jährige Dame litt an einer schweren Demenz. Aus dieser Demenz heraus interpretierte sie ihre Umwelt wahnhaft. Sie lebte mit ihrem kleinen Hund zusammen, bis es nicht mehr ging. Die Frau wurde in die Klinik eingewiesen, der Hund kam in ein Tierheim – auch er in einem sehr schlechten Zustand. Die körperlich an sich gesunde Frau wurde während des Aufenthaltes in der Klinik immer „weniger". Sie vergaß einfach alles, bis auf ihren Hund, nach dem sie fortwährend jammerte. Unsere Suche nach einem Platz in einem Heim war erfolglos, niemand wollte den Hund mit aufnehmen. Schließlich fand sich aber doch noch eine Lösung. Wir besprachen mit der Patientin, eine Annonce in der örtlichen Zeitung aufzugeben: „Pflegeplatz für Frau mit Hund gesucht." Der Aktion war guter Erfolg beschieden. Es gingen mehrere Angebote ein. Eine Altenpflegerin, die selbst einen Hund hatte, nahm die beiden auf, nachdem die finanziellen Fragen geregelt waren. Schon die Hoffnung, wieder mit ihrem Hund zusammenkommen zu können, ließ die Patientin sichtlich aufleben.

Für die Entlassung aus der Klinik ist auch von Bedeutung, daß wir unsere Erkenntnisse über Umgang, Betreuung und Therapie denen mitteilen, die in der Wohnung der Patienten oder in einem Heim für die weitere Betreuung zuständig sind. Dafür reicht der traditionelle Arztbrief nicht aus, da er in der Regel ausschließlich an den weiterbehandelnden Arzt gerichtet ist. Zudem wird er in der Praxis häufig zu spät abgeschickt. Es muß geklärt werden, ob der Arztbrief auch an weiterbetreuende Institutionen geschickt werden darf (Schweigepflichtentbindung). Zusätzlich ist beispielsweise ein *handlungsanleitender Befundbogen* (vgl. 5.2.6) als Information für die Weiterbetreuenden effektiv. Noch besser ist eine mündliche Information, die Rückfragen ermöglicht. Wir versuchen in der Regel, pflegende Angehörige oder andere Betreuungspersonen vor der Entlassung zu einem Gespräch einzuladen. Es ist sinnvoll, daß die Kontaktperson der Klinik den entlassenen Patienten nach Hause oder in ein Heim begleitet, um Informationen über den Umgang mit dem ehemaligen Patienten weiterzuvermitteln.

In vielen Fällen bedeutet die Entlassung aus dem Krankenhaus aber einen Schritt, mit dem der Betroffene wieder auf sich allein gestellt ist. Ein Zuviel an Sorge kann leicht als störende Einmischung verstanden werden. Während der klinischen Arbeit sollte besser versucht werden, ein solches Vertrauensverhältnis zum Patienten herzustellen, daß ihm oder seinen Angehörigen, wenn Rat oder Hilfe gebraucht wird, ein Anruf in der Klinik möglich ist.

Wenn unsere Patienten gehen, bleibt bei uns häufig ein Gefühl der Ohnmacht zurück; wir können nicht alles regeln – glücklicherweise!

Literatur

Adler R (1986) Anamneseerhebung in der psychosomatischen Medizin. In: Uexkuell T von (Hrsg) Psychosomatische Medizin, 3. Auflage Urban & Schwarzenberg, München Wien Baltimore S 184-207

Benkert O, Hippius H (1986) Psychiatrische Pharmakotherapie. Springer, Berlin Heidelberg New York Tokyo

Benton AL (1986) Der Benton-Test. 4. Aufl. Huber, Bern Stuttgart Wien

Bickel H (1988) Psychogeriatrisches Screening im Allgemeinkrankenhaus. Z Gerontopsychol Psychiatr 1:259-275

Böhm E (1988) Verwirrt nicht die Verwirrten. Psychiatrie-Verlag, Bonn

Bruder J (1983) Zur Gruppenarbeit von Angehörigen von dementen und nicht dementen alten Menschen. In: Radebold H (Hrsg) Gruppenpsychotherapie im Alter. Vandenhoeck & Ruprecht, Göttingen S 98-109

Folstein MF, Folstein SE, McHugh PR (1975) „Mini-Mental-State": a practical method for grading the cognitive state of patients for the clinicians. J Psychiatr Res 12:189-198

Karotsch D (1987) Möglichkeiten und Grenzen der Interventionsgerontologie auf einer gerontopsychiatrischen Station. In: Reimer F (Hrsg) Gerontopsychiatrie im psychiatrischen Krankenhaus. Weissenhof, Weinsberg, S 123-140

Kipp J (1982) Bemerkungen zu familien- und paartherapeutischen Möglichkeiten mit älteren Patienten in einer gerontopsychiatrischen Abteilung. In: Radebold H, Schlesinger-Kipp G (Hrsg) Familien- und paartherapeutische Hilfen bei älteren und alten Menschen. Vandenhoeck & Ruprecht, Göttingen, S 127-131

Kipp J (1988) Qualitätsanforderungen in der Gerontopsychiatrie. In: Hoffmann A, Klie T (Hrsg) Gerontopsychiatrische Qualifikation in der Altenpflege. Hamburger Arbeitsgemeinschaft für Fortbildung in der Altenhilfe, Hamburg, S 1-26

Luborsky L (1988) Einführung in die analytische Psychotherapie. Springer, Berlin Heidelberg New York Tokyo

Pflug B (1987) Rhythmusfragen bei affektiven Psychosen. In: Kisker KP (Hrsg) Psychiatrie der Gegenwart, Bd 5: Affektive Psychosen, 3. Aufl. Springer, Berlin Heidelberg New York Tokyo, S 242-270

Platt D (1988 a) Die Bedeutung der Pharmakokonetik für die medikamentöse Behandlung multimorbider geriatrischer Patienten. In: Platt D (Hrsg) Pharmakotherapie im Alter. Springer, Berlin Heidelberg New York Tokyo, S 3-29

Platt D (Hrsg) (1988 b) Pharmakotherapie im Alter. Springer, Berlin Heidelberg New York Tokyo

Pohlen M, Krauß E, Wittmann L (1984) Der „Therapeutische Raum" als psychotherapeutisches Behandlungsprinzip im klinischen Feld. In: Heigl-Evers A (Hrsg) Kindler's „Psychologie des 20. Jahrhunderts", Sozialpsychologie Bd 2: Gruppendynamik und Gruppentherapie. Beltz, Weinheim Basel, S 919-927

Radebold H, Schlesinger-Kipp G (Hrsg) (1982) Familien- und paartherapeutische Hilfen bei älteren und alten Menschen. Vandenhoeck & Ruprecht, Göttingen

Radebold H, Bechtler H, Pina I (1973) Psychosoziale Arbeit mit älteren Menschen. Lambertus, Freiburg

Radebold H, Bechtler H, Pina I (1981) Therapeutische Arbeit mit älteren Menschen. Lambertus, Freiburg

Radebold H, Rassek M, Schlesinger-Kipp G, Teising M (1987) Zur psychotherapeutischen Behandlung älterer Menschen. Lambertus, Freiburg

Schlesinger-Kipp G, Warsitz P (1984) Der Sog des Schweigens und die unwillkürliche Erinnerung. Fragmente 10:40-93

Wagner T (1988) Körperliche Beschwerden und ihre Bearbeitung in einer Gruppentherapie mit Älteren. In: Kalousek ME (Hrsg) Gerontopsychiatrie 13. Janssen, Neuss, S 112-125

Weakland JH, Herr JJ (1984) Beratung älterer Menschen und ihrer Familien. Huber, Bern Stuttgart Wien

Sachverzeichnis